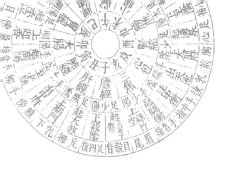

精讲中医文化

曲黎敏

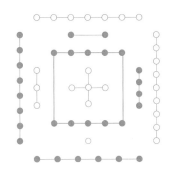

U0340078

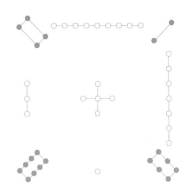

曲黎敏 著

河南文艺出版社
·郑州·

图书在版编目(CIP)数据

曲黎敏精讲中医文化／曲黎敏著. --郑州:河南文艺出版
社,2025.4(2025.4重印). -- ISBN 978-7-5559-1805-9

Ⅰ.R2-05

中国国家版本馆 CIP 数据核字第 2025RL1037 号

策　划　　刘晨芳
责任编辑　刘晨芳
责任校对　殷现堂
版式设计　吴　月
封面设计　张　萌

出版发行　河南文艺出版社
社　　址　郑州市郑东新区祥盛街 27 号 C 座 5 楼
承印单位　河南印之星印务有限公司
经销单位　新华书店
开　　本　700 毫米 × 1000 毫米　1/16
印　　张　27
字　　数　374 000
版　　次　2025 年 4 月第 1 版
印　　次　2025 年 4 月第 2 次印刷
定　　价　76.00 元

印厂地址　河南省新乡市平原示范区中原国印文创产业园 A6 号 101
邮政编码　453500　　电话　0371-55658707

一切只是使命

　　1987 年，我 23 岁，被分配到北京中医药学院（现北京中医药大学），和所有刚毕业的大学生一样，我迷惘、困惑、失落，对未来一无所知。那时候，我身体健壮、精神狂热，既不知肉身为何物，也不知医学为何物，还完全沉浸在文学梦想中，却不知，从踏入中医药学院之门的那一刻起，命运已悄然为我标定了使命。走着走着，我发现了《黄帝内经》、发现了《伤寒论》，但也发现了祖国传统医学的式微，发现传统的医学经典已日久蒙尘。于是，我想：为什么不从文化的角度重新发掘医学内涵、重新光大中医呢?! 认定了中医文化这个新天地后，我就奋身而起了。原本以为会是"飞蛾扑火"，不承想却是"凤凰涅槃"，从此，不仅塑造了一个新我，也为我的未来找到了使命，工作就此而成为事业，特别是我发愿讲解全本《黄帝内经·素问》后，我知道我必须为此奋斗终身了。

　　但一切都不是一蹴而就的。写作这本书的初稿时，是我最勤奋、最孤独但也最朝气蓬勃的时候。也是从此开始，我的人生意义开始凸显并有了奋斗的方向。后来曾有院校领导问我：自从你成功后，我们也派出很多人上电视讲课，为什么都不如你成功? 你有什么成功的秘诀吗? 我说：主要有四点吧：第一，丰富的文化底蕴。这一点至关重要，医学根基于文化，而且其终点也不是医学，而是哲学。你们只看到了我的成功，却没有看到我成功背后的辛苦与勤奋，在为这本书做准备之前，我讲了近十年的"道家与中医学""儒释道与中医文化""医学的诗性"

等课程，没有那些年的深刻思考和探索，我走不到今天。第二，学道还得践道。医学是一门实践的学问，为此，我试吃过《伤寒论》的很多方子。《扁鹊心书》曰："保命之法：灼艾第一，……附子第三。"好，我就要亲自试一下：附子从 30 克一直吃到 500 克；为了测试瘢痕灸的功效，我烧了自己 1500 壮……这些，让我说话和写作都充满了底气和自信。第三，保持孤独和专注，也是成功的一个必要条件。不参与世俗杂事，只专注自己的使命，就可以遗世独立，成为"另类"和"极品"。一个人，有天赋、有干劲，不淡泊还不行，淡泊可以带来精神上的干净。这种精神上的干净和纯粹，可以保证人性的稳定性和持续性，这种稳定性和持续性的结果，就是成功。第四，深厚的人文关怀和悲悯之心。凡事，一定要先见众生，先见天地，最后才能见自己，成就自己。

这部书稿初稿完成于 2005 年。跟别的书比起来，这本书略显厚重和艰涩，但它又是一个思想源头，是我始终坚持的一个要点：即医学与文化的融合，并且我坚持认为只有这样才能将生命医学提升到一个新的高度，一个大医学的高度。可以说，我对祖国传统医学的反思生发于斯，也收敛于斯，它融入了我十多年的上下求索，也融入了我对祖国传统医学永恒的爱……

此次，承蒙河南文艺出版社的厚爱，将这本书稿做了大量的校订与修改，使得这本书内容更加完善。目前我已经有十多本书面世，但爱这本的人，始终爱这本书，大概，他们从中看到了那个执着、认真、倔强的我吧，也看到了我青春英气飒爽的力量，更看到了未来繁盛的田野下面最初的那粒种子的力量。没有这粒种子，怎能成就我如今的使命？！

其实，我们每个人都应该是一粒种子，坚持下去，人间就是大花园。

2023 年冬

目　录

第五章 中国佛学与医学————225

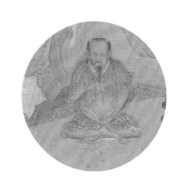

第一章 中医为什么产生在东方

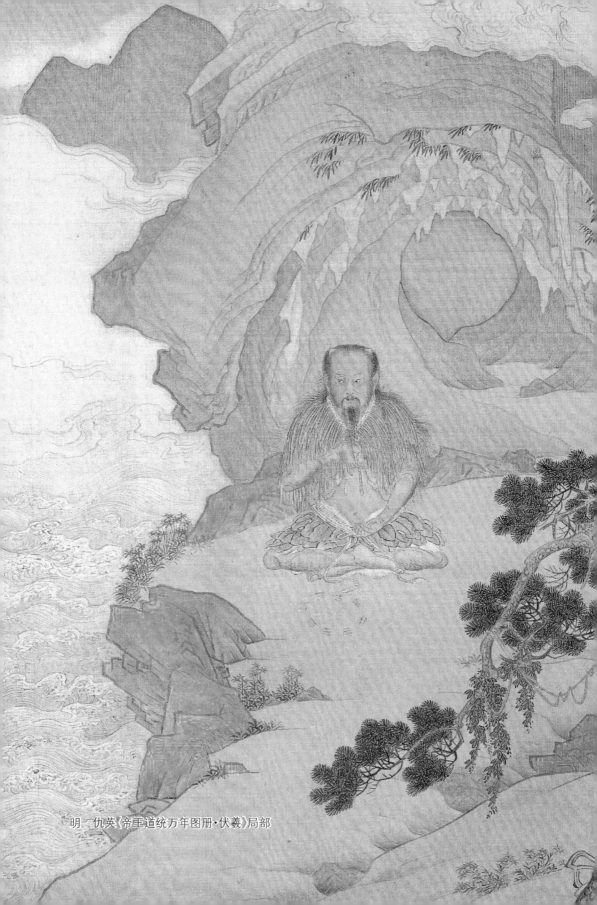

明　仇英《帝王道统万年图册·伏羲》局部

一、起源与背景

中国文明是与西方文明迥异的，是原创的、从未发生过断裂的文明。几千年来，它始终因循着"观乎天文，以察时变；观乎人文，以化成天下"（《周易·贲卦》）的原则，记录着人们探索自然及人文的艰辛历程，而中医学（古代称之为医道）这门关涉宇宙与生命内在统一性的性命之学，作为中国古代文化当中独特的文化创造，以其丰富性、多义性及博大精深，而成为东方文化这个"东方之谜"中的谜中之谜。

一个民族如果没有文化心理的支撑，这个民族将走向危机。目前，很多人不了解西方文化，也不了解我们自己的东西。21 世纪初所做的一项社会调查表明，中国大学生中知道《黄帝内经》的只有百分之七，能通读经典的人更是少之又少。在当今世界经济一体化，文化也从多元化转向一元化的背景下，如何保持我们的独立与完整，如何完成我们民族心理的重塑，如何实现我们与西方文明的沟通与对话……这一切都取决于我们能否对传统文化有深刻的认知与反省。

事实上，整个世界文明都已无法再沉溺于文艺复兴以来的对于人类自身的骄傲之中，大规模的暴戾、欺诈密布于文明之中：两次世界大战，令人发指的纳粹主义等，都充分显示了人类理性和健全心智的丧失，我们不能再无视这个物化与日俱增的年代，历史上的很多经验都意味着人性本善仿佛是一种错觉，我们人类始终在原始的恐惧中摸索，相比之下，由于缺乏想象力和传统的混乱，我们现代人也许比原始人更为无助。

我们如今面临着什么？

弗洛伊德曾严肃地指出：

我们如今面临着人类进入文明以后的全部自傲已依次被残酷地摧毁的惨况：

第一，16世纪哥白尼的学说——天体论打破了地球特权的神话地位，认识到地球只是太阳系中之沧海一粟，而不再是宇宙的中心。

第二，达尔文的生物进化论结束了人之为人的傲慢，人源于动物，人的进化并不能抹掉他在身体结构与精神气质方面来源于动物的证据。

第三，20世纪初的精神分析心理学对本能及无意识的发现与探索，使人们认识到自我并不是自己的主人，一种更为原始、更为黑暗的心理驱动力在影响着我们……

于是，人们又重新开始了原始人那种最初的探索：我是谁？我从哪里来？我到哪里去？……

这也正是我们面对中医文化所要解决的问题，即：中医学是什么？中医学从哪里来？中医学向何处去？……

（一）巫文化与史文化

中国古代文化的界定如下：

中国古代文化结合了巫文化与史文化，是以阴阳五行为骨架，以中庸思想为内容，以伦理道德为特色的文化。而这一定义完全适用于中医学，传统医道既有巫文化的经验性与先验性，也有史文化的明显特征，如阴阳互补、五行生克、动态平衡、中庸和谐及整体把握等，二者同型同构。只是，中医的出发点是人体生命，而中国古代文化的出发点是社会中的人。无论如何，人文精神和天地人三才一统是中国文化和医学文化始终不变的要素。

关于医学的起源，至今没有定论，大致有：本能说；劳动说；大脑结构进化说；巫术说；圣人说。关于中医的起源，目前学术界基本的认识是"医源于巫说"和"医源于圣人说"。从某种意义上说，两种说法并无本质的区别。董仲舒《春秋繁露》解析"王"字说："三画而连其中，谓之王。三画者，天、地与人也。而连其中者，通其道也。取天、地与人之中，以为贯而参通之，非王者孰能当是?"总之，中国文明开创于圣人，而圣人就是上古的大巫。

1. 医源于巫说

巫文化是人类最早的文化形态，从某种意义上说，它至少是三者之母：制度化之母，宗教之母，科学之母。远古的巫，集"智能""圣能""明能""聪能"等于一身，是世界万物的解释者。具有"精爽不懈贰者"（《国语·楚语》）的能力。

巫的起源较早，其最初的职责范围很广，掌管宗教、天文历法、祭祀、巫术，从事星占、望气、卜筮等，祝由、卜疾、祷病、治病也属于其职责之一。《山海经·海内西经》云："开明东有巫彭、巫抵、巫阳、巫履、巫凡、巫相。"郭璞注曰："皆神医也。"可见，巫就是最早的医，医起源于巫。

巫文化的特征：图腾崇拜。

如《左传·昭公十七年》说：

> 昔者黄帝氏以云纪，故为云师而云名；炎帝氏以火纪，故为火师而火名；共工氏以水纪，故为水师而水名；大皞氏以龙纪，故为龙师而龙名；我高祖少皞挚之立也，凤鸟适至，故纪于鸟，为鸟师而鸟名。

即，黄帝族的图腾是云，炎帝族的图腾是火，共工族的图腾是水，太昊（大皞）族的图腾是龙，少昊（皞）族的图腾是凤鸟。

巫文化的表征：占卜。有龟占、蓍草占、枚占、风占等。

其中，龟占蕴含着五行学说的发端，蓍草占蕴含天地人观念和中庸思想，枚占体现了原始的阴阳观念，风行于汉代的风占则涉及对"气"的认识的深化。总之，巫文化对于中国文化核心内涵的发端有着不容忽视的意义。

巫文化的表述方式：神话。

巫文化原始思维的出发点：生命本体的感受。

首先我们应弄清楚巫术与宗教的区别。人类学家认为巫术是企图直接控制自然力，是建立在错误的知识基础之上的一种努力，但它比宗教更接近现代科学，因为宗教是通过祈祷和其他手段求得神赐的恩惠（弗雷泽《金枝》）。

上古巫医的主要手段是祝由，即祝说病由。当时的人认为病因主要有三：一是鬼神致病，二是食物致病，三是情欲迷惑致病。如《左传·昭公元年》中记载医和治晋侯病曰："是谓近女室，疾如蛊，非鬼非食，惑以丧志。"

关于祝由，在《黄帝内经·素问》（以下简称《素问》）的《移精变气论》中说：

> 黄帝问曰：余闻古之治病，惟其移精变气，可祝由而已。今世治病，毒药治其内，针石治其外，或愈或不愈，何也？
>
> 岐伯对曰：往古人居禽兽之间，动作以避寒，阴居以避暑；内无眷慕之累，外无伸宦之形，此恬淡之世，邪不能深入也。故毒药不能治其内，针石不能治其外，故可移精祝由而已。当今之世不然，忧患缘其内，苦形伤其外，又失四时之从，逆寒暑之宜。贼风数至，虚邪朝夕，内至五藏骨髓，外伤空窍肌肤，所以小病必甚，大病必死。故祝由不能已也。

祝由的本质在于用音声信息来调控生命。《说文解字》曰："音，声也。生于心，有节于外，谓之音。"古代巫师作为人与神的媒介，以鬼神或祖先的代言人的身份而为人们祝说病由。上古苗父"以菅为席，以刍为狗，北面而祝，发十言耳"（刘向《说苑》）。又，中古俞跗治病"不以汤液醴酒"（《史记·扁鹊仓公列传》）。因此，巫的主要职能是悦神以驱鬼，他们采取歌舞、占卜、祭祀、祈祷、祝由、咒禁等方法，来感动鬼神，或降伏鬼神，达到祛疾消灾的目的。故，苗父用刍狗；俞跗移精变气，祝由而已；巫咸祝树树枯，祝鸟鸟坠。

关于"醫"字，它有一个异体字"毉"。因此，"醫"字的解读，可以分为多个部件来看：殹、殳、酉（巫）、矢、医。

段玉裁的《说文解字注》训"醫"字为"治病工也。从殹，从酉。殹，恶姿也；醫之性然，得酒而使，故从酉。王育说。一曰殹，病声。酒所以治病也。《周礼》有醫酒。古者巫彭初作醫。"

先来看"殹"字。《说文》（以下《说文》皆指《说文解字》）曰："击中声也。从殳，医声。"段注（以下段注皆指段玉裁的《说文解字注》）曰："殹，恶姿也。""殹，病声也，此与击中声义近。"

再来看看"殳"。《说文》曰："以杸殊人也。《礼》：'殳以积竹，八觚，长丈二尺，建于兵车，车旅贲以先驱。'"殳是一种有八棱、长丈二、立在兵车上的武器，"殳"在"醫"字中，意味着像驱赶敌人一样来驱赶病魔，或代表针刺。

"酉"，象形字，酒器之形。甲骨文中的"酉"字是尖底酒坛子形状。"酉"字的本义是酒器（酒坛子），引申为酒，又引申为成熟、老。《说文》曰："酒所以治病也。""酉"在"醫"字中，代指汤剂。古代医家认为"酒所以治病者，药非酒不散也"。酒"少饮有节，养脾扶肝，驻颜色，荣肌肤，通血脉，厚肠胃，御露雾瘴气，敌风雪寒威，诸恶立驱，百邪竟辟，消愁遗兴，扬意宣言，此酒之功也"（陈士铎《本草新编》）。

接下来我们再说说"医（yì）"。《说文》曰："（医）盛弓弩矢器也，从匚（xì）从矢。""矢"，箭头，以其锐利之像代指砭石或针具。

"匚"，本义是隐藏，隐匿，"匚"部相关汉字都有隐藏的意思，段注曰："褱徯有所夹藏也。""医"是盛弓箭的器具，其外框写作"匚"就是隐藏弓箭的意思。而《说文》中还有个"匚（fāng）"部，"匚"，本义是古代一种盛放东西的方形器物，象形字，《说文》曰："受物之器，象形。""匚"部相关汉字都有器皿的意思。段注曰："匚有矩形，固可假作'方'也。"而"医"为"盛弓弩矢器也"，正是"受物之器"。我个人认为，在《说文解字》中，"医"如果放在"匚"部，而不是"匚"部似乎更为合理。因为医为治病工，要守方正规矩之道。"匚"部还有个"匠"字，《说文》曰："匠，木工也。从匚从斤。斤，所以作器也。"段注曰："工者，巧饰也。百工皆称工，称匠。"医生和木匠都应该是最守规矩又最有创意的智者。"匚"和"匚"本是两个不同字义的汉字部首，但是这两个字太相像了，如今在我国和韩国，已经将"匚"部合并至"匚"部了。

最后我们再着重说说"醫"字的异体字"毉"，二字的不同在于下面的部首"酉""巫"之别。《说文》曰："巫，祝也。女能事无形，以舞降神者也。象人两袖舞形。与工同意。古者巫咸初作巫。"巫，就是能侍奉无形的神灵，通过舞蹈而能与之沟通并使之降临的女人。"巫"字像一个人挥动两袖起舞的样子。"巫"和"工"字形相似，可以通用。巫，甲骨文由两个工字形的构件交叉组合而成（图1-1）。两工，

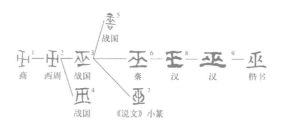

图1-1　巫字形演变历程

即是规和矩，规以成圆，矩以成方，圆以测天，方以测地。如此，掌握了规与矩的人就是掌握天地的专家，就是最早的大巫，是远古时代最重要、最全能的百科全书式的人物。就像伏羲女娲交尾图（图1-2）表现

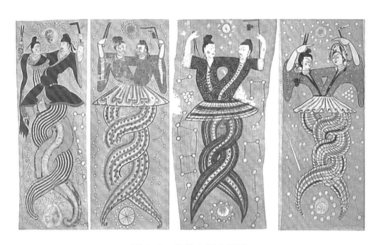

图1-2　伏羲女娲交尾图

的那样，伏羲、女娲各持规矩，尾部缠绕，表明他们既是人类的始祖，又是持矩持规的先知；既是人神交流的沟通者，又是文化经验的创造者和传播者。"巫"部只有一个"觋（xí）"字，"觋"，《说文》曰："能斋肃事神明也。在男曰觋，在女曰巫。"从"巫"的字还有"靈"，简体字是"灵"。古有"靈台"，即巫师祭天通神之地。因为巫术的生命观是建立在人神交通的灵感思维上，并且认为超自然的精怪厉鬼是引起疾病的原因，因而发展出各种驱除病魔与疫鬼的方法与技术，从而达到健身与治病等生存目的。如药酒最初用于通神，"药弗瞑眩，厥疾弗瘳"（《尚书·说命》）；针刺、砭石则来源于驱鬼；气功源于巫舞（禹步）。

　　对于"祝"，段注曰："祝，祭主赞辞者。《周礼》祝与巫分职，二者虽相须为用，不得以祝释巫也。"在先周及周早期，祝由术与巫术高

度重合。到了西周后期至春秋战国时期，随着社会制度的发展和思想文化的进步，祝由术逐渐从巫术中分离出来，向更为专业的医疗方向发展，专注于疾病的治疗，成为一个相对独立的专业领域。而巫则主要负责宗教、祭祀和占卜等活动。《周礼》的出现，正是这一转变过程的反映。

如今的"毉"和"醫"，皆已简化为"医"。"醫"字医、殳、矢、殳、酉（巫）几个字有机的结合，从文化的视角体现了古代医学手段的多样性和对疾病的态度，可谓独具匠心。

"藥"，《说文》曰："治病艸。从艸，樂声。"其中"樂（乐）"表声，也表义，有使人快乐的含义。草药治人性命，而音乐又通人神明，可以说是医疗的高级境界。所以，二者的组合指可以医治疾病、消除病痛并使人舒适快乐的东西，如果单指草药的话，就不能表达古人造此字的良苦用心。

总之，医药两个字的繁体（醫藥）体现了远古圣贤对祖国传统医学的深刻认知和期许——有医理，有针药及酒，有巫祝对人心灵的震慑和抚慰，又有作用于神明的音乐。她神秘而又不失方正，手段多样而又重视神明对我们肉身的影响。为什么古人如此强调神明对我们生命的意义呢？还是那句话：如果医药能救人于水火，世上何须哲学与宗教！妙哉妙哉！

这些生存技术是经过相当漫长的生存方式的经验累积与运用而逐渐形成的，而且其原始的实践操作技术在很大程度上还是基于迄今尚未被人们完全认识的超自然力量，显示出人类精神活动下的一种特殊的文化景观。

2. 医源于圣人说

"医源于圣人说"当是史官文化的产物。史官文化是指由黄帝确立史官制度并由此而生发出的一统文化，它不仅表现为文化的一统、政治的一统，还表现为家庭和社会结构的一统。上古史官作为整个文化的记述者，"有失则匡正，美恶必记之"（《资治通鉴》）。

随着神话的戛然而止，一个医生的形象开始凸显出来，但显然这个形象有点拖泥带水，巫的痕迹随处可见。

巫文化的结束以具体职能的分化为标志。随着巫与王室的结合，远古大巫司管天地、鬼神、人间的职能开始分化，而中国天地人神的关系，则可以通过追溯职官起源的方式来表达。

中国古代职官分天、地二官，如西周有太史寮（天官）和卿事寮（地官）。

天官者，祝宗卜史之属，只管通天降神，只关心"天人之际"和"古今之变"，不参与政事。中国的天官与西方僧侣祭司不同，不仅对朝政管理无支配权，且随着地官系统的不断膨胀而呈下降趋势（如司马迁当为天官，但汉武帝待司马迁如同"倡优"（《汉书·司马迁传》）。

地官者，三有司之属（司土、司马、司工），管土地民人，"子不语怪力乱神"（《论语·述而》），孔子与老子都出身于史官，皆罕言性命之理。

殷商以后，随着王事工作的复杂性，更有了百工与百官的分化，如"祝""宗""五官"等，百工与百官虽分工细致，但其中的分工还是带有人神交通的作用与功能，影响中国文化较深的，主要有"史"与"医"等。

"史"的原始职务与"祝"属同一性质，主在祭祀时造册以告神，后来转为记事的职务。有些学者认为中国古代文化由宗教转向人文，正是通过古代史职的展开而展开。文化是随史官文化水准的不断提高而进步的。"史"是中国文化的摇篮，亦是古代文化由宗教走向人文的一道桥梁、一条通路。

这时的"医"则着重于巫技的改良与提升，将通天事鬼神的巫术活动，转向针对生命的医治手段。这时的医是在巫术治疗的基础上，累积经验发展出某些特定的医疗技术，但其医技在生活实践上与巫技有着共轨并存的现象，如这时的"医"写作"醫"，与酒相关，酒既能治病，又可因微醺而通神。如《汉书·食货志》云："酒，百药之长，嘉会之好。"（图1-3）酒虽常运用于通神祭祀等巫术活动，也用来疗疾治病。《礼记·射义》云："酒者，所以养老也，所以养病也。"《说文解字》

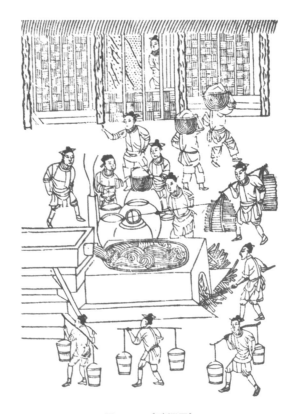

图1-3　《酿酒图》

也说："醫之性然，得酒而使。"总之，医学是经过漫长的错综演化过程，才逐渐形成自身完整的医术体系。

众所周知，我们是文明古国，因为我们是世界上最早实行"专家开国"和"专家治国"的民族。例如，钻木取火为燧人氏，构木为巢是有巢氏，发明文字为仓颉，发明指南针是轩辕氏，治水专家为大禹……其中，中医药的发明与下列三圣人有关。

太古民族分三系：①燧人氏、伏羲为海岱民族，其民生食而致疾病，燧人氏"取火，以化腥臊"。伏羲画卦，"所以六气、六腑、五脏、五行、阴阳、四时、水火升降得以有象，百病之理得以有类，乃尝味百药而制九针，以拯夭枉"（《帝王世纪》）。其要旨是重"火"。火的使用使人类生活进入了一个崭新的时代。②炎帝神农为江汉民族（炎族），神农"一日而遇七十毒，神而化之，遂作方书，以疗民疾，而医道立矣"（陈樨《通鉴续编》）。神农代表着人类认识的扩大与发展，人类开始更广泛地利用自然（图1-4）。③颛顼为河洛民族（黄族），后世医书皆托黄帝名，故"神农所创之医，为医之经验；黄帝所创之医，为医之原理"（夏曾佑《中国古代史》）。这是人类从直觉进入理性，医学从经验逐渐进入"道"的层面。

因此，作为中国传统文化重要组成部分的中医文化有着循序渐进、

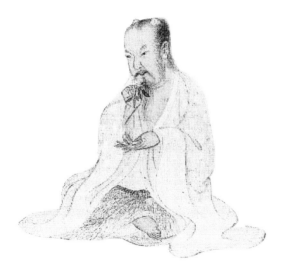

图1-4　神农像

且从多元而归于一统的特性。

3. 结论

因此，我认为祖国传统医学起源于原始先民对生命现象的陈述与感知。

因为无论是巫文化还是史文化，它们共同的特征都在强调这种陈述与感知的力量。巫术的陈述是一种咒语式的、非理性的表达，而史文化的陈述是一种逻辑的、理性的表达。前者强调神（望而知之）、圣（闻而知之），强调"心识"与"直觉"；后者重视工（问而知之）和巧（切而知之），强调"思维"与"推理"（辩证）。

无论如何，人严格而科学地谈论和观察自己，是人关于自己的科学医学诞生的先决条件。法国哲学家米歇尔·福柯在《临床医学的诞生》中把疾病与死亡结合起来，他认为，临床医学本身就是一门理论与实践、描述与制度、分析与规定相结合的陈述主体。他找到了医学认识论暗处的"新经验"，即"疾病—死亡"这一人类的悲惨状态，并从死亡这一生命和疾病的终点与极限凝视生命和疾病，赋予死亡以哲学意味和价值。他说："从与死亡的关系视域理解，疾病完全可以解读。"而西方医学病理解剖学不仅使西方医学从旧医学中脱颖而出，而且也强调了死亡降临和尸体形成之时意味着关于疾病和生命的知识建立或真理发现的伟大时刻。

而中医学却力图摆脱死亡的怪圈，死亡的存在和重复出现固然是人类社会的重大事件，但中医学似乎对死尸并无兴趣，它始终关注"活"的生命，这也是我们解开经络奥秘之根本所在（经络是生命活动现象而非解剖实体）。在中国，死亡是一个大忌讳，是一个大秘密，是中国人语境中的一个困境。在中国神话中，至今找不到关于死亡的明确解读，但却有几个大巫环绕一具死尸，手持青蛇以驱除死神的场景（《山海经》）。中国人并没有从对死亡的凝视中得出病理解剖学，在《黄帝内经·灵枢》（以下简称《灵枢》）中有点解剖的意思，而且中国上古战事频繁，有足够的机会来完成对生命机体的认知和解读，但直到宋代，道教中人才开始涉及死亡的体验，而其主旨依旧是祛死趋生，它关注的要点是死亡的过程而非死尸。

从对《黄帝内经》（以下简称《内经》）的解读中，我们可以发现，中医学的要点是养生学，治疗学只是生命学问中一个较低的层面。比如《素问》首篇《上古天真论》，作为《素问》的纲领，旨在揭示养生的理论和实践，强调摄生贵在保养天真，寿夭皆在精气盛衰，同时系统贯穿了医道的原理和方法。它叙述了男女生长壮老的生命过程，特别强调肾气与精气的重要作用。肾为先天之本、生命之根。天一真元藏之于肾，所以该篇名"天真论"。精气生于后天，藏于五脏。精气盛则五脏盛，精气衰则五脏衰。

它指出，"道者"是指通达自然之道的人，而不仅是指懂得养生的人。《荀子·天论》曰："修道而不贰，则天不能祸。"养生必循于天道。通常所说的养生之道，非指具体的养生方法，而是指养生必循之道。法地，法天，法道，法自然。道是自然原理，养生顺应自然。《灵枢·本神》曰："智者之养生也，必顺四时而适寒暑，和喜怒而安居处，节阴阳而调刚柔。如是则僻邪不至，长生久视。"

在《素问·上古天真论》的最后，指出养生的不同层次，揭示了"道生"的最高境界：

真人独立守神，宗一于道，为道生，重在"把握阴阳"，斡旋造化。

至人积精全神，通达于道，为全道，重在"和于阴阳"，斡旋造化。

圣人调摄精神，顺从于道，为从道，重在"调节阴阳"，随机而应。

贤人保养精神，符合于道，为修道，重在"逆从阴阳"，法则天地，不以凡庸自弃。

他们的根本区别在于对"神"的修炼和对"道"的同化。道生是与道的同生。道生神，神生气，气生精，精生形，无中生有。形化精，精化气，气化神，神化道，从有化无。全道是向道的通达。形者生之舍，气者生之充，神者生之制。积形以全气，积气以全精，积精以全神，积神以全道。从道是对道的顺从。顺四时而适寒暑，和喜怒而安居处，节阴阳而调刚柔，不外顺应自然过程的变化，促进生命过程的和谐发展。得道之人，不会生病，"恬淡虚无，真气从之，精神内守，病安从来"（《素问·上古天真论》）。

《素问》全元起本中该篇在卷第九，王冰重广（重新扩充）补注时移冠于首，乃出于对道家思想的推崇。黄帝、老子以"道"论自然本原，以"气"论运动方式相互作用，以"数"论运动关系作用规律。不知体悟"道"的原理、气的生化、数的演变，则不能识用之所使、学之所主、医之所宗。

那么，如此广大之医道源于什么样的文化背景呢？

（二）中医学产生的文化背景

1. 地理环境的因素

黑格尔说："平凡的土地，平凡的平原流域，把人类束缚在土地上，把他们卷入无穷的依赖性里面。"（黑格尔《美学》）而中国正是拥有着分明的四季和辽阔的土地的国家，它北有戈壁，西有世界上最高的青藏高原，东、南濒临浩瀚的海洋。对四周隔绝的最大补偿，是我们拥有开阔的腹地，拥有黄河和长江，它们共同铸造了中华民族的生存伟力，培养了我们团结一心的精神，正是在这种独特的生存空间中，形成了一种内向的、求稳定的文化类型。

学者金克木认为我们的地理环境造就了两种文化：一是长城文化，即隔绝、阻塞的文化；一是运河文化，即南北贯通的文化。这两种文化从未出现过西方文明史上的世界地理的大发现、大探索，它缺少阿基米德那种"给我一个支点，我将撬动整个地球"的雄心。中国古人始终把精力放在内向自足的探求上，而没有向外扩张的企图，有着文化的保守与固执；道教则更无西方宗教的那种急于扩张并试图压倒一切的企图，并且它把宗教的神秘化更多地用在语言形式上，创造了许多隐语来维系自己团体的独立性和纯洁性。

对远古的中国人来说，最重要的知识是星占历算、祭祀仪轨、医疗方技。星占历算是把握和探索宇宙的知识，但这种知识主要是为了对应人事，解释人事。祭祀仪轨是整顿人间秩序之学，其主要目的也不是维护神的统治，而是维护人的统治。医疗方技是洞察人类自身生命的学问，它的重点是在尊重客观现实的基础上，强调人的主体意识的发挥。其中天地人三才密切相关，息息相通。正是远古文明在大方向上给予我们把握与引导，才开始了东方文明几千年的伟大探险。

2. 社会结构及其伦理中心

世界古代文化大致可分为三大类型，希腊文明以其航海性质强调人与自然的关系；巴比伦文明以其游牧性质强调人与神的关系；中华文明以其定居农业性质强调人与人的关系，并确立了血缘宗法体系。

农业自然经济将远古的中国人束缚在土地上，宗法制的延绵不绝及其后的专制政体的长期持续则进一步加强了社会生活各层面的紧密结合。"家国同构"和"君父一体"使个人消融在类群当中，并从中培养出安居一处、崇尚中庸的人群心态。这种文化以保持现有的有机系统的和谐稳定为目标，以伦常规范和道德教化为"修身之本"，从而使自然哲学和历史哲学铸为一体，形成历史经验加人际情感、服务于现实的实用理性。而医道作为伦理——政治型文化范式下的产物，也无处不带有其特征，它肯定变易，又认同"圜道"，并将五行生克之学发展为极致。

梁漱溟先生在论及中国文化时说，中国社会有两大古怪点：一是历久不变的社会，二是没有宗教的人生。

其实这两点是密切相关的，都是由中国特有的社会政治结构所造成的。这也是西方人论及中国文化时所关注的要点。如黑格尔说，中国几千年的历史"无从发生任何变化"（《历史哲学》）；马克思也曾提及"亚洲的静止的社会状态"；伏尔泰则认为中国的"政体实际上是最好的，是世界上唯一完全按父权建立起来的帝国"。赫尔德说：在中国，一切都"就范于政治文化，从而无法摆脱政治文化的模式"（《德国思想家论中国》）。即：中国的伦理政治文化及其内在调节机制有效地保持了社会的恒久不变，同时也避免了宗教的迷狂。

事实上，中国人对宗教始终是一种实用主义的态度，对中国人来说，"百神之殿永远不会客满"，这体现了中国之道的兼容性和包容性。在中国之道中，从来没有极端的对立与冲突，阴阳观念绝不同于西方的善恶，它不是光明与黑暗、上帝与魔鬼的斗争，而是彼此依存、渗透互补的一对范畴。

另外，中国人追求的是现世的荣耀与幸福。中国人不是"信而好神"，而是"信而好古"，有着一种对圣贤及经典的迷恋。即便是对佛教，中国人也多是采信其哲学的层面，正如梁启超所言："（佛教）其证道之究竟也，在觉悟；其入道之法门也，在智慧；其修道之得力也，在自力。"中国人所接受的多在其哲学方面，而不在其宗教方面。

而宗教对西方人而言，则是他们主要的精神动力之一，伏尔泰曾言：传道士不过告诉孩子们有上帝存在，牛顿则向他们证明了宇宙确是上帝智慧的杰作。牛顿对上帝的深信不疑正是激励他探求宇宙秩序的力量。事实上，16世纪英国医学的发展也得力于上帝的观念，如治病救人是响应上帝的召唤，发现人体机能的奥秘和药物的本性是执行上帝的使命，等等。总之，西方医德和医学研究的热诚大多源于对上帝的信仰。而在中国，医学的使命不外乎三条："上以疗君亲之疾；下以救贫贱之厄；中以保身长全，以养其生。"（张仲景《伤寒论·序》）其注意力只在人间万象和实用理性，而全无宗教的意味。

3. 中医学产生的人文背景

在不同于中国的文化体系中，医学并不是人人皆知的学问。而中医对于中国人而言却是几乎人人皆知。更确切地说，是"百姓日用而不知"（《周易·系辞》），知其然而不知其所以然。比如，我们中国的老人鼓励小孩子玩沙子，并不是在追求西方所谓的培养创造力，而是认为这样可以"败火"。中国许多生活用语都记录着人的心理状况和生理状况相对应的关系：如"撕心裂肺"，人悲伤时，肺是首当其冲承受心理冲击的脏腑。"肝肠寸断"也与中医的"心与小肠相表里""肺与大肠相表里"等有关。

西方的科学型文化将宇宙论、认识论和道德论分门别类，并重视本体论的探求。在中国则将这一切混为一谈，人们往往以生命过程及其运动方式与自然规律进行类比，并从中建立自己博大精深的概念和理论体系。

这里必须谈到中国社会所独有的一个特殊阶层——士。无论是古代社会的"士农工商"、中华民国的"商士工农"，还是毛泽东时代的"农工士商"，"士"作为其中的一分子，虽然地位不很稳定，但始终是我们社会所无法回避的重要现象。作为社会独特的一群，他们超越了小农经济的分散性和闭塞性而处于流动之中，有着全国性的广泛交往。所以士阶层注定是社会中最敏感的人群，文士更是人类社会敏感的神经，他们对社会的感知和反射极为敏锐，有时具有超前性，是最投入的演员和最清醒的看客。他们"穷则独善其身，达则兼善天下"（《孟子·尽心上》），他们的双重人格使他们进而为政，退则修身，并由此形成中国文化最具特色的两套系统：一是政治文化，一是养生文化。

因此，生命之学对古代知识分子来说是一门必修课，"气一元论"是道德教化中的要点，修养体内之气以达到浩然和谐的表象，是每一个知识分子取得超越世俗的最高手段。医道也由此不再仅仅是治病之道，它关涉每个人的精神内涵和人格确立，关涉我们对宇宙万物整体的认识。于是一个独特的、不同于其他医学的一种新型医学就在这样的文化背景中产生了。它不对生命做抽象的、纯思辨的理论探索，而是从对春生、夏长、秋收、冬藏等自然节律的尊重中，对人的生老病死做一种直观的甚至是诗意的把握。

（三）中医文化的特征

综上所述，我们可以将中医文化归纳出以下几个特征：

1. 强烈的历史意识

如果仔细考察我国称之为圣人们的思想体系，会发现一个有趣的问题，即他们都鼓吹复古，如老子要回到"结绳"之治；孔子赞美"郁郁乎文哉"，一心想恢复周礼；墨子则以大禹时代为至高理想……如果说古希腊文化所代表的是一种不断地否定自己已经认识的事物以求得进步的否定型文化——一种以支流而汇百川的形式向前发展的文化，那么，中国古代文化从一开始就以宇宙和生命的内在统一性为出发点，则是一种源头型的文化，未来所做的一切都只能是对这一源头思想的肯定与发扬。

这是一个过度早熟的文化，从产生开始，它就有着圆融与丰满的特性，否定它，便是否定了我们自己。在中国，浩瀚的历史长卷无非在表明我们对传统的尊重和对历史的执着，我们既是传统的捍卫者，也是文化的诠释者。

如此强烈的历史意识表现在中医文化当中，造就了中医学浩瀚的注释、发挥之作，而很少有超越经典的标新立异之说。这种寓创造于解释，寓革新于继承的发展模式，保证了中医发展的连贯性和继承性，使得千百年来的医学理论及其表述方式、评判标准等有着系统的一致性，但也在某种程度上约束了医家的创造性。言医者，动辄高语黄帝、神农，侈谈《灵枢》《素问》，视神农、黄帝为儒家之二帝或三王，将仲景、华佗比作儒家之孔孟，有唯唯诺诺之嫌。当中医的发展面对西方医学的强大攻势之时，便产生了深深的困惑：是固守传统，还是趋时附庸？……何去何从，还应该基于我们对传统的深刻反思。

2. 服务于现实的实用理性

从文化类型上讲，西方重视人与自然的关系，有着持久而坚定的宗教信仰；中国则重视人与人的关系，没有宗教的迷狂，强调的是政教合一的血缘根基。

从商周巫史文化中解放出来的先秦诸子百家，既没有沉迷于抽象的思辨之路（如古代希腊），也没有去追求断绝轮回离苦得乐的解脱之道（如印度宗教），而是执着于人间世道的实用探求。

这种实用理性不是讲究精确概念的辩证法，也不是否定的辩证法；而是讲究人生哲理的辩证法，是强调和谐的、互补的辩证法。它不追求严格的推理形式和抽象的理论探索，而是满足于对事物的笼统模糊的整体直观把握。但无论如何，这种实用理性既阻止了思辨理性的发展，同时也排除了反理性主义的滥觞。

中医学是服务于现实的实用理性精神的最完美的体现。其实用作风使得中医始终将其注意力放在实用化和临床化上，如临床发展就由唐代的七科到宋代的九科，再到元代的十三科，越来越细致而周密。中医理论的发展总是隶属于临床医学的进步，其理论要么是对经验的理论概括，要么是治疗学上的理论。人们常常根据个人临床经验诠释经文，从而赋予经文以临床治疗学上的意义。这就形成以《灵枢》《素问》等经书统贯后世大部分临床医学著作的局面。

3. 有机的自然主义

有机的自然主义是指中国古代思想界拒绝用任何形式的超自然主义或机械论来看待世界。中国古代思想界始终处于一种融合的趋势之中，而很少像西方人那样从一个极端走向另一个极端。在很多人看来，道家的出世与儒家的入世是截然不同的两种理念，但事实上，二者都是从高度的道德观念出发，而不是从宗教神学出发，是一个事物的两个方面。他们都致力于建设一个理想的社会，一个人间的乐土。对中国人而言，尘世并不虚幻，贤明与公正是可以通过人的努力而求得的，男女之间关系正常的家庭生活是自然的人生之道，人类并不需要强有力的神学思想，而应该通过自己的努力获得拯救。

因此，中国哲学无论是儒墨老庄还是佛教禅宗都非常重视感性心理和自然生命。天地人三才都遵循着同一的规律（道）而充满盈盈生机，万事万物是一个有机的整体，通过同化而共同生长不息。

有机的自然主义的核心便是"天人合一"。这是一个具有反馈功能的天人相通而"感应"的有机整体，它强调和谐与完整，而不是对抗与斗争；它主张天人相合，而不是天人分离。人是自然的一部分，又是自然的荣耀；是自然的认识主体，也是它最终的目的。

这种有机的自然观使得几千年中国医道虽老而不衰，始终保持着非凡的、旺盛的活力。即，它强调宇宙的统一性，宇宙被视作不可分割的实在，它是永远在运动的、具有生命的有机体，体用不二，灵肉合一。这是我们东方之道世界观的出发点和核心，也是医道的出发点与核心。

4. 超越语言

中国文化喜欢强调它空灵淡雅的性灵境界，对任何事物都没有严格定义的概念。因此，当人们交流自己的经验时便会感到语言的局限，而常常运用隐喻、象征或诗的语言来避开逻辑与常识的约束。如老子的"道可道，非常道"就是在描述我们语境中的这种困境及其"道"的不可描述性；禅宗的公案更完全拒绝用语言来传授教义；还有日本的禅诗"树叶落了啊，一片盖着一片，雨点打着雨点"，古老的神话等，都是在以不同的方式来解决这种语言的困境。

这种语言困境同样体现在中医中。这也是我们称其为医道，而很难称其为医学的原因之一。因为称其为"學"（"學"字上面为手持爻辞，下面为戴帽之学子，是教化蒙童之义），就必须有精确的概念定义和逻辑推理。但在中医中，我们很难做到这一点。如中医对脉象的描述，"春日浮，如鱼之游在波"（《素问·脉要精微论》），可意会而不可言传。它的阴阳观更是强调直觉与理性的互补，是超越感官的知觉，而这种知觉就其本质而言是超越语言的，这也就是我们在解读中医概念及观念时常常感到力不从心的原因所在。因为东方哲学始终不离自我体验及

体悟，生命之道更是这种以"己"证"道"的先锋与典范，这种个性
化的体悟很难用精确的概念来定义，常常是"说"不来，也"学"不
来的。它的传承要么是体悟"高手"的确认与指认，要么是甘于独守漫
长的寂寞，但中国哲学与医学从不担心自己这种认知体系会没落，禅宗
六祖慧能早就指出："愚人、智人，佛性本无差别，只缘迷悟不同，所
以有愚有智。"一旦我们从虚妄的"迷"的状态走出，我们便得解脱，
便得智慧，便进入"道"的境界。

　　"道"字从"首"（代表头脑与智慧）从"辶"（代表奔跑与速
度），其空灵飞跃之义溢于言表。学问可以复制，可以积累，可以反复
使用；智慧与觉悟则不可复制，它是一点灵光，而且直指人心。"道"
"学"之差别正如形而上与形而下，理解中医也有形而上与形而下之差
别。形而下有如"肺在上，肝在右"。形而上有如"左肝右肺"，肝在
右而其气在左，主"升"；肺在上而其气在向下，主"降"。形而下重
表象，形而上重气化；一个看现象，一个看本质。

　　正如李泽厚所言："现代医学大概需要再发展几十年之后，才可能
真正科学地严密地解释和回答中医凭千百年经验所归纳和构造的这一整
套体系。因为目前西医的科学水平还处在局部经验概括的理论阶段，对
作为整体性的人的生物——生理机制还极不了解，也就暂时还不可能真
正解答中医所提供的种种实践经验及其理论体系……"（李泽厚《中国
古代思想史论》）

二、成型与深化

　　众所周知，医学的发展对社会文化有依赖性，祖国传统医学尤其与
古代社会文化关系密切，它体现的中国古代科技史、哲学史，同时又是
人文史。我们知道，中国独特的文化——心理结构溯源于远古，成熟于

汉代。这期间，中医也在起源、分裂与整合中成长。同时，它对阴阳五行学说的深化及其在医疗实践中的系统性和权威性，对我们的民族心理、性格及行为方式等也产生了深远的影响。

（一）中医学是多元文化的产物

中国古代文化以其思想源流大致可分为：天人文化、人文文化、大一统文化。而医学学术的产生、分野、整合、定型与这三种文化影响紧密相关。

1. 天人文化

天人文化指以伏羲画卦而建立《易经》天人之际的文化为基础，是原始的、质朴的、科学而哲学的文化，并经夏商周三代演化为以易理为中心的天人思想。

在此阶段，医巫不分，如同巫与王室的结合，医学亦掌握在帝王手中。于是黄帝制音律，大禹为禹步，汤以身祷于桑林，神农尝百草。作为中华民族经典的《易经》更是"人更三圣，世历三古"（《汉书·艺文志》），经伏羲画八卦，文王为六十四卦，周公作爻辞，孔子作十翼，受到上古、中古、下古不同时期文化的影响，在中国文化史上，有着不同凡响的地位与作用。

（1）天人文化经典——三坟五典

"坟"是指"三皇"之书，"典"是指"五帝"之书。"三皇"指伏羲、神农、黄帝。"五帝"的指称则很能说明中国文化的一些问题，例如：

阴阳家将古史五行化，"五帝"指伏羲、神农、黄帝、尧、舜。

《吕氏春秋》亦以五行、五方规范古史，视"五帝"为黄帝（居中，为土德）、伏羲（居东，为木德，称青帝）、炎帝（居南，为火德，称赤帝）、少皞（居西，为金德，称白帝）、颛顼（居北，为水德，称黑帝）。

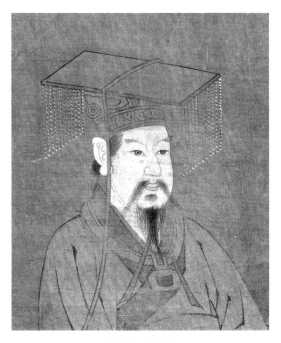

图 1-5　黄帝像

中国文化成型期的代表作《史记》在《五帝本纪》中却提出一种新的解释，即五帝为黄帝、颛顼、帝喾、尧、舜。

其中黄帝（图 1-5）为五帝之首。（《宋书·志第十七·符瑞上》记述："黄帝轩辕氏母曰附宝，见大电光绕北斗枢星，照郊野，感而孕，二十五月而生黄帝于寿丘。"）关于黄帝，较早的文献见于《逸周书》《国语》《左传》等，《逸周书》说黄帝是上古时的英雄，曾协助炎帝打败了蚩尤。孔孟并不特别推崇神农、黄帝。司马迁的《史记·五帝本纪》以黄帝为五帝之首的本意恐怕与汉初黄老学术大盛无太多关联，而是大一统观念的具体体现，且看下文。

其具体记述为：黄帝娶西陵之女嫘祖为正妃，生二子青阳与昌意，昌意生子高阳，即颛顼（黄帝之孙）。颛顼崩，青阳之孙高辛立，即帝喾（黄帝之曾孙）。帝喾有四妃，其子皆有天下，元妃姜嫄生后稷（周祖），次妃简狄生契（殷祖），次妃庆都生帝尧，次妃常仪生帝挚。继帝喾位者为尧，继尧者为舜。《史记·五帝本纪》载，舜乃昌意之第七世孙，即黄帝之第八世孙。

其中有两点需要注意：其一，黄帝是颛顼、帝喾、尧、舜等四帝血缘上的先祖；其二，这是一个由一位男性统率的庞大国家，有着无上的权威及无穷尽的对这种权威的继承。

而在司马迁《史记》之前，姜嫄、简狄、庆都等都是中国感生神话中最灿烂夺目、至高无上的女性，如传说姜嫄"履大人迹而生后稷"，简狄"吞燕卵而生契"，修己"吞薏苡而生禹"（王充《论衡》）……中国姓氏最早的起源与感生神话不无关联，圣人们大都"因生以赐姓"（《左传·隐公八年传》），故周为"姬"姓，因履大人迹而得姓；"卵"又曰"子"，故殷人姓"子"；苡与姒同字，故禹姓"姒"……即"圣人皆无父，感天而生"（《春秋公羊传》），并因感应所物而得其姓。这是中国母系文化的鼎盛时期，女性是生命、种族衍化的主角，故姓氏之"姓"为"从女从生"（《说文》）。

因此，《史记》在《五帝本纪》中对历史的重新整合，意义非同寻常，影响深远，体现了大一统文化的意志与特征。

其意义有二：

首先，不仅确立了黄帝在政治、文化上的正统地位，而且把不同文化因素从血缘根基上统一起来。如果说"三坟"本来代表着一种多元的文化组合，那么《史记》作为大一统政治下的产物，则故意将历史纳入黄帝的羽翼之下，将我们从伏羲、女娲的后裔变为黄帝的子孙，并为先秦业已形成的宗族意识做了一次总结，彻底结束了原始巫文化的母权时代，而代之以父权时代。

其次，司马迁的另一目的是，从五帝对中国文化的贡献着眼，来重新评定历史。如黄帝"平定蚩尤"，是中国历史传说中的第一次部族大战和第一次一统；黄帝"置百官"，是文官体制的创立；"封禅造历"

是用时间历律来约束历史的。所以孔子对"黄帝三百年"一语的解释相当到位，即"生而民得其利百年，死而民畏其神百年，亡而民用其教百年"（《大戴礼记》），黄帝对中国文化的开创之业，功不可没。颛顼"养材以任地，载时以象天，依鬼神以制义，治气以教化，絜诚以祭祀"（《史记·五帝本纪》），不仅在文化统治上更为细致，而且在黄帝的基础上扩大了疆域。帝喾则"历日月而迎送之，明鬼神而敬事之"（《史记·五帝本纪》）。帝尧在文化上更是功勋卓著，他确定历法，敬授民时，定一岁为三百六十六日，以闰月正四时，并且以"德"治国禅让天下，确立刑法而殛鲧等。舜以孝德取天下，扩疆土于夷蛮，命大禹治水、命后稷播百谷以济民、使契敬敷五教、以伯夷典礼、以夔典乐……至此，中国文化的基本内涵及法则已全部显现，如同舞台已经搭就，剩下的就看后人的发挥与表演了。

（2）天人范畴的组合——钻龟·陈卦·枚占

在此阶段，确立了"天—人"这一中国文化最高范畴。

天人文化最重要的特征是确定了一种与西方文化截然不同的思维模式。它利用中国汉字语义的多义性、模糊性、秘藏性等特点，以物喻象，取象比类，形成中医特有的"模式思维"，它思维的起点不只是概念，而且是模型；对事物的判断不仅是判断，而且是模拟；求知的方法不只是推理，而且是模式。思维方式和文化类型的确立，使得东西方在文明形成之初就打出了自己为之奋斗的目标标语：西方是"认识你自己"，强调本体及个人意志的张扬；东方是"天人合一"，执着于天道与人道的和谐。

（3）医学体系的草创——三世之书

此时医分三家，正所谓"医不三世，不服其药"（《礼记·曲礼下》）。三世指"三世之书"（黄帝针灸、神农本草、素女脉诀）。在中国医药系统中，神农派当是经方派的起源，经《神农本草经》→《汤液经法》→《伤寒论》→《新修本草》→《本草纲目》等而蔚为大观；

黄帝派当是医经派的源头，经《黄帝内经》→《难经》→《针灸甲乙经》……而领数千年风骚；素女之书现存多为房中之书，并相传素女是黄帝的房中老师，所以素女派是房中派的开始，后游离出医家，为道教所用，且体系庞大。

这时，中医文化的另一个特色也开始显现，即神仙派的形成。从先秦到汉初的医术，称为方技，或方士医学，方士可说是宗教化的巫，追求长生不老的神仙信仰，发展出各种求仙成仙的方术，有不少方士出身的医者，称为方士医。在战国时代燕齐一带的方士将神仙学说、方技、术数与阴阳五行学说融为一体，形成了方仙道，盛行于世，到了秦汉与黄老道融合则更趋于成熟，主要以长生不死与得道成仙为其宗旨，与原始巫术医学有一定的关联性。周晚期的仙道，主要可以分为行气、药饵、宝精三种系统，即导引行气、服食炼养与房中益精等养生技术，着重于内修与外养，有了成套的养生思想体系，为医疗经验的建构打造出雏形。

2. 人文文化

人文文化指由周秦百家互为异同，到秦汉演变为儒道墨三家的独立形态。这是中国历史上思想文化最辉煌的时期，是各种思想定型和完备的时期，也是医学的发展期。在世界历史上，公元前 600 年至前 300 年这一时期也是世界哲学形成思想体系的重要时期，其间，人类的直观语言也达到了成熟与能量的高峰。

此阶段的特点是：丰富、多义、理性。

在此阶段，完成了医与巫、医与哲学的二次分化。

（1）医学的独立

首先是医与巫的分化，意味着理性的增强。此时的巫已不具备原始文明那种部落领袖般的风范与百科全书式的睿智。他们只是掌握某些术数的方士之流。随着理性的增强，医巫之争自然显现。如《史记·扁鹊仓公列传》曰："……信巫不信医，六不治也。有此一者，则重难治也。"

此时的病因则不再是先前的鬼、食、蛊，而是另外三条，"千般疢难，不越三条：一者，经络受邪入脏腑，为内所因也；二者，四肢九窍，血脉相传，壅塞不通，为外皮肤所中也；三者，房室、金刃、虫兽所伤。以此详之，病由都尽。"（张仲景《金匮要略》）

但医与巫的分化此时并未泾渭分明，随着医学理念的逐渐成熟和阴阳五行学说深入人心，医学正从原始巫术中脱胎换骨，踏上新的征程。

而医道与哲学的分化则形成了《内经》自己的哲学理论，其内涵包括：

其一，以人为哲学的中心。

其二，强调宇宙的统一性（气一元论）。

其三，注重事物的功能、结构、平衡。

其四，某些哲学范畴也是中医范畴，如气、形、神、阴阳五行等。

同时它也极大地推动了中国哲学的发展。首先是对阴和阳进行了具体的量的区别，提出三阴三阳理论。其次是六气、元气说等扩大了中国哲学对气的认识。此外，它将五行的类比搞得更为完备，虽有些烦琐，但其以人及人体为核心的医道观也大大丰富了中国哲学的视野。

（2）医学体系的建立

中医经书在此时已初具规模。据《汉书·艺文志》载汉代刘向、刘歆父子的《七略·方技略》记述，这时有医经 7 家，经方 11 家，房中 8 家，神仙 10 家，共计 36 家。大多托黄帝、神农之名所作。此时当为医家的百家争鸣时期，而《黄帝内经》作为汉代大一统的产物，它融合了各家之说，或是各家学说的一种总结，同时，又成为未来各家学说的开端。

《七略》中关于方技各派的定义为：

医经者，原人血脉、经络、骨髓、阴阳、表里，以起百病之本、死生之分。而用度箴石汤火所施，调百药齐和之所宜。至齐之得，犹慈石取铁，以物相使。拙者失理，以愈为剧，以死为生。

经方者，本草石之寒温，量疾病之浅深，假药味之滋，因气感之宜，辩五苦六辛，致水火之齐，以通闭解结，反之于平。及失其宜者，以热益热，以寒增寒，精气内伤，不见于外，是所独失也。故谚曰："有病不治，常得中医。"

房中者，情性之极，至道之际，是以圣王制外乐以禁内情，而为之节文。《传》曰："先王之作乐，所以节百事也。"乐而有节，则和平寿考。及迷者弗顾，以生疾而陨性命。

神仙者，所以保性命之真，而游求于其外者也。聊以荡意平心，同死生之域，而无怵惕于胸中。然而或者专以为务，则诞欺怪迂之文弥以益多，非圣王之所以教也。孔子曰："索隐行怪，后世有述焉，吾不为之矣。"

此方技四种，实际上并非毫无关联，当是以医经为基础，经方为自然之用，房中以自身为用，神仙则为最终所求之真境。

这时，对医学影响最大的应为阴阳家、方士神仙、道家之著述和《易经》。

（3）医学内涵的确立

首先是阴阳家对医学的影响。阴阳家是先秦晚出的一个思想流派，据《七略·诸子略》记述，"阴阳家者流，盖出于羲和之官。敬顺昊天，历象日月星辰，敬授民时，此其所长也"。羲和是古代专门负责观察天象以确定季节的天文官员，属上古天官，所以阴阳家学说始终与天文律历等有着关联。（具体见本书《黄帝内经》天道观一章，此不赘述）

总而言之，阴阳家学说的结构是以自然法则为基质，以人事法则为归宿的系统。它对医学的重大影响在于它的同类相应的天人观。它以

"类"横贯一切事物，并将世界上的一切事物划分为金木水火土五大类，这是关于事物间朴素运动关系的自然哲学学说。这一学说对认识人体与外界，以及人体四时藏象间的相互关系有着重大意义。

阴阳家者言有不少存于《管子》五篇：《幼官》《四时》《五行》《心术》（上、下篇）。此外，还有《吕氏春秋》中的《应同》《召类》两篇。

《管子》是一部反映管仲及管仲学派思想的著述总集，托名管仲，系以人名书。此书兼有春秋战国和秦汉的文字，非出于一人一时，其中一些篇章记录和反映了管仲的言行，成书大约在战国时代，最后由西汉刘向编定。当时共八十六篇，今实存七十六篇，分为八类。其内容涉及天文、历数、哲学、医学、经济、农业、政治等。

其中，《幼官》篇以五季与五色、五味、五声、五气、五数、五井、五火相配属。

五数配属表

五季	五色	五味	五声	五气	五数	五井	五火
	黄色	甘味	宫声	和气	五	黄后之井	倮兽之火
春	青色	酸味	角声	燥气	八	青后之井	羽兽之火
夏	赤色	苦味	羽声	阳气	七	赤后之井	毛兽之火
秋	白色	辛味	商声	湿气	九	白后之井	介虫之火
冬	黑色	咸味	徵声	阴气	六	黑后之井	鳞兽之火

《水地》篇讲述了地为"万物之本原"与水为"万物之本原"的关系。管子认为地是万物植根生长之处，水为地之血气。水兼备各种才能，就像人身的经脉一样流通于地下，滋养万物。万物依托水而生长，水是万物的根本。

《内业》篇中有对"精气"的论述。管子认为精气是一种更为精微的气。人的四肢、九窍及内脏活动，都是以"精气"为本源。精气维持着人体正常的生理功能。

《四时》篇以四时配五行、十干、五方。

《五行》篇以五行配五祀。

阴阳家公认的创始人物是战国时齐国稷下学者邹衍。司马谈在《论六家要旨》中以阴阳家居其首，指出"尝窃观阴阳之术，大祥而众忌讳，使人拘而多所畏；然其序四时之大顺，不可失也"。

邹衍学说有以下三个要点：①深观阴阳消息，以阴阳二气的消长来说明季节的变化。②禨祥度制，即天瑞天谴说。③五德终始说，以五行相生相胜解释朝代兴衰。如黄帝时"天先见大螾大蝼，……土气胜，……尚黄"；禹时"天先见草木秋冬不杀，……木气胜，……尚青"；商汤时"天先见金刃生于水，……金气胜，……尚白"；文王时"火赤乌衔丹书集于周社，……火气胜，……尚赤"（《吕氏春秋·应同》）。如此类推，这就是五德终始说中的五行相胜说。这种学说或许荒谬，但却影响深远。

至东汉末年，对古史系统的整理又衍生出新的代系，以五行相生说重排五德终始表。由《易传》中"帝出乎震"一语，认为帝王应从木德始，伏羲为木德，生火德（炎帝），火生土（黄帝），土生金（少皞），金生水（颛顼）。这两种说法看似简单，却导致了中医理论的一些大变化。

顾颉刚曾言："五行是中国人的思想律，是中国人对于宇宙系统的信仰；二千余年来，它有极强固的势力。"（顾颉刚《五德终始说下的政治和历史》）五脏与五行的配属就是其中问题之一。

战国末至西汉中期，五脏与五行的配属如下：脾属木，肺属火，心属土，肝属金，肾属水。例如：

东汉许慎《五经异义》曰："古《尚书》说：脾，木也；肺，火也；心，土也；肝，金也；肾，水也。"

西汉扬雄《太玄经·玄数》：木，藏脾；火，藏肺；土，藏心；金，藏肝；水，藏肾。

以上的五行五脏的配属是一种重视解剖实体部位的配属，人体面南俯伏于大地，则上为南、为肺、为火；右为西、为肝、为金；左为东、为脾、为木；下为北、为肾、为水；中央应心宫，为土。

《内经》的五脏归属是肺金、心火、肝木、脾土、肾水。除肾水相同外，其余五脏皆不同。这是重视功能象数方位的一种配属。

在两种五德终始说中，唯一不变的是黄帝为土德，而心为体之君，九窍为官（《管子·心术上》）；"心者，形之君也，而神明之主也"（《荀子·解蔽》）；"身以心为本，国以君为主"（《春秋繁露·通国身》）也是不能改变的，汉以后，朝野力主改秦水德为土德，取土胜水之义，于是"心"这个至圣至明五脏之主，也应属土，所以心配土德。但自从刘向在《汉书·郊祀志》中据易理大倡"汉得火焉"，主张汉"为火德"之后，东汉光武帝便颁令改制，更汉为"火德，色尚赤"（《后汉书·光武帝纪》）。于是，这一政治行为使学术思想从重土转为重火，并且出现新的五行五脏配属法：肝木、心火、脾土、肺金、肾水。其模式与后天八卦（图 1-6）相和，上心火、下肾水、左肝、右

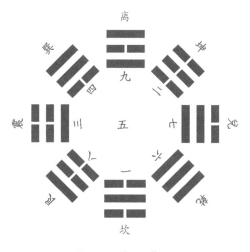

图 1-6　后天八卦图

肺、中央脾土。

而这时结集而成的《黄帝内经》正是顺应当时的政治思想文化，没有采取原来的解剖型配属。古人并非不知"肺为华盖"在上，肝在右的解剖位置，而其"左肝右肺"之说坚持其功能性配属，重点强调五脏之气的运动属性，而非实体脏器。即肝虽在右，但主血为阴，其气向左（阴气左行，当升）；肺虽在上，但主气为阳，其气向右（阳气右行，当降）。又，左肝属东方，为震卦象，阴中有真阳，故肝木主动；右肺属西方，为兑卦象，阳中有真阴，故肺金主静（古代战场鸣金则止，也是取其静义）。又，左青龙，右白虎，故肝肺二经得病，不易调伏。对养生家而言，肝木之气如龙，易变动飞扬；肺金之气如虎，不易均衡节制。故降龙伏虎，入静最难（图1-7）。

由此，最终完成了中国传统医学区别于西方医学的最为重大的变革。

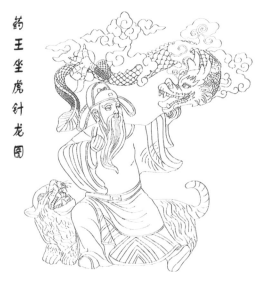

图1-7　《药王（孙思邈）坐虎针龙图》，这是降龙伏虎的形象表达

3. 大一统文化

大一统文化指以《吕氏春秋》的出现为开端，经《淮南子》的结集及董仲舒的"别黑白而定一尊"（《史记·秦始皇本纪》）而形成的文化一统局势，后虽经魏晋南北朝的演变，形成儒、释、道三家鼎峙、互为盛衰的局面，但大一统的文化格局与势力始终未曾改变。《黄帝内经》正是大一统文化的产物，并且是大一统文化精神的集中体现。

如果说公元前600至前300年是我国文化分野的高峰，那么，从其末期开始，则出现了学术思想由分化而趋混合的局势。从战国中期到西汉前期，跨越学派进行综合整理，推动文化在更大范围内融合的总结工作，共有三次。

第一次是指在齐国稷下学宫形成《管子》一书。其中包含老子、庄子的哲学思想，有儒家的伦理学，有法家的政治学说，有阴阳家的自然观。它本身就是文化融合的产物。由于该书重视老庄思想，被《汉书·艺文志》列入道家之流。

第二次是在统一前夕的秦国，吕不韦招揽各国学者，集体编写出《吕氏春秋》。

第三次就是在西汉前期的淮南王国，刘安召集各地学者数千人，形成当时最大的学术中心，于是有《淮南子》（又名《淮南鸿烈》）出现。"学者不论淮南，则不知大道之深也。"（高诱《淮南鸿烈解》）

（1）稷下学宫与《黄帝内经》之谜

《黄帝内经》，是一本关于天地宇宙、生命本质、生命现象的伟大著作；一本没有著者姓名，没有产生时间记录，也无从窥其原貌的奇书；一本慈惠无穷、垂训千载的长卷。她是中华传统医药的圣经，是几千年医药养生修炼的源头活水。是谁在什么时间、出于什么动机创作了她，这是一个永恒之谜，可以让人产生无穷的奇妙联想。

她与《伤寒论》极为不同，一个雍容大度，娓娓道来；一个紧张杀厉，阴霾痛苦。一个有着帝王贵族的优游风范；一个有着民间大医的忧心忡忡。一个是众圣关于经络气血的奇思妙想；一个是独自一人运筹帷幄关于众药的排兵布阵。一个是扶阳固本的典范；一个是寒湿泄泻的摹本。一个是向上平衡，培补真元，实践真人、至人的理想；一个是向下平衡，以攻为守，渴望实现保命全形的常人意愿。

显然，这是在两种不同的生活方式、生活背景中产生的医学实践和医学理念。这重要不重要呢？这太重要了。在中国历史极为动荡的时刻（东汉末年），以《黄帝内经》为代表的贵族医学终于成型，也终于完结了。随着从事医疗实践的人越来越远离自然，越来越淡化生命与自然的直接体验，已经很少有人知晓《黄帝内经》丰富而深刻的生命体验的真正价值，她已经被高悬在圣坛之上，被不断地神秘化、程式化，她对经络气血的直接体验，她的生动与深刻被大大地衰减、削弱了。而以精粹、宏大的《伤寒论》为代表的平民医学却随着动荡不安的生活、奴役般的心灵和医学实践的浮躁，随着对自然、生命体验的浮躁不断地膨胀开来，形成了中华医药的洋洋大观……

于是，关于《黄帝内经》作者与产生时代的考证与推断则显得尤为重要。

有人说，产生《黄帝内经》的时期应是黄帝时期。不错，那是一个由无序变有序的时代，是创造并有可能辉煌的时代，是产生巨人的时代，创造的欢乐压倒了一切……仓颉造字"天雨粟，鬼夜哭"，相比中国文字惊天动地的产生，写部《内经》似乎也算不上什么。但要明确的是，传说中的黄帝最初只是一个部族，而远古任何部族都有从母系到父系的转换与过渡，"帝"字既可以是男性生殖的表征，也可以是女性生殖的表征（蒂，花蕊，女性生殖的象征）。那么，《黄帝内经》所表现的长生观念及诸多的有关生命的体悟与直觉也可能是一种女性的直觉，尽管最后把它们落实在文字上的可能是众多的男性。但这仅仅是一种推测，因为在本书关于道教的一节当中还会论述到长生观念的来源，那可能是源于西北昆仑文明的一种孑遗，那里有女娲，有西王母，有女丑（《山

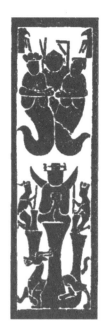

图1-8　汉代画像石：伏羲女娲西王母羽人捣药（山东沂南出土）

海经》中的女巫），她们的形象都是怪异、奇特的，如女娲如肠，西王母豹尾、虎齿，女丑如蟹，嫦娥似蝉似蛾，但这个庞大的女巫集团始终被淹没在由男人来书写的历史的背后。即便是这样，在《左传》《史记》等文献中，我们依然能看到西王母对秦穆公、赵简子等大人物的引导与爱护，这种关爱是否如同素女、玄女们对黄帝的关爱，我们不得而知，但这些女巫是永生秘密的掌握者，这一点绝不容忽视。（图1-8）

还有人说，《黄帝内经》是春秋战国时的作品。因为那是中国思想史最辉煌的时期，有老子、孔子、孟子、荀子、墨子……再看看那时的医生何等了得：有医和、医缓，有文挚，有扁鹊，他们都是望而知之的高手。在诸多的医家中，也许有那么一小拨秘密的小团体，他们也许无缘如医和、医缓、文挚、扁鹊等由于接近帝王而载入史册，但他们有精深而细密的理论和高深的体悟，以及闲暇漫长的人生来创作，并托名黄帝写了这部旷世经典。那么他们会选择何时何地来实现他们的高谈阔论呢？

让我们接着设想，春秋战国期间，山东的人文环境最佳，那里是周公（周天子封于鲁国的第一任国君）、姜子牙（周天子封于齐国的第一任国君）的后裔居住的地方，他们来自西岐（女娲、西王母的故乡），东迁后在东部胜境建立了新的仙岛。春秋战国的动荡使得周代没落的巫医、太史、太祝、太卜们流落民间，他们都具有丰富的医疗经验、天文知识及书写能力，对他们而言，王室的衰落并不代表文化的灭绝，他们可以在民间街坊更广泛地传承宝贵的针道医理，而稷下学宫有可能是他们最佳的言论自由之地。在《素问·异法方宜论》中说砭石从东方来，而砭石正是针道的前身。而托名黄帝的原因可能有二：一是他们有尊古的高尚情操和为善不欲人知的全德，也只有如此"德全"，才能安保医道传承的不绝如缕。另一个难言之隐也许是由于医、巫名势的日益衰落，他们不得不隐姓埋名，顺从时代的变迁，托名于远古盛世，以求长存。从"扁鹊内外经"及"白氏内外经"这种以具体的名氏来命名的书籍的湮没与消失，让我们不得不感叹他们如此高明的选择。

黄帝这个名称在战国时期再度浮出历史的台面，应该不是空穴来风。黄帝在儒家不占高位，却在阴阳家、道家、神仙家、医家、史家成为至高的偶像，完全是时代的因缘际会。当时列强的共同目的就是一统天下，称王称霸，而黄帝正是历史上一统天下的典范，尽管这个愿望先由秦始皇达成，并由汉武帝最终实现，但先期的各种准备不可或缺，历史从来都不是一蹴而就的，而是有着漫长的准备与探索……

最初的实践就在稷下学宫所依托的齐国开始。黄老之学，始于战国末年，成于秦汉之际，大盛于文景之时。它是由阴阳家邹衍为代表的五德终始与道家的清静无为、天道观念、自然主义糅合而成，与儒墨言必称尧舜一样，它抬出远古的黄帝与老子并称，称为黄老之学。

黄老之学最初是由稷下学宫的稷下先生们从老子学说发展来的。其中心人物有宋钘、尹文、田骈、慎到、邹衍等，他们把老子学说、道家、法家与儒家的礼、文相结合，形成一种包容诸家的新思想，并用它来整顿社稷，巩固势力，使得齐国一度成为秦国的强敌。

其中，位于南楚之地的老子的学说如何传到齐国并成为稷下学宫的主流思想，是个有趣的话题。据《史记》载，田氏欲代姜氏有齐国，非一世之功。书中所谓田氏的祖先陈完正是齐桓公时因为避难从陈国逃到齐国的。随着田氏家族在齐国声势的日益扩大，不但受齐王的重用，同时又懂得笼络民心：以小斗征粮，大斗放粮。田常杀死齐简公后，为避免诸侯讨伐，在外交上主动归还了鲁、卫的失地，与各国修好，结果皇天不负苦心人，再加上齐国人民的信赖，终于使周天子于齐康公十九年（前386）封田和为诸侯，仍沿用齐国名号，世称田齐，以示别于之前的姜氏齐国，史称"田氏代齐"。

无论如何，田氏代齐的手法带有老子的阴柔，而齐威王（田氏，名因齐）建造的稷下学宫则是其政治理念得以宣扬的阵地，老子的"无为"加之黄帝的"有为"是否田氏家族想透过老子崇尚的阴柔以达到黄帝以德服天下的一统结果？还是想借老子学说压倒儒、墨、农诸家，并把齐威王塑造成黄帝的后裔，以"黄帝战胜炎帝"来为"田氏代齐"披上合理的外衣？总之，那是一个动荡的、充满智慧与伪诈的时代，但中国思想史重要的一种思潮就此拉开帷幕，从稷下学宫一直到东汉末年，黄老学说传承不断。《史记·乐毅列传》曾记述了这一派的传承："乐臣公学黄帝、老子，其本师号曰河上丈人，不知其所出。河上丈人教安期生，安期生教毛翕公，毛翕公教乐瑕公，乐瑕公教乐臣公，乐臣公教盖公。盖公教于齐高密、胶西……"而这一时期正是《黄帝内经》从出现到成型的时期。

比较齐国的神仙思想和《素问·上古天真论》的真人、至人，比较邹衍的阴阳学说与《素问·阴阳应象大论》，比较宋钘、尹文的天道观和《素问》的气道理论，比较《孙子兵法》中的形势、道、法与《黄帝内经》的针道刺法等，不能不让人疑惑它们在语汇与立意上怎能如此相通和不谋而合。而《史记》唯一记述医家的一篇——《扁鹊仓公列传》中的主角的活动区域也与齐国相关，如扁鹊望齐侯之色。仓公（淳于意）为齐太仓长，临淄人，其老师公乘阳庆与之同郡，传仓公黄帝、扁鹊之脉书上下经、五色诊、奇咳术、揆度、阴阳外变、药论、石神及接阴阳禁书。这说明齐境内的医疗事业的活跃与学术水平的高超。这些不能不让我们产生某种联想，《黄帝内经》的雏形有可能是稷下学宫的产物，随着《吕氏春秋》及《淮南子》对阴阳五行、宇宙时空诸多观念的梳理与终结性把握和汉代策问文体的成熟，为《黄帝内经》找到了一种最佳的体例和表述方式，于是，一部全方位体现中华智慧和厚德济生原则的伟大、旷世之作就此成型。

（2）《吕氏春秋》对中医理论形成的影响

《吕氏春秋》也是一部奇书。在思想内容上，它公开申明要采集诸家之长，超越门户之见。在写作形式上，它是中国思想史上第一部有统一体例、按预定步骤集体完成的理论著作，分纪、览、论三部，结构整齐划一，它创造的这种著述方式为后人集体编写或个人著述提供了一条新的途径。

《吕氏春秋》对中医理论形成的影响主要表现在十二纪和《应同》《召类》两篇，同时，这些篇目也是汉代董仲舒等人阴阳五行学说的重要来源。

1）四时与养生——十二纪的宗旨指"所以纪治乱存亡也，所以知寿夭吉凶也"。其具体指春、夏、秋、冬各有孟、仲、季三纪，一年共十二纪。《吕氏春秋》以四季配五行，将当月的季节、气数、天象、物候、农事、政令与相应的五行、五方、五音、五色、五祀及天干等相配构成一个庞大的框架，这在中国思想史上是第一次，其系统性也大大超过《管子》和邹衍的五行学说。

作者按四季的不同特点，将论文分属于四季十二个月之下。

春天主生发，故春三纪主讲养生。如《孟春纪》中有《本生》《重己》；《仲春纪》有《贵生》《情欲》；《季春纪》有《尽数》《先己》，还有《论人》和《圜道》则由人道推及天道，由养身论及治国。如，孟春之月："其日甲乙，其帝太皞，其神句芒，其虫鳞，其音角，律中太蔟，其数八，其味酸，其臭膻，其祀户，祭先脾。"

夏天主生长壮大，燕歌虫鸣。故夏三纪主讲树人和音乐。有《劝学》《尊师》《古乐》《音初》《音律》等篇。

秋季肃杀，故秋三纪论用兵之道。

冬季主藏，故冬三纪论死葬之义和节操之论。

其中，作者将五行中的"土"排在季夏之末，其位中央，其色黄，其音宫，其帝黄帝，其神后土，其祀中溜，其数五。土虽不占有一个整月，却处在五行的中心地位。如此严整庞大的世界图式，对后世影响深远。

2）《吕氏春秋》的生死观和养生之道——《吕氏春秋》的生死观是健康的、科学的，它认为"始生之者，天地；养成之者，人也"（《孟春纪·本生》），人源于自然，长于社会。"凡生于天地之间，其必有死，所不免也。"（《孟冬纪·节丧》）这些观点都与《黄帝内经》相同。人虽不能长生，但可以通过养生方法终其天年，其具体方法如下：

第一，节劳适欲。《孟春纪·本生》中说："肥肉厚酒，务以自强，命之曰'烂肠之食'。靡曼皓齿，郑卫之音，务以自乐，命之曰'伐性之斧'。"因此，人要"啬其大宝"（《季春纪·先己》），"知早啬，则精不竭"。（《仲春纪·情欲》）

第二，去甚。《季春纪·尽数》中说"凡食之道，无饥无饱"，不食"大甘、大酸、大苦、大辛、大咸"；情感不"大喜、大怒、大忧、大恐、大哀"；指出"天生阴阳寒暑燥湿，四时之化，万物之变，莫不为利，莫不为害。圣人察阴阳之宜，辨万物之利以便生"。

第三，主动。指出疾病之生，皆由精气瘀滞而起。《季春纪·尽数》说："流水不腐，户枢不蝼，动也。形气亦然，形不动则精不流，精不流则气郁。郁处头则为肿为风……"故《恃君览·达郁》中说："血脉欲其通也，筋骨欲其固也，心志欲其和也，精气欲其行也。若此，则病无所居，而恶无由生矣。"这种主动的健身观与后世主静养性的健身观有很大的不同。

（3）《淮南子》对中医理论形成的影响

《淮南子》一书，是汉代学者对汉以前的古代文化的一次最大规模的汇集和综合，它是在汉代历史背景下，先秦百家之学的一个缩影，主要反映了道、儒、法、兵、阴阳和辩察之学。

书中的阴阳五行思想，扩大了五德终始所涉及政治的小范围，构造了一个完整的解释宇宙的总构架，这一构架竟为两千年间封建学者一致遵守；同时它包含了汉代天文学、地理学、医学、气象学所获得的新见解。因此，《淮南子》尽管大量采撷先秦的思想资料，它却是汉初学术思潮的产物，反映了汉初的时代精神。

建元二年（前139），淮南王刘安献《淮南子》一书给刚刚即位两年的汉武帝。建元六年，窦太后崩，武帝罢黜黄老刑名百家之言，独尊儒术。所以《淮南子》是儒术独尊以前最后一部能体现某种学术自由的巨著，是诸子百家之学的最后一次呐喊。

《淮南子》一书，其意义有四：

第一，它的概括性和系统性要高于先秦。"观天地之象，通古今之事"是该书的宗旨。

第二，它的宇宙演化论和形神观，以其内容的丰富细致，超出了前人，影响了两千年的中国哲学史。它的天道自然无为论和阴阳气化理论，以及形神相依等思想，为中医学的气一元论打下了基础。

第三，它对事物特别是历史现象的认识，表现了辩证的思考能力。它还十分注意事物的复杂性、二重性以及转化。

第四，它在天文、地理、音律学、生理学等学科上的新见解、新知识，推动了哲学和自然科学的发展。

1）《淮南子》的生命观。首先是形神观，它指出：

　　　　夫精神者所受于天也，而形体者所禀于地也。……故曰：一月而膏，二月而肤，三月而胎，四月而肌，五月而筋，六月而骨，七月而成，八月而动，九月而躁，十月而生。形体以成，五藏乃形。

　　　　　　　　　　　　　　　　　　——《淮南子·精神训》

又说：

　　形、神、气、志，各居其宜，以随天地之所为。夫形者，生之舍也；气者，生之充也；神者，生之制也。一失位则三者伤矣。

　　　　　　　　　　　　　　　　　　——《淮南子·原道训》

人之所以能视、能听、能动等，在于"气为之充而神为之使也"。形、气、神三大要素的提出，是人认识自身构造的里程碑。

其次，它强调水土对生命的重大影响。

　　暑气多夭，寒气多寿；谷气多痹，丘气多狂；衍气多仁，陵气多贪。轻土多利，重土多迟；清水音小，浊水音大；湍水人轻，迟水人重；中土多圣人……坚土人刚，弱土人肥，垆土人大，沙土人细；息土人美，耗土人丑。食水者善游能寒，食土者无心而慧……

　　　　　　　　　　　　　　　　　　——《淮南子·地形训》

2）《淮南子》中的神仙家言。《淮南子·原道训》中的"大丈夫"能"以天为盖，以地为舆，四时为马，阴阳为御"，"令雨师洒道，使风伯扫尘，电以为鞭策，雷以为车轮"。《淮南子·精神训》描绘的真人，"大泽焚而不能热，河汉涸而不能寒"，"出入无间，役使鬼神，沦于不测，入于无间，以不同形相嬗也"。《淮南子·地形训》说"食气者神明而寿，食谷者知慧而夭，不食者不死而神"，承认有长生不死的神仙。

淮南古属楚地，老庄之学影响较大。楚文化倾向于歌颂自然，探索宇宙奥秘，重辞赋文采，故《淮南子》中保存着若干相当有价值的神话传说，被视为与《山海经》《楚辞》《庄子》同等重要的原始神话文字资料的宝库。

在《淮南子·天文训》里，有共工触不周山的故事。这是医家很喜欢的一个神话，它关系到天地之气的运化是否有迹可循。医家强调天地门户说，所以重共工撞不周山之神话，天倾西北，地缺东南，形成天地之门户。

《淮南子·览冥训》还有女娲炼石补天的故事和嫦娥奔月的故事。《淮南子·本经训》有尧令羿射十日和禹治水的故事。《淮南子·修务训》有神农教种五谷和尝百草的故事。《淮南子·要略》有伏羲演八卦为六十四卦的传说。许多篇里都有神农、伏羲、黄帝这些半人半神的英雄的故事和尧、舜、禹、汤的种种传说。

另外，《淮南子》的宇宙生成论，参见本书《黄帝内经》天道观部分。

（4）《史记》与《汉书》的总结

如果说《吕氏春秋》和《淮南子》等是大一统文化的前期铺垫，那么《史记》和《汉书》则是大一统文化的具体体现。

1）《史记》：文化精神的整合。司马迁，字子长，夏阳（今陕西韩城市）人。西汉杰出的史学家、文学家、思想家。幼年在家乡耕牧、读书；十岁随父到长安，就师于经学大师董仲舒、孔安国；二十岁南下游历，足迹遍及大江南北，考察风情；二十五岁仕为郎中，为武帝侍卫和扈从，多次随驾西巡，并出使巴蜀，采访遗闻佚事，积累了丰富的史料。汉武帝元封三年（前108）继承其父司马谈之职，官太史令，职掌天时星历，管理皇家图籍。此后，开始撰写史籍。天汉二年（前99）因对李陵兵败投降匈奴事有所辩解，触怒汉武帝，下狱受腐刑。后获赦出狱，为中书令，发愤著书，以鸣其不平于天下后世。经数年努力，终于完成皇皇巨著。人称其书为《太史公书》，后称《史记》，是我国最早的通史。

《史记》从黄帝一直写到汉武帝，如此的大手笔，如此的气势磅礴，非司马迁莫能为。这是中国历史的第一次大整合、大评判，同时也是一场最为悲壮的写作。它是中国历史"不虚美""不隐恶"的史家精神与汉武帝的强权意志剧烈碰撞的产物，它体现了人类正义的不屈不挠。强权可以毁掉司马迁的肉体，但司马迁的精神却顽强而坚定地活在这部伟大的著作中。

在其《史记·太史公自序》中提到，其父司马谈的《论六家要旨》是对先秦文化流派的第一次整合、评述：

> 《易·大传》："天下一致而百虑，同归而殊涂（途）。"夫阴阳、儒、墨、名、法、道德，此务为治者也，直所从言之异路，有省不省耳。
>
> 尝窃观阴阳之术，大祥而众忌讳，使人拘而多所畏；然其序四时之大顺，不可失也。
>
> 儒者博而寡要，劳而少功，是以其事难尽从；然其序君臣父子之礼，列夫妇长幼之别，不可易也。
>
> 墨者俭而难遵，是以其事不可遍循；然其强本节用，不可废也。
>
> 法家严而少恩，然其正君臣上下之分，不可改矣。
>
> 名家使人俭而善失真，然其正名实，不可不察也。
>
> 道家使人精神专一，动合无形，赡足万物。其为术也，因阴阳之大顺，采儒墨之善，撮名法之要，与时迁移，应物变化，立俗施事，无所不宜，指约而易操，事少而功多。

由此得知，司马谈所信奉者为道家，但又以史家的态度对其余各家给予公正的评价。

司马迁创作《史记》以"究天人之际，通古今之变"为主旨。他列孔子为世家，称老子为"隐君子"，对孔子尊崇胜于老子，但他既非儒，又非道。受其所处时代的影响，他是大一统文化的支持者和体现者，是伟大的思想家和史家。

司马迁对文化整合贡献有二：

一是真实地记录了汉武帝"罢黜百家，独尊儒术"确立大一统政治思想文化时期的风云变幻。在这场血腥的斗争中，司马迁也付出了极沉重的代价——汉武帝一方面痛恨司马迁的敏锐与独特的历史视角，对司马迁施以宫刑，给他以精神上、人格上的重创；一方面又敬佩司马迁的才华，认为只有他才能够完成对这场历史变革的深度阐释。这毕竟是个有所作为的年代，无论是对汉武帝，还是对司马迁，都有着当仁不让的使命感和责任感。正如司马迁所说："自周公卒五百岁而有孔子，孔子卒后至于今五百岁……小子何敢让焉！"（《史记·太史公自序》）

但无论如何，宫刑事件改变了司马迁，他不再是宫廷文化的附庸，而是以更广阔的视角来记述历史，他讴歌反叛者，写受害者，写暴君与酷吏，写刺客……历史就这样在他如椽的大笔下展开。同时也成就了《史记》在中国史书上的独特地位，它不再仅仅是史家之著作，而是一个伟大的思想家的历史画卷。

二是确立了黄帝在政治、文化思想上的正统地位，而且把不同文化因素从血缘根基上统一起来。从这一点来看，司马迁的历史观与汉武帝有着共通性，他们都有着一统的渴望，这是汉代思想的共性，是他们无法回避的历史真实。大一统思想终结了春秋战国时的思想纷争，中国历史从此再无回头。

2）《汉书·艺文志》：文化典籍的整理。西汉末年刘向、刘歆父子的《别录》和《七略》是我国最早的图书目录学专著。所载为西汉成帝、哀帝时整理文献的成果，并叙述了各家各派的学术源流及内容与得失。

刘向父子开始的文化典籍的整理工作意义有二：一是把中国古代学术系统化。如刘向把诸子分为十家，且分别探明其源流。二是将中国古籍普及民间。在此之前，只有孔子布书于天下，刘向父子的工作使书籍易于传卖。

《七略》是把《别录》各叙录的内容加以简化，《汉书·艺文志》则是班固删定《七略》而成，是我国现存最早的图书分类目录，是后代正史"艺文志"之始祖；共分六艺、诸子、诗赋、兵书、数术、方技六大类，收书38种，596家，13 269卷。其中的《方技略》为我国现存最早的医药学目录文献。

众所周知，汉以前，中国书籍曾遭遇两次浩劫，一是秦始皇的焚书坑儒，二是项羽的火烧阿房宫。但据《史记》载，始皇烧诗书百家语，"所不去者，医药卜筮种树之书"。奇怪的是，汉以后，诗书百家，燔而复出，医药诸书，未燔而散佚。例如，《汉书·艺文志》所载医书除《黄帝内经》，已全部佚失。这真是一个值得深思的问题。

原因可能有二：

一是大一统意志的体现。即留正统，去异端。如医经原本有三家（黄帝内外经、扁鹊内外经及白氏内外经），但只留黄帝之书。

二是去简就繁，重道轻术的文化趋向的体现。如《黄帝外经》可能简单、实用，以术为主，而《黄帝内经》则博大精深，以中国人好做学问的品性，自然趋之若鹜，就像《易经》一样，千百年来，研究者层出不穷，故《黄帝内经》存而《黄帝外经》佚。再将《素问》与《灵枢》相较，《灵枢》命运多舛，一丢再丢。详察之，《素问》主要是黄帝与岐伯、鬼臾区等师的问答，多涉及宇宙、人生、生命等大问题；而《灵枢》则主要是雷公向黄帝问道，且问题多不上道，在《素问》之末《著至教论》等篇，就流露出黄帝对雷公的不耐烦，所以医家更看重《素问》而非《灵枢》。

（5）董仲舒"天人宇宙图式"的意义

"大一统"一词即来自董仲舒的对策，他说：

> 春秋大一统者，天地之常经，古今之通谊也。……臣愚以为：
> 诸不在六艺之科、孔子之术者，皆绝其道，勿使并进。邪辟之说灭
> 息，然后统纪可一，而法度可明，民知所从矣。
>
> ——《汉书·董仲舒传》

自此以后，代表儒家之学的"六经"便成为中国古代学子必读之经典，从董仲舒以下，至清末康有为，凡著书立说，无不本诸"六经"。但董仲舒所谓儒家，已不是本来面目之儒家，而是儒家与阴阳家的糅合，他根本的学说即是那个无所不包的五行宇宙图式。

1）董仲舒的天人宇宙图式：他的天人宇宙图式是把天时、物候、人体、政制、赏罚统统分门别类地列入一个异事而同形、异质而同构的五行图表中，组成一个相生相克的宇宙—人事的结构系统，并以之作为一统帝国行政的依据。

董仲舒的目的主要是用这套宇宙论系统确定君主的专制权力和社会的统治秩序，并建立一套政治—教育的文官制度作为专制皇权的行政支柱。这个士—官僚的文官政教体系是中国历史上最为重要的历史革新，它与原始儒学建立在宗族血缘基础上的政教体制不同的是：它把政治伦理统治建立在宇宙自然秩序的比附上，并扩大了社会的人情关系结构（除宗族、地域外，"门生""故旧"也盛极一时），将春秋战国时"横议""乱法"之游士重新纳入社会组织，从政治制度上落实了儒家"学而优则仕"的理想，而其根本目的是维护一统帝国的稳定。而医家，由于始终未能正式纳入这一体制，而保持了相对自由的学术空间。"良相"与"良医"不仅仅是一种职位上的差异，更主要的是一个在体制内，一个在体制外，且二者都代表成功：一个救世，一个救人、救心。

实践证明，由董仲舒协助汉武帝确立的这套政治体系是非常行之有效的。众所周知，统一的信仰和国家学说是意识形态结构中的组织力量，而官僚机构是政治结构中的组织力量。由于中国封建社会是通过儒生来组成官僚机构，便使得政治和文化这两种组织力量结合起来，实现了一体化结构。它的自我调节机制（如用周期性震荡消灭社会不稳定因素以恢复旧结构）保证了两千年来中国封建社会这个系统的巨大稳定性。

医家虽相对地游离于体制之外，但其基本理论的架构与中国社会一样也具有这种超稳定性，因为二者都是通过内在调节力量（如五行生克原理）来实现这种稳定性的。它们都不是从不变性来讨论稳定，而是从揭示系统内部各部分之间相互调节、相互适应的动态角度来考察系统的稳定性。当系统出现不稳定时，它的重点是去研究内部将发生什么变化，如何用内在调节力量将不稳定因素克服，并回到稳定状态。而这种动态机制正是保证任何生命系统不受脆性干扰，从而自动保持平衡。

2）董仲舒对阴阳家的改造，主要表现在三个方面：

第一，突出人的主动精神，改变了阴阳家"使人拘而多畏"的被动状况。指出只有人，而不是任何其他事物，"超然万物之上，而最为天下贵也。人，下长万物，上参天地"（《春秋繁露·天地阴阳》）。即，人在这个宇宙系统中有着极大的作用和意义，"天"只给予事物以可能性，要变为现实性，必待人的努力。

第二，重视宇宙系统的灵活性。即他的宇宙图式具有反馈功能，是具备自我调节功能的有机系统，追求整体结构的动态平衡。

第三，将自然人情化。这是与阴阳家最为不同的地方。他将孔子仁学中的情感心理原则输入这个宇宙系统，指出"天亦有喜怒之气，哀乐之心，与人相副"（《春秋繁露·阴阳义》）。即，视天人为一体，二者既有物质、自然上的相连，又有精神情感上的相通，这是秉承"天地之大德曰生""天行健"的儒家精神，保持并发展了儒学和中国哲学的基本特色。

附：简明大一统文化史

秦汉大一统

1. 焚书坑儒与独尊儒术　都力主禁绝异端，维护帝王一统意志。

2. 今古经文之争　先秦六经至汉为七经、九经、十三经。

今文经：主张合时，学风活泼，失于空疏荒诞，谶纬神学。

古文经：主张尊古，朴实但失之烦琐。其训诂考据之风，对中国文化影响至远至深。

3. 文化交流　边患、长城、丝绸之路，佛教西来（东汉明帝永平十年），建白马寺。

4. 科技高峰

天文：《史记·天官书》。盖天说，浑天说，宣夜说。张衡浑天仪。星占。

算学：《周髀算经》（西汉）。《九章算术》（东汉）。

地学：《汉书·地理志》。张衡"候风地动仪"。尚风占，对"气"学说的形成有影响。

技术：指南针。蔡伦造纸。

医学：《黄帝内经》结集成书。《难经》。张仲景《伤寒论》。神医华佗。

医官制度：夏、商时代，是"史""巫"兼管占卜、星历、医药。周代，医巫分家，《周礼·天官冢宰》有四医：食医、疾医、疡医、兽医。汉代，太医令丞有二：太常负责百官医疗，少府负责宫廷。南北朝，出现最早的官办医校，有太医博士和太医助教。

5. 文史　第一部文化典籍的目录学著作《汉书·艺文志》。《史记》《汉书》。汉赋，汉代文学：贾谊、晁错。修建长城、长安城。

6. 道教产生

唐代大一统

1. 三教共弘　表现了开放、宽容的文化心态。

道：唐太宗封老子为太上玄元皇帝。建道观 1 687 所，道教名山有天台山、茅山、华山、青城山、王屋山。

佛：天台宗、华严宗、禅宗。

儒：孔颖达《五经正义》。

2. 科举制度

先秦：世卿世禄制。

秦：军功爵制，客卿制，征士，荐举。

汉：察举制。

魏晋：九品中正制，是门第高低的标志。

唐：科举制、国家考试。摆脱了贵族化倾向，科举考试始于隋。唯才是举，扩大了政权的统治基础。既是选官制度，又是教育制度，一直延至明清。

3. 文化

律诗：李白、杜甫、白居易。

书画：颜真卿、柳公权、吴道子。

古文运动与史学：

唐宋八大家之韩愈、柳宗元。史书：《晋书》《陈书》《北齐书》《周书》。刘知几《史通》。

文化交流：佛经翻译，玄奘。中日交流，鉴真东渡。中朝交流。炼丹术西传。

建筑：长安城。大运河。

医学：《新修本草》。

医官制度："太医署"制度，下设四科（医科、针科、按摩科、咒禁科）一园（药园），其中，医科学习《本草》《甲乙经》《脉经》等，针科学习"经脉""孔穴"及九针补泻之法，按摩科学习"消息导引之法"和正骨复筋等技术，咒禁科学习"祝由"。

宋代大一统

1. 文化上的"重文"政策　文运南移，杭州、苏州取代开封、洛阳。

2. 教育（关键与成熟阶段）　学校和书院。书院有官立、私立两种，主旨在于修身养性，探讨学术，有助于学派的形成（比如医学流派）。四大书院：应天、白鹿洞、嵩阳、岳麓。

3. 儒学复兴，理学建构　以哲学思辨为最高范畴。

4. 宋词与市井风采（《清明上河图》）

5. 科技（巅峰时期）　指南针、印刷术、火药武器。航海。印刷佛经（《大藏经》）。天文学最灿烂的时期：天学观测，新星观测，苏州石刻天文图，漏壶、圭表、浑天仪等天文仪器。张载的宇宙论。

6. 医学　①《宋史·职官志》曰："太医局有丞，有教授，有九科医生，额三百人。"医分九科：大方脉（内科）、风科、小方脉（儿科）、眼科、疮肿、产科、口齿兼咽喉科、针灸科、金镞科。元代扩大为十三科，加杂医科、祝由科、禁科等。②《宋史·选举志》每年春季一次国家汉医学考试，分三场：一考三经大义（《素问》《难经》《针灸甲乙经》），五题。二考方脉及"五运六气"大义，二题。三考试诊和病案分析，三题。③设"校正医书局"，在校正、刊行医书方面做了大量卓有成效的工作。

明清大一统

1. 专制　政治专制，文化专制（文字狱）。

2. 八股　"八股之害等于焚书，而败坏人才，有甚于咸阳之郊。"（顾炎武语）八股以程朱理学注释为指归，程式化、教条化。心学大昌：王阳明，李贽（异端之尤）大倡"童心"。非君思潮：黄宗羲，顾炎武，王夫之。

3. 海禁　雍正、乾隆闭关政策，广州一口通商。

4. 西学东渐与中学西传　利玛窦到中国。

5. 学术集成　《永乐大典》《古今图书集成》。

6. 医学　明代分十三科，多按摩、祝由、伤寒等科。清代去掉祝由、咒禁科等，多痘疹科，道光年间停止针灸科，认为袒胸露腹有碍观瞻。

（二）中医学的文化特征

1. 中医学——人的学说

纵观世界历史，对世界本源及生命本源的探讨自古有之，这是先人们最大的疑惑，也是人类最本质之神话。不约而同地，古希腊以水、土、火、气等为原质；印度以地、水、火、风为原质；中国以金、木、水、火、土为原质，这是初始思维的具象性所致。

在此基础上，希腊文明走上了有关世界本体的哲学研究；印度主要创立了佛教；而中国则主要创立了医学。这个医学与其他各文明医学有着巨大的差异，它既是中国古代之科学，又是哲学。它的哲学意味使中医一开始就走了一条从生命探索人生、从哲学探索生命的道路。它既包含了原初哲学的理性，也包含了由生命本质而导致的超理性的甚至非理性的因素。它的理论根基——阴阳五行学说即来源于初始思维的取象、交感与模拟，表现了非凡的想象力，但由于其发展得太整齐划一而越来越远离人类理性，以至于最后成为人类想象力的某种局限，使中医理论一开始就因其成熟而趋于停滞，以至于最终停步于经验论的理论范畴。

然而停滞并不意味着失败。中医理论关于生命哲学的探讨、关于人是世界的中心也是医学的中心的结论就足以证明它的辉煌。它深入人心，已深深地影响了中国人的思维，并形成了一种独特的思维模式在每一个中国人的心里积淀下来。

关于人的生成、运动、变化及死亡，关于人的本质、人的未来等一系列问题，在中医理论中都进行了积极的探索并给予了某种确定的回答。人不再是原始文明中那个与自然并列并混沌不分的生物，也非西方的人是自然的对抗。在中医理论中，人既是自然的产物，又是大自然的延伸与精华。人与宇宙交感的基础就在于人是宇宙的精微，阴阳五行论正是把宇宙和人的关系作为大宇宙与小宇宙的关系来把握，小宇宙作为大宇宙的精确副本，使得人们对大宇宙的认识成为可能。实际上，人与自然服从着宇宙的同一法则——道。天道即是人道，人道依存于天道，天道服务于人道。

而天道与人道的这种整体和谐也正是迄今为止中医与西医最大的不同：西医将人看作解剖的器官组合，将疾病与患者的生命相分离；而中医则始终把患者当作一个与环境、宇宙相关的整体，将人的生命与健康当作其理论的中心与目的。而这种整体观念正是"人的医学"的一种体现，也是未来全世界医学的目标。

所谓"人的医学"的内涵是：

（1）医学的对象不是"病"而是"人"

因为病症永远不会仅仅是局部的，它会销蚀人的精神，改变人的心理，使人的疾病之下潜伏新的疾病，继而将人的生命整个地拖向深渊。而治病的最终目的是使人"阴平阳秘"，由失调状态恢复到和谐的状态，医生应永远关心病床上有生命的人，而不应将患者当作可分解的肉体的"物质"。因此，中医在诊断上的那种强调人与人血脉相通的感觉，强调皮肤紧贴皮肤，强调生命对生命的直接探索，在某种意义上要比机器对人的生命的探索要合理得多，也人道得多。

（2）人是宇宙的中心

中医理论的一个原则就是："以我知彼……以观过与不及之理。"（《素问·阴阳应象大论》）因此我们说：人类的全部尊严正在于他能够思想。他可以通过自己而认识自然，继而更深刻地反省自己，并把握自己在整个世界中的位置。而在这个问题上，中医理论始终把人放在宇宙的中心。

《礼记·礼运》曰："人者，天地之心也，五行之端也。"段注曰："按禽兽草木皆天地所生，而不得为天地之心，惟人为天地之心，故天地之生此为极贵。天地之心，谓之人，能与天地合德。"《淮南子·泰族训》曰："圣人者，怀天心，声然能动化天下者也。故精神感于内，形气动于天。"以上观点都明确指出人的自性是联结、沟通天人的枢纽。套用古人一句诗"天不生仲尼，万古如长夜"，则是"天若不生人，万古如长夜"。正是由于万物之灵——人的存在和人的感悟，才赋予天高地厚难以窥测的宇宙以新的意义。张载的"大其心，则能体天下之物"，与那句著名的"为天地立心"就是在给宇宙自然以灵性。

这种成熟的心性理论不仅将外在权威的宇宙法则转化为人的道德自觉，而且为"天人合一"的可能性找到了一种有效的途径，即东方特有的宁静观。"人生而静，天之性也。"（《史记·乐书》）于是，无论是养心、养气（孟子）、定心（荀子），还是"心斋""坐忘"等，都是为了体会宇宙的基本统一性，获得觉悟与自由，达到生命与自然和谐统一、至善至美的境地，并由此形成东方特有的养生理论。

中医理论认为人源于天地之气，"人生于地，悬命于天"。"天之在我者德也，地之在我者气也。"（《灵枢·本神》）《管子》说得更为明白："凡人之生也，天出其精，地出其形，合此以为人。和乃生，不和不生。"意即：人之生，是由天给予其精气，地养成其形体，天地之气相交合而成人。从形而下讲，人的肉体是最复杂的"器"；从形而上讲，人又是与天地并列的万物之灵。

《周易》认为：天为乾（☰），为纯阳；地为坤（☷），为纯阴。乾坤如父母，相交而有震（☳）、巽（☴）、坎（☵）、离（☲）、艮（☶）、兑（☱）这三男、三女，从象上看，三男三女分别都是阴中有阳，阳中有阴。人既然也是禀天地之气生，那么人的生命就既有大地之阴柔与凝重，又有天空之刚扬与空灵。而中医理论所真正关心的焦点正在于人体之"阴平阳秘"，正在于这阴中有阳、阳中有阴。而纯阴（☷）、纯阳（☰），正像地与天是一种最高范畴那样，只代表了无法企及的某种极致和理想状态，是中医理论所不关心，也不强调的。因此，中医理论的中心是人，是如何使人成为"阴阳匀平""九候若一"（《素问·调经论》）这种理想的健康状态的"平人"。

（3）人的生命是有限的

明代著名中医温补派一代宗师张介宾曾说："伟哉人生，禀二五之精，为万物之灵，得天地之中和，参乾坤之化育……"人是多么了不起的一种存在！孔子也说："天地之性，人为贵。"然而如此贵重之生命却难逃二字——生与死。如果说"重复"现象在我们的人生经验中是最基本的东西，没有它就不可能获得知识，而"生与死"这人生最关键的两步却都是一次性的，成为我们无法再体验的盲点……

世上的一切宗教都源于人们对死亡的某种恐惧和幻想，如佛教的轮回与涅槃；基督教的永生之天国；但我国原生的道教与产生于世界其他地方的宗教迥然不同，道教对生与死的探讨在世界宗教中可谓独树一帜，它的成仙之路仿佛是从死亡的黑暗中杀出的一条血路——一颗诱人而又隐含着致命危险的丹药，或寂寞的漫长的苦修。禅宗是地道中国的，但它不信仰任何神明，它的觉悟是参透人间这生死人生，生就是死，死就是生，出生便入死地，这是典型的中国智慧。

这种智慧从庄子的时代就已经开始了。而传统医学作为研究具有形上与形下二重性的人的科学，就不能只沉溺在哲学的冥想中，它不能无视死亡这一客观事实，并要为这一客观事实找出其规律和物质基础。在它看来，人禀天地之气生，然而人是有缺陷的、有病的，人是注定要死的，人可以死于疾病，但不能死于对生命的无知。它从生物学的角度将死亡看成只是服从一般法则的自然现象，生命成了毫不神秘的一种可认知的存在。

中医学认为：人虽为万物之灵，但人无法超越自身。作为个体的生命的创造是有限的；这一限制就在于人体内部的那一特殊物质——"天癸"。"天癸"至，使人成为真正意义上的男人和女人，但人们也将随其尽绝而走到生命的尽头。它使人的生命成为脆弱的，必死的，而其生殖作用又使生命在另一个意义上保持了永恒与连绵不绝。其实，在关于生命进程的许多概念上，中国文化都显露了一种惊人的准确，如"始"字，讲的是"女之初也"（《说文》），是女子作为女性生命的真正开始。"胎"字则为"孕三月也"，是胚胎成形，小小生命的真正开始。那么"天癸"的真正含义又是什么呢？其实"天癸"实指生命本能，而后天肾气强盛与否又决定了"天癸"能否被调动出来。所以，后来的命门说等无不源于"天癸"，养生藏精以保长生亦源于此。而"死亡"二字，也恰恰完整体现了中医学中的死亡含义：死，就是精散、精绝，是"天癸"形体之灭绝；亡，就是神的走失。

（4）人的潜能是无限的

然而，中医学并没有就此将人生之大门关闭。它不仅探讨了人的起源、人的生死、人的疾病……，它还探讨了人类生命的升华——即它的养生学。养生，意味着把生命当作艺术来追求，是试图对生命的超越。它的理想是四种人：真人、至人、圣人、贤人。"真人者，提挈天地，把握阴阳，呼吸精气，独立守神，肌肉若一，故能寿敝天地，无有终时。""至人者，淳德全道，和于阴阳，调于四时，去世离俗……""圣人者，处天地之和，从八风之理，适嗜欲于世俗之间，无恚嗔之心……""贤人者，法则天地，象似日月，辨列星辰，逆从阴阳……"（《素问·上古天真论》）实际上，中国人所追求的并不是一种宗教意义上的永生，他追求的只是普通意义上的长生、健康、长寿，追求愉快，以及肉体与精神的和谐，他追求的是此岸的幸福。

"人是小天地。"中医学把人类的命运纳于宇宙之中，而每个人又都在自己的生命轨迹上奔跑着。但在中医学看来，人并不孤独。人类与宇宙与万物血脉相通、息息相关。作为个体的生命也许是无奈的，但作为人类，他的命运将同他赖以生息的大宇宙同样辉煌。也许，这才是中医学的精髓，是整个人类的宝藏和精华。

2. 中医学——道的医学

西方人总在问，"道"的确切意思是什么？这种提问本身即是非常典型的西方式思维方式。每当西方人探询中国之道和何谓中医之道时，我们总是感到难以回答，因为它关系到一种体验，一种切身的感受，一种信息，一种身体力行的实践。

道可以是街道房屋过往行人，可以是一座山，是吹拂的风，可以是任何东西，道的这种特性叫作"共时性"。即，当东方人观察由很多事实组成的集合体时，他们是将其作为一个整体来接受的；而西方人的思维却是将其分解为很多实体与微小的部分。

由此，不同语境中的思想交流能否真实地发生，确实是一个问题。

当视中医学为"道的医学"时，我们便在方法论上与所谓的科学和现代西医学发生了分歧，"形而上者谓之道，形而下者谓之器"（《周易·系辞》），两者在研究对象、方法及理论、概念范畴上都有极大的不同。"道"所强调的是运动过程与状态变化，认识"道"需要理性与直觉，需要一种系统的方法，且语言描述上多用类比概念，描述的是事物本质"像"什么；"器"为盛受之物，强调的是物质的结构性与功能，认识"器"需要借助物理、化学等科技手段，需要一种还原的方法，且语言描述上多用具体概念，明确指出事物的本质是什么。所以"道的医学"从来都没有明确地告诉我们"心"是什么，而是像"君主之官也，神明出焉"（《素问·灵兰秘典论》），或"心者，生之本，神之变也"（《素问·六节藏象论》）；也不曾告诉我们"肝"是什么，而是像"将军之官，谋虑出焉"（《素问·灵兰秘典论》），或"肝者，罢极之本，魂之居也"（《素问·六节藏象论》），强调的都是运动过程与状态变化。相比之下，西医对"心"的描述则精确得多。

那么"道的医学"具备哪些要素呢？

（1）望而知之谓之神

这是指"道的医学"的直觉性。所谓中医特色就是中国文化，而文化形态无高低之分。它重视具象的知觉和感悟，习医者应先培养自己感觉事物的敏锐性、观察力、诗性。

中医理论培养的是我们对肉体生命的感受性。对于肉体，我们需要重新审视它、感触它，参透它千百年来的进化。它不应仅仅是一种功能，而应是造化的精品，是充满意义和力量的、高贵的富于诗意的生命器官，这一点上，中国古代医学的"藏器"说就远比西方的"器官"说更符合造化的意志和人性。

无论是你走路的样子，还是你说话的声音，你身体的每一个举动都会暴露出你五脏之气的运动或瘀阻，没有什么能逃过"扁鹊""华佗"们的眼睛，"望而知之谓之神"（《难经·六十一难》），这就是中医之道。它需要你启动你全部的灵能，需要你用你的心去看、去悟。当扁鹊第一次看到齐桓公时，他就开始感到痛苦了，疾病仿佛并不在齐桓公的腠理，而是在他的腠理。就这样，一次次地，每当他看到齐桓公，那疾病便如同身受，直到他最后的逃离。这种中医之道是玄妙的，但它蕴含着某种生命的真理。因为在中医学看来，躯体不是毫无意义的、被动的行尸走肉，它富于智慧且是一个与外界进行信息、能量自由交换的开放巨系统。

在一向重视灵性的东方，能有这样一种对肉体的关注是难能可贵的，甚至它将肉体的精神性提到了一个前所未有的高度。中医讲心为君，为火，心不再仅仅是一个泵，它的尊严与热情同样是支持生命体存活下去的必要条件。它还是爱和勇气的象征，当强大的破坏性因素出现时，心可以通过自身激发出一种活力去抵消或修复这种破坏。如果"心"放弃或厌倦了这王者之威，那么生命内部自我调整装置就会松懈瓦解，甚至导致身体的毁灭。

这是一个富于人性的学说，它关心灵与肉间的和谐，关心个体与自身宇宙的信息能量交换，关心每一个富于诗意的、高贵的生命器官，它不仅认同人的"人体结构就是人的命运"这一观点，而且它还有一整套推进人体结构进化的假说与操作系统。于是，缓慢的呼吸犹如一个完美、纯洁的意象，给我们身心以舒适、宁静、完整……

（2）求因、求属、求势

这是指"道的医学"的系统性。中国传统文化的各个学术领域如人体、天文、地理、气候、音乐、美术、书法、建筑，甚至军事、武术都是相互贯通的。研究人体如果不研究人体以外的天文、地理、气候乃至音乐、美术等，是研究不清人体的。就中医学来说，它的理论和天文、地理、气候、音乐等许多领域密切相关。尽管现代西方也发现了音乐与人体甚至与动物、植物的生理状况相关，但他们只看到了现象，没有形成理论，而中国传统文化恰恰有这个理论。

从疾病学上讲，它关注的是疾病的发生、发展与完结。总听到有人说中医好是好，但总有些知其然不知其所以然。事实上，这种说法是我们对中医理论钻研得不够深。比如心脏病，西医只盯着心脏做文章，中医则认为心脏病和肝肾有关。青藏高原是心脏病高发区，西医界一直认为是高山缺氧所致。20年前农科院的专家调查发现，那里的农作物普遍缺硒，先是影响到肾脏，进而影响到肝脏，然后心脏必然要出问题，这就证实了中医的理论是正确的。再比如，西医只知鼻出血是因为鼻内有破的地方，对策就是用止血剂，但一直止不住，甚至还出现了心绞痛（止血剂引起的心脏血栓栓塞）。中医认为鼻出血是脾和膀胱的毛病（脾不统血则血妄行，膀胱通五口），用调理脾和膀胱的中药，血很快就可以止住。这些都是西医不知其然，而中医知其然的实例。

在这里，我们要改变关于疾病的某些观念。以往，疾病意味着一种失调，意味着痛苦，意味着细胞不能再生或修复，人们可以利用显微镜及其他更精密的仪器来看到那些细菌对我们身体的损害和破坏，但它们无法看到我们内心的恐惧与欲望，而这些，正是疾病产生的不可见因素，而它们也许是致命的。

在原始年代，当细菌还不是人类机体最主要的敌人时，欲望与恐惧就已经存在并威胁或推动我们人类自身的生存与发展了，至今它们的作用依然强大，甚至致命。从"器"的角度讲，愤怒或恐惧会使我们呼吸加深，心率增快，血压升高，血液分布从胃肠移向心脏、中枢神经系统和肌肉，消化道的各种活动过程会中止，肝会释放出糖，脾会收缩并放出浓缩在脾内的血细胞，并从肾上腺髓质分泌出肾上腺素……这是一场全方位的生与死的搏斗，这瞬间释放的能量和机体的精巧安排，既显示了我们生命体的完整性，也显示了它的智慧性。如果我们能有效地预见并发挥由各种情绪所激发的能量，我们对身体机能的支配作用也许会得到大大加强。

在这方面，中医的自然有机观自有其优势。东方强调对"无"的重视，如无形、无限、无象，主张内倾和反求诸己。正是因为"无"，所以有"有"。在中医看来，任何情志的波动都不是偶然的，它与四时有关，与六气有关，与地域有关，甚至与你睡觉的床向有关（现在，西方医学把中国的风水叫作"房屋的针灸"）……于是，医生的诊疗远远超出了望、闻、问、切，他综合了时空中的诸多因素，然后给你一个原因和结果。

中医的病机是求因（六气七情）、求属（取象比类，是"同气相求"，而不是物质结构的等量齐观）、求势。其中态势是虚实、寒热、聚散（反其势），趋势是表里、升降、开合（因其势），时势是指卫气营血、三焦根据时间变化来调节。其治则是求其所属，伏其所因，调其势，以使其和。中医的灵魂是出神入化，中医的操作规范是随机应变，不懂得以物喻学和取象比类的方法则不可能真正理解中医学。

作为时间—方位医学，它以独特的五运六气学说来说明自然界天时气候变化对人体生命的影响。五运就是木、火、土、金、水五行各配以

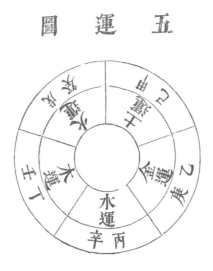

图 1-9　五运图

天干，来推算每年的年运（图 1-9）。六气就是指风、热、火、湿、燥、寒六种气各配以地支，来推算每年的岁气（图 1-10）。古人认为一个医生如果不知道年运和岁气，就不能做一名医生，如果懂得了"年之所加，气之盛衰，虚实之所起"（《素问·六节藏象论》），就可以海阔天

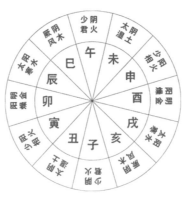

1-10　六气图

空，治病如神。

首先他要知道这一年的年运，就能推算出这一年疾病发生的基本情况。比如 2004 年是中国农历甲申年，每逢甲年、己年，均为土运，甲为阳土，所以但逢六甲年（甲子、甲戌、甲申、甲午、甲辰、甲寅）为土运太过。土运太过，则水湿流行。水湿流行之年，比如 1954 年（甲午）的石家庄就多水灾，且乙脑流行。而每逢六己年（己巳、己卯、己丑、己亥、己酉、己未）是土运不及之年，木克土，则风气大行，易发生筋骨强直、肌肉痉挛等症，如 1979 年（己未）我国某些地区就发生了脑膜炎颈项强直、四肢痉挛等症。

年运确定以后，就要根据地支定出岁气，2004 年的地支为申，申为少阳相火司天，厥阴风木在泉。土运太过，相火司天，风木在泉，这就是 2004 年运、气的大致情况。相火司天，风火上煽，火气向上走，就会头痛、呼吸系统病，如肺结核等症增多；火气郁阻于血脉，则为疮疡，患恶性肿瘤、眼病、耳病的人会比较多……风木在泉，风胜而肝自病，从而出现一些两胁里急和心痛等病症，木克土，人的脾胃之土也会受邪……这是疾病在这一年中的大致趋势。更细致的变化还要参考运气的主客加临。气分六步，运分五步，医生看病，要向更细处求，比如2004 年一季度是一之气，主气为厥阴风木，客气为少阴君火。木火同气，风火上煽，容易为灾。2003 年的非典发生在二之气，为少阴君火主气，少阴君火客气，大火当令，火气太过则瘟疫流行。"气"的问题是中医医道中的大秘密，弄明白了，很多问题便迎刃而解。一年二十四个节气，从大寒到立春，从雨水到惊蛰，天地之气就在其中变化，基本上是十五天一个变化，人要做的就是跟上这个变化，跟不上，或走得太快，就会得病。

（3）随机应变的治病之道

治疗不应只是消除疼痛，它更应是对我们想象力的激发。

实际上，20 世纪初在西方，精神分析学的出现就已经使传统的治疗学有了突破，当伟大的弗洛伊德博士在他那间摆满了艺术品的办公室里为人治病时，人们发现疾病可以用意象来治愈。由此，精神分析成了20世纪一个空前的运动，一个奇迹。

中医治疗的原则就是，纠正生理活动的偏差，恢复人体自身抵抗入侵者的能力。因为人从生下到活到七八十岁，一直在各种各样数不清的细菌、病毒的包围中生活着，人并不是靠每天吃药杀死病毒和细菌活下来的，而是人体自身有抵抗入侵者的能力。中医的辨证的"证"指的就是人体生理状况（活动）所出现的偏差（失衡）。人体生理状况出现的偏差由阴阳、表里、寒热、虚实八个方面来表述，这就是中医辨证的八纲。人体生理活动的场所主要在五脏六腑和经络，所以又分脏腑辨证和六经辨证，就是辨明五脏六腑和六经的阴阳、表里、寒热、虚实在哪一方面出现了失衡（偏差）。比如结肠炎，中医辨证为脾肾虚寒，辨证论治则是补脾肾之阳。着凉发热中医辨证为太阳伤寒，治疗原则为解表散寒。"症"是病的症状，是病的外部表现，和"证"的含义相差很大。一个指的是现象，一个指的是本质。诸如发热、头痛、腹痛、腹泻、咳嗽、失眠，都是病的症状，也都是现象。根据症状下药，叫对症治疗，这本是西医的特点。中医的辨证论治则不是凭现象，而是要追求本质。

在远古，医者的先驱们曾提及"天然的治愈力"。即伤后的修复和病后的康复，在相当程度上不依赖医生的治疗而得以进行，中医也讲"有病不治，常得中医"（《汉书·艺文志》），讲的是与其让庸医诊治，不如等待身体自愈，反而更符合医理。对"天然的治愈力"的现代解释则是，人体内部有独特的自我修复的机制，人体器官如心脏、横膈等拥有的潜在能量巨大，远远地超过了正常生命活动的需要。躯体在很大程度能保护自己并且有自愈的能力。

于是，一种新的治疗学产生了，患者自己同医生一起参与治疗活动，医生熟知躯体的自我调节及自我修复的可能性与局限性，并给患者以指导和鼓励。而作为患者，应该认识到自己身体内部潜藏着巨大的能量。当我们意识到那些时刻准备着为机体利益而工作的、使我们机体得以康复的力量就在我们机体自身当中时，我们就可以丢掉为管理我们肉体而操心的枷锁，并从奴隶状态下解放出来，去充分享受世界的美好与珍奇。健康便不再是一种追求，而是我们生存的实在。

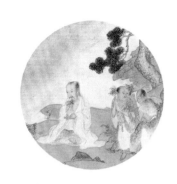

第二章　原始生命观

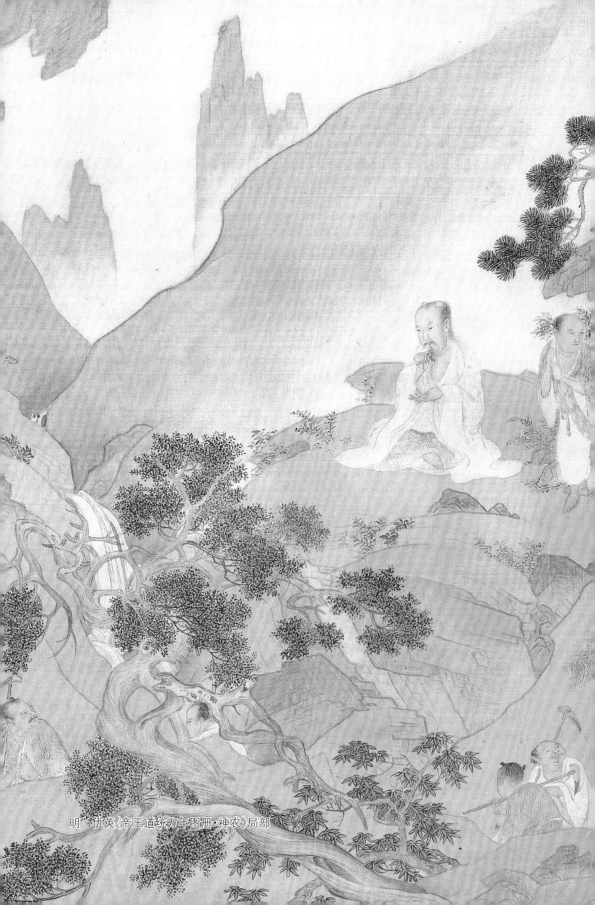

明 仇英《帝王道统万年图册·神农》局部

一、神话与医疗

弗洛伊德在他的《性学三论·爱情心理学》中曾引用萨特的话说：
"只有精神分析能告诉我们一个成人的全人格，那便是说，使我们不但
认识他现在决定其方向的力量，也了解其既往所赋予的重担……无疑
地，对我们大多数人而言，我们的偏见、观点、信念皆是'无可奈何的
结果'，因为它们早已决定于童年的经验中。"

而神话（myths），正是人类的童年。只有从神话开始，我们才能
为我们现在的所作所为找到一个出发点，童年因为久远而美丽，而魔
幻，但并不因此而不包含真理。

人类文化开端于一种远为错综复杂的心智状态，几乎所有的自然科
学都不得不经历一个神话阶段。在科学的历史上，炼金术先于化学，占
星术先于天文学。科学只有靠着引入一种新的尺度、一种不同逻辑的真
理标准，才能超越这些最初阶段。实际上，神话从来都不是闲来无事的
没有目的的倾吐，而是若干极其重要的文化势力及传统的体现，它始终
关系到人类对过去及未来的态度，它是人类集体无意识的展现。因此，
我们要想了解原始生命观的起源及本质，就必须回到神话，正如人类学
家指出的那样："懂得了起源，就洞察了本质。"

（一）关注生命

英国人类学家弗雷泽在《金枝》中告诉我们：死亡与衰老对于原始
初民的主要意义是关于重生的认识的台阶，就如同秋季收获与冬季敛藏

都不过是春季复兴的序幕罢了。荣格说："神话的宗教本质可以解释为某种医治人类总体的苦难和焦虑——饥饿、战争、疾病、衰老和死亡的精神治疗。"例如，具有普遍性的英雄神话总是涉及神通广大的人或神人，他征服以龙、大蛇、妖魔鬼怪形态出现的邪恶势力，把自己的人民从毁灭与死亡之手中解放出来，就像黄帝和周文王那样。

中国尽管是有着最漫长的历史记载的国家，但我们对远古初民的生活仍处于推想当中。在中国，最大的问题是缺少更早期的神话，于是我们对我们的童年便缺少一种准确的把握。关于《易》的产生，虽有一定的传说，但那已是人类进入青少年成熟期的产物，在那之前，我们的原始初民是一种什么情形，则需要考古的追踪、假说与设想。

1. 龟甲蓍草的意义

无论如何，我们已经认识到古代东方人的一个重要的价值取向：即通过对肉体生命结构的重建，来避免死亡之威胁。也就是从我们生之为人的种种机会中，从生命存在的表面的任性中寻求解脱。而中国占卜取龟甲蓍草之象正是源于对生命本体的认知与阐释。

具体地说，龟甲之象与天地之象相应，天圆地方，龟背圆而龟腹方；天有天文，龟背有甲文；天有四柱，龟有四肢，所以古人以龟为沟通天地之神灵。

占卜用蓍草，主要是古人相信它长寿、通神。《说文解字》说：蓍草，"生千岁三百茎，《易》以为数"。段玉裁注："蓍之为言耆也，百年一本生百茎。"《论衡·状留篇》曰："蓍生七十岁生一茎，七百岁生十茎。神灵之物也，故生迟留，历岁长久，故能明审。"《尚书大传》曰："蓍之为言耆也，百年一本生百茎，此草木之寿，亦知吉凶者，圣人以问鬼神。"《白虎通义》言："蓍百年而神，以其长久，故能辨吉凶。"

总而言之，蓍草和龟甲之所以成为判断事物的价值标准，主要在于它们的长寿，长寿使它们对万物善恶无所不知，而静默与隐忍则是它们的另一特性，正是这一特性决定了它们的长寿。

于是如何避免激情的损耗，成了养生家们首先要攻克的堡垒，呼吸吐纳成了长寿的一种手段，千百年来为民众所追捧。因此，无论是《易经》，还是中医对精气神的认识，或是炼养活动（外丹与内丹），都源于远古孤寂中的"思想界"，即神秘主义的恬淡虚无与改造世界、改良生命的强烈意志的融合。

这既是一个源头，也为未来的一切文化指出了方向，正是从这一根源生发出儒家的理性之德和道家的空灵之道这两棵参天大树，所以我们必须回溯过去，在童年混沌的快乐中重新开始。

2. 仪式的意义

实际上，许多生命现象在神话中均有体现，特别是人体生理的转变时期，如受孕、怀妊、生产、春机发动、结婚、死亡等，皆是神话仪式与信仰的核心。它将这些生理现象变成社会过程，如"男子二十冠而字"（《礼记·曲礼》）的仪式则是指男子在体格成熟之时给予其已为成人的意识，其中，"字"字生动地体现了人因肉体上成熟而加之以社会上的义务与责任。字，"乳也"（《说文》），指生子，引申为抚养，男子冠而"字"，则是向社会告知此男子已经成熟，并将担负起组织家庭的义务，女子"及笄之年"和"待字闺中"也是此意，都是通过仪式告知社会该女子或男子肉体的成熟及其连带的社会义务。因此，古人通过"加三冠""三易礼服""饮醴""受新名""以成人资格见长辈"等仪式使青年完成精神上的蜕变。

所以我们说，原始生活中所有重大事件都伴有讲究的仪式，这些仪式旨在使人脱离以往的生存阶段，而把心理能量转入下一个阶段。

我们必须深思那些起源于互不相识的各民族之间的一致的观念是否有一个共同的心理基础，比如，绝大多数民族都有下列三种习俗：一是它们都有某种宗教；二是它们都举行隆重的结婚仪式；三是它们都埋葬死者。其中宗教关涉我们的灵魂，并使我们易于失去控制的自由由于敬畏而归顺于职责；结婚关系到对我们人类本性的约束和重构；而埋葬死者则与人类关于灵魂不朽的观念相关，它如同契约，将人类的过去与未来相连。一定是有一种共同的心理基础支配了一切民族，指使他们以最虔诚的态度去遵守这三种习俗。这些仪式是人类区别于野兽的标志，而对这些仪式的继承与保存，并将之视为传统，则使世界避免了重回到野兽般的野蛮状态。

因此我们说，神话时代是人类早期对天人关系的第一次觉醒，是原始初民对世界的感性解释。存在于神话时代的人生活在这样一个世界上，她如密码般神秘，但同时又是"空旷"的一种存在。神话的建立，是这个世界与人"交换"信息的结果，通过了解关于月亮的神话和符号，人们便可抓住生、死和复活、性别、繁殖、阴阳、发育、雨水等的神奇的共相，世界不再混沌，而是有生命、有感情、有意义的完整的宇宙。

就这样，世界通过神话而再生；神话又如良药，治愈了人类最初的痛。

（二）原始思维特征

德裔英国东方学家、宗教学家缪勒说："古人的思想不但不像我们的思想，并且也不像我们所猜拟的他们的思想。"（玄珠《神话三家论》）无论如何，世界在很大程度上依赖于我们怎样去看，或用什么工具去看。用肉眼看，世界是繁复的大千；用显微镜看，世界是分子细胞结构；用心和量子显微镜看，世界是空。

让我们充分地去遐想，原始人的意识世界苏醒的那个清晨，这是人类第一次把自己和自然界区分开来，并意识到自身与自然界的相对。在还没有给万物命名之前，他们已臣服于神创造世界的无比威力。这时他们两手空空，一无所有。于是，他们用"心"去看这个世界，因此感受与我们必然不同，但这感受非同一般，正是通过这个感受，原始人才为自己短暂的存在赋予了充分的意义。这一从混沌中发展出来的些微意识，是某种表层的但又触及了实在的边缘，更多的则是广阔无垠的无意识资源。

在原始人广阔无垠的无意识之中，动物、植物，人体的各部分，客体，土地，手工制品等，无不具有神秘属性，这些神秘属性就其本性而言要比我们靠感觉认识的那些属性更为重要。所以，原始人的思维不像我们的思维那样对存在物和客体的区别感兴趣。实际上，复杂的表象在他们那里毫无分别，一切现存的东西都有自己的神秘力量。更进一步地讲，在原始人看来，看得见的世界的事件都取决于看不见的力量。例如：一个人被蛇咬死，在原始人看来，死之原因不在蛇身上，而在于那个看不见的力量的意愿，或是违反了什么禁忌。

那么原始思维究竟具有哪些特征呢？

法国社会学家列维-布留尔在其《原始思维》一书中将"原始人"的思维定义为："以受互渗律支配的集体表象为基础的、神秘的、原逻辑的思维。"

1. 集体表象

集体表象指世代相传、集体共有而非个体独立的认知，有集体情绪性和运动性，以集体无意识及神秘感受为特征的思维形式。它先于个体，并久于个体而存在。

比如：现存的原始部落初次看到飞机或冰块时的敬畏感、神秘感和恐惧感，并且这种神秘和恐惧会作为集体表象而长存下去（在 20 世纪90 年代气功潮中也存在这种情绪性、运动性的下意识集体行为和神秘感受，大有集体表象的意味）。

在中国，这种集体表象的思维形式主要表现为想象性的类概念，它的直觉是生活的而非宗教的，它凭借感觉将世界作"象"的分类，它把个别的对象从任性的偶然的存在中提升出来，让它们接近于抽象的形式来使之不朽，这样便在外部现象的不停流变中找到一些安宁。

事实上，传统是与记忆，尤其是"集体记忆"紧密相连的，它将过去组织起来，与现在关联，并以现在为基础被不断重构。因此，传统是一种组织化的集体记忆的媒体，传统的"整合"不是来自久远的存在这一简单的事实，而是进行不断的阐释，正是这种阐释将现在与过去连接起来。

集体记忆有其"守护者"，如巫医、巫师、宗教专职人员或老人们……他们不是专家，他们所能进入的神秘态域绝大部分是不与外人交流的，构成守护者的首要条件是在传统秩序中的地位而非"能力"。

守护者和现代专家尽管都是社会中具有权威的人物，是人们的求助对象，但守护者以一种更完整的方式依赖于象征和某种特权。

2. 神秘互渗律

神秘互渗律指"支配表象关联和前关联原则"（列维-布留尔《原始思维》）。通俗地讲，就是在物物之间、物人之间天然地存在着某种神秘方式的联系。通过这种联系，一物可以占有另一物的特殊属性。

例如：琀，字义是死者口中含玉。古人认为通过这一行为，人可以占有玉的坚固不化等属性。道教及古代医学都认为，吞食金、玉、珍珠等不仅可以延年益寿，而且可以保证死后身体免于腐化。还有，中国人喜欢用松柏等坚硬木材做棺材，也是互渗律思维的表现，认为这些树木极富生命力，可以促使人的转生或长存。

总之，相片、影子、牌位、名字等也可与人之本性"互渗"。对于中国人而言，名字、影子等从来就不是无关紧要的东西，它始终和它的所有者、它所产生的来源及个人的未来有着深刻的联系。

在中国，这种互渗律更多地被解释为感应说："天地间只有一个感与应而已，更有甚事？"（《二程遗书》卷十五）表面上中国的感应说强调同类相感，同气相求，实际上，也有许多风马牛不相及的事物相感，特别是汉以后对五行的比类，完备而烦琐。

《周易》用八卦来象天、地、雷、风、水、火、山、泽，更与八方四时相互感应：

乾，健也，为马，为首，为天，为父，为圜，为君，为玉，为金……

坤，顺也，为牛，为腹，为地，为母，为布，为釜，为均，为吝啬……

中医则用五行学说去建立事物之间的感应联系。

东方生风，风生木，木生酸，酸生肝，肝生筋，筋生心，肝主目……化生五味，道生智，玄生神，神在天为风，在地为木，在体为筋，在藏为肝。在色为苍，在音为角，在声为呼，在变动为握，在窍为目，在味为酸，在志为怒。怒伤肝……风伤筋……酸伤筋……

——《素问·阴阳应象大论》

所有这些通过神秘的"风木"之性而得以互渗、感化。

在外丹术中，讲"服一大丹足矣"，将丹药与生命互渗，如五石散，由五种不同颜色的矿物组成：紫石英—肝—东、石钟乳—肺—西、硫黄—脾—中、玉石脂—心—南、朱砂—肾—北，以五色代表五方、五行，故五石散可补五脏；且古人认为矿物质比草木更坚韧、更长寿的性质也能与人的性命互渗。

3．原逻辑的思维

原逻辑的思维指服从于"互渗律"的思维，不是反逻辑，也不是非逻辑。

古人的集体表象包括了情感和运动的因素，是关于因果律主题的辉煌的变奏曲，而不像我们的概念那样是真正智力过程的结果。

古人常将直接呈现于感性的东西加以系统化。如民间巫术的病理说则有"巫蛊论""先人作祟说""神怪致病说""报应致病说""鬼神致病说""疾病有意志说"……尽管如此，《野性的思维》的作者列维-斯特劳斯认为最好不要把巫术和科学对立起来，而应把它们比作获取知识的两种平行的方式。与其说二者性质不同，不如说它们只是适应于不同种类的现象。

巫文化并不是一种支离破碎的理论体系，甚至不能将它看作人类思想的雏形、略图或一部分。实际上，它完整而连贯，它的隐喻性的表达，只是一种类比。它是人类直觉的体现，是人类对世界的最初的智力操作，并具备一种对宇宙的直觉的根本性质的发现，是后期人类思想及科学的一个源头。

实际上，并不是只有科学才能够使事物达到精确的"配置"或"构造"。科学知识的历史毕竟只有几个世纪的短暂时光。而原始人的探究并非只为实用，他们也存在着求知的喜悦和满足理智的需要。在某种意义上说，他们也可以通过自己的原则，使事物达到真正完美的"配置"。从这一点讲，中国的原始象数思维特性卓越地体现了这种"前科学"的理性。

（三）龙蛇之舞

1. 混沌初始

原始时代，人们对初始原则的选择是不自觉的、下意识的、隐喻的。

关于中华文化，人们有个很妙的比喻，即它一生下来就老了，一个智能的老人，一生下来就成熟了，就达到了太极八卦般的圆融和极致，但这种极致令人困惑，除非你同它一样早熟。它被称为文明古国，史书浩如烟海。"圆"意味着无穷大或无穷小，它的不定性令我们无法超越。《易经》如是，中医如是，中国古代哲学如是，养生理论也同样，但我们总感觉忽略了某些东西，即一切定性以前的东西，即它的幼稚、纯真的童年，哪怕极为短暂，它也应该有过混沌的童年。

于是我们开始寻找。

学者们言："中国信史者，必自炎黄之际始。"（夏曾佑语）那么炎黄之前我们有过什么？它对炎黄以后有过什么影响？

于是我们找到了神话。

但太少了，也太……不原始。

西方常把神话比喻成人类童年，因为它涉及人类理性之前的东西，一切都是直觉与象征，那时候人与动物、植物混沌一片、不分彼此，就如同儿童分不出他的本性与动物的本性的区别，所以他会处于虎狼之中而不害怕，而且每一个儿童都从游戏中获得过史前女娲抟土造人的那种热诚与喜悦……

然而中国人的童年太短暂了，它的神话没有像西方那样结集成书，而是散见于史书之中，常被后人加以理性地运用，这就像《诗经》到了毛亨手中全然变味，失去了它原有的质朴与纯洁。这不得不让人想起《庄子·内篇·应帝王第七》中庄子讲述"七窍出而混沌死"的那个寓言，混沌被开窍后便死去，童年被扼杀了。

世界文化的初始原则便是世界初民都不约而同地用原始思维而不是理性思维为我们人类起源、世界的形成、世界的本质等做出他们独特的命名、解释和判断。它是一种瑰丽的文化，是人类最早的反抗记录，它记录了人类对这个世界的最初感受，最初的屈服与遐想，这种遐想与理性无关，而仿佛只是关系到我们的情感，因此神话又是诗意的。

　　　　天地混沌如鸡子，盘古生其中。

生命与宇宙就在这漫长的岁月里氤氲化育。

　　　　万八千岁，天地开辟。阳清为天，阴浊为地，盘古在其中，一日九变，神于天，圣于地。

　　　　　　　　　　　　　　　　　　　——《艺文类聚·天部上》

在古老的文字里我们可以捕捉到一些重要的信息，比如"变"，这是一种超人的力量，是人类关于生命的始终不渝的理想。而美国现代神话超人、飞碟等也正是古代神话在今天的变形。

> 天日高一丈，地日厚一丈，盘古日长一丈。如此万八千岁，天数极高，地数极深，盘古极长，后乃有三皇。
>
> ——《艺文类聚·天部上》

在这个神话里，时间、空间尤为重要，这是生命起源的背景。最为可贵的是，这个时空是运动的，而非静止的。古希腊哲学家赫拉克利特也说：一切皆流，无物常住。20世纪初，爱因斯坦的相对论也强调了这种时空的运动与弹性。盘古开天辟地的神话给了我们一个膨胀的宇宙，而我们当代人则更聪明地去寻找一个收缩的宇宙、暗物质或一个永恒的黑洞。

远古的中国人早已注意到，宇宙如同人类，一呼一吸，每时每刻都在运动。

但显然宇宙比人更永久，于是人类开始了一个不懈追求，追求宇宙的本性，以达到它的那种相对的永恒。

2. 人首蛇身

巨人的时代结束了，以其牺牲的本性。

巫的时代来临了，以其解释的本性。（"一日七十化"的女娲与"垂死化身"的盘古一样是创造世界的大神，但与盘古不同的是，她重在变化，却不会死亡。）

宇宙业已形成，人类开始寻找自己的位置。在这最初的找寻中，人们将自身与动物混为一谈。神话尽管是原始人的无意识的虚构，但它又是情感的产物。在原始人关于自然与生命的概念中，所有的区别都被一种强烈的情感湮没了，他们深深地相信，有一种基本的不可磨灭的生命

一体化沟通了多种多样形形色色的个体生命形式，原始人并不认为自己
处在自然等级中独一无二的特权地位上，人与动物、动物与植物全部处
在同一层次上，这时人对动物的灵性与力量充满崇敬。这时是万物有
灵，而不是"人是万物之灵"。

图腾崇拜的信念是原始文化最典型的特征。最原始的图腾是动物，
而且是一种灵性的动物，如鸟、蛇、蜥蜴等。人类对追溯自己的祖先是
动物并不反感，这正是神话精神之所在。此时，人的自大还没有形成，
初始的人并不以拥有动物的形象而羞耻，相反地，那是神圣的。"伏羲
鳞身""女娲蛇体"，中华民族的始祖就这样出现了。

中国的三皇五帝几乎都是人首蛇身，这意味着什么？也许"人首"
意味着差别，就像后来中国仪礼总是在男女头发上下功夫，如男子的冠
礼与女子的"及笄"。而"蛇身"是不是在强调混沌与无差别？抑或是
在象征人类最初如动物般的生命本能？但无论如何不会是蛇首人身，否
则，人类的文明史将会是另一副样子。而且，人首蛇身给我们的另一个
启示是人类已经开始认识到人与动物的巨大差别就在于人的认识能力，
即人是能思想的动物。关于"人首蛇身"，黑格尔认为人首象征精神，
兽身象征物质力量。人首兽身，一方面象征精神要摆脱物质力量，另一
方面也象征精神还没有完全摆脱物质力量，所以是人还未达到自由的一
种状态。

在中国的人类起源神话中，伏羲、女娲具有相当重要的意义。这个
神话的核心——蛇（虹）神话的发生与演变，实际上关涉我们中国人对
生命本质的看法，对生与死的看法，对性与生殖的看法，并最后导致了
龙文化的形成。

（1）"蛇"考

关于人类的始祖，西方有亚当、夏娃，中国有伏羲、女娲。在东西
方的神话中，都有一种重要的不可忽略的动物——蛇。夏娃在蛇的诱惑
下与亚当吞食了智慧之果，由此便认出两人之间的差别，羞耻感的诞生

即是文明之开始，于是被逐出伊甸园。请注意，伊甸园在这里属于混沌无差别的概念。正是人对性认识的觉醒，对男女差别的觉醒使人们永远失去了乐园，正是蛇使人类命运进入了一个新的篇章。

几乎在全世界的原始神话中都有蛇的影子，蛇文化可以说是一种世界性的文化。作为原型，它关涉以下几个观念：雷电之神、生殖之神、医疗之神、生命之神（长生不死）、水神（死亡之神）、变化之神。

1）蛇的神性：在原始时代，蛇是至高无上的一种象征。由于蛇形与雷电相似，而雷电是原始人最为敬畏的自然现象，同时又是火的引发物，"電，阴阳激耀也，从雨从申"（《说文》），"申"字实为雷电的象形，所以古代至高无上的神是雷神。如在《山海经》中，伏羲是雷神，"雷泽中有雷神，龙身而人头，鼓其腹"（《山海经·海内东经》）。希腊文明的最高神宙斯是雷神，印度文明的最高神因陀罗也是雷神。

据今人卢央先生考，在《易经》或《易传》时代，人们将"雷"这种天象作为一种年周期的标志。其中，《复》（☷）卦，为雷在地中，为冬至之日，古人定之为一年的开始，"其见天地之心乎"（《周易·复卦》），即复卦所体现的周期性规律是宇宙的核心法则。《豫》（☷）卦为雷出地上，为二月，万物随雷出地，欣欣向荣，逸豫欢乐，故"《豫》之时义大矣哉"。《归妹》（☳）卦为雷在泽上，为八月，指男女婚配如天地相合而生万物，故为"天地之大义也"。《随》（☱）卦为雷在泽下，复归于地，故"随之时义大矣哉"。所以，《复》《豫》《归妹》《随》作为雷周期的一种直观表述，都具有天地之大义的重要意义。（卢央《易学与天文学》）

在巴比伦文明中，传说蛇在水中守护着生命（以珍珠为象征），为水神和生命之神。中国的水神也是蛇的化身，如母龙、鱼龙等，而母龙有着食子的特性，所以这"可怕的母亲"的另一形象就是"死者之母"，也就是死亡女神。这个死亡女神的形象在《山海经》中的代表就是西王母，她"蓬发戴胜，是司天之厉及五残"。被吸纳到道教以后，她职掌瘟疫和刑法，同时，又是蟠桃寿宴和主管长生的主角。

如果说，雷神和水神象征着蛇的神性，那么，生殖、医疗、死亡与长生等则象征着蛇的魔性。

2）蛇、虹与生殖：众所周知，性的崇拜是原始人类最普遍的一种信仰。对过着本能生活的原始人而言，支配他们的通常是性和迷信，对性的崇拜源于对自身能量的好奇与敬畏；对各种人格神的崇拜则源于对自然现象的恐惧与敬畏。

性崇拜通常有三种：男根崇拜、女阴崇拜、性行为崇拜。前两者由实体崇拜渐次改为对其功能的崇拜，并在世界范围内出现一系列的象征符号。其中，男根符号有①石柱形。在中国文字中，以"且"字代表，取牌位之象，祭祖即是祭先祖之生殖能量，故"祖"字从示（祭坛之象）从且（男性生殖器的象征）。②石柱下加一横石，在西方为丁字架。③箭矢。④直立三角形。⑤阳爻等。女阴符号有①圆圈。②倒立三角形。③钻石形。④圈中加点。⑤阴爻。性行为崇拜则衍化为生殖崇拜。更为有意思的是，原始人以其互渗原则将个体的生殖伟力扩而广之，认为自然与人类一样有着阴阳的交感，甚至以人的行为来促进、渲染、感发自然阴阳的交和，以求得丰稔，这便是《诗经》中的"三月三"风俗及古代帝王率众妃春天祭祀地坛风俗的来源。《周礼·地官》中记载："中春之月，令会男女，于是时也，奔者不禁。若无故而不用令者，罚之。"同时，这也是后来道教内丹房中炼养学说的理论根源之一，即通过阴阳的和合而产生新的、更有价值的生命。

原始人的性崇拜一般都有趣地与"蛇"这个有灵性的动物相连。古代印度以蛇象征人类的生殖能力，其性力派认为蛇力是宇宙的母亲，在人体，蛇力安眠在脊髓下部，如将其唤醒，则会产生巨大的能量。在其雕刻中，常表现为男女交媾的情景，这与中国的伏羲女娲交尾图有些相像，但前者更感性，它强调的是"性"的能量与力量，强调"性"的创造性及对人性的震撼与开掘。后者则更理性，"性"的因素被巧妙地淡化了，它的创造性只是生育，而不强调它对人性的飓风般的影响。同时，它强调的是知性的力量，伏羲、女娲手持规矩，人首各向一方或相向，强调的是差别，而非酣畅的融合。此两者的差异就如同印度强烈的宗教感与中国极不强烈的宗教感的差异一样，并最终导致了二者在文化上的巨大不同。

其实，从汉字上我们就可以推出蛇的这种生殖的特性，蛇又写作"虵"，古代的女神写作"袘"，它们共同的"也"字偏旁在《说文解字》中训释为"女阴"。女性的生殖现象在古代既神秘又可怕，并由此生出诸多禁忌及生殖崇拜，而蛇的性能量是如此的强大与神秘，正如李时珍在《本草纲目》中说："蛇以龟鳖为雌，又与鳢鳝通气，入水交石斑鱼，入山与孔雀匹……"其可怕的性交能力最终成为生殖崇拜最恰当的象征。

而性力崇拜的另一个象征就是"虹"。据近人闻一多考证，虹即是两条蛇交尾之象。

虹，古人多认为是阴阳二气交接之象。

《太平御览》曰：虹蜺者，阴阳之精也。

《唐开元占经》曰：虹者，阴阳交接之气。

因此，虹有淫邪之象，代指性。

《诗经·蝃蝀》毛传曰：夫妇过礼则虹气盛。

《唐开元占经》曰：虹蜺主内淫。

不同于印度的男女合抱像，中国则是龟蛇合抱，又称玄武，象征天地、阴阳之精灵，为生殖之神。又，上古感生神话也常常与蛇、虹有关。

而所谓图腾，正是源于人类对自身和动物生殖过程的无知。感生神话是根源于怀孕妇女的直觉幻想，在她意识到自己将成为母亲的奇妙时刻，任何能够在此时触动她的事物都会使她对腹中胎儿产生联想或认同，而这正是图腾观的基础。

如，《拾遗记》：古有"华胥之洲，神母游其上，有青虹绕神母，久而方灭，即觉有娠，历十二年而生庖牺（即伏羲）"。

《史记索隐·三皇本纪》：女登"感神龙而生炎帝"。

《竹书纪年》：女节"见星如虹，下流华渚，既而梦接，意感生少昊"。

龙不可见，而虹常见，所以，所谓感神龙即是感虹蜺。

因此我们说，蛇虹神话的核心就在于蛇虹的性能力和性暗示，表示性的结合，是如环般的"神圣的完形"。

当无意识把阴阳男女搅在一起时，事物变得混沌起来，我们再也无法断定它们是阴是阳、是男是女、是人是蛇……在这种无差别的和谐当中，世界变得神圣而完整。蛇虹神话当是后来的太极图（图2-1）最早

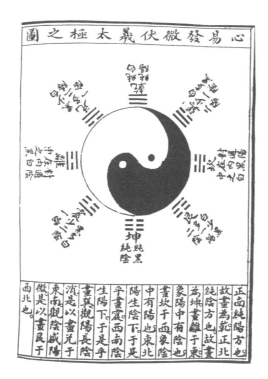

图2-1　太极图

的雏形，黑白双鱼就是黑白双蛇或双虹。

3）蛇与长生不死：这几乎是一个世界性的神话原型。在中国，其材料也非常丰富。

在世界文学最古老的巴比伦的《吉尔伽美什史诗》中，大英雄吉尔伽美什在海底找到了能使生命不朽的草药，但"一条蛇嗅到了那长生药的气味，便偷走了它"。

《山海经·海内西经》曰："开明东有巫彭、巫抵、巫阳、巫履、巫凡、巫相，夹窫窳之尸，皆操不死之药以距之。"此不死药当为蛇，因为《山海经》中的巫一般都"右手操青蛇，左手操赤蛇"。

《山海经·大荒南经》曰："黑水之南有玄蛇，食麈。"郭璞注：天帝神仙药在此也。

李时珍释"蛇"："在神为玄武。"玄武是龟蛇同体，龟蛇都有长生不死之含义。

在这里，蛇与医疗、死而复生及长生不死有关。

究其原因，其长生不死之观念源于人们对蛇蜕皮现象的观察。在原始人看来，人类原本也有经过蜕皮而返老还童的能力，但人类因为一些小小的过失而丢掉了这个本领，就像嫦娥偷走不死药奔月一样，人类仅仅因为一时的疏忽就丧失了列入永恒行列的机会。而月亮成为永恒之地的原因也与蛇相似，即月亮每月圆缺，象征着生而复死、死而复生。月宫中的桂树也是砍而复生；而嫦娥又名婵娟，这两个女性化的名字如果去掉女字偏旁，换上虫字旁，则可显露其原型意象——蛾与蝉。这两种动物也是以周期性变化为特征的，所以被视作长生不死的象征……因此，所谓长生就是不断地重复现象的表征。而原始人的一切关于死亡与来生的信仰、感情和预兆就这样有机融合在一起，并成为他们最为关注的中心。

通过以上的表述，我们发现蛇文化强调两大要点：一是阴阳同体（蛇本身非雌雄同体）；二是生死同源。而这也正是原始生命观的核心所在。同时，在蛇文化中还突出表现了母系与母权的隐喻，这是中国母系文化的鼎盛时期，主角是执掌生命与死亡及种族衍化的一群伟大的女性。

而蛇的神性的展现，便是未来之龙。

（2）"龙"考

龙，《说文》曰："鳞虫之长。能幽能明，能细能巨，能短能长。春分而登天，秋分而潜渊。"

龙是一种虚构的人造神物，它的形象吸收了许多动物形象中最神奇的部分。汉代学者王充就曾指出过，龙的角像鹿，头如驼，眼睛如兔，颈如蛇，腹似蜃，鳞如鲤，爪似鹰，掌如虎，耳朵像牛。

数千年来，龙已渗透进中国社会的各个方面，成为一种文化的凝聚和积淀。龙成了中国的象征、中华民族的象征、中国文化的象征。对每一个炎黄子孙来说，龙的形象是一种符号、一种意绪、一种血肉相连的情感。

龙，作为一种崇拜现象，一种对不可思议的自然力的一种"理解"，从新石器时代早期，即距离今天的时间不会少于八千年起，便开始了它的"模糊集合"。

辽宁阜新查海原始村落遗址出土的"龙形堆石"（图2-2），为我们的"时间定位"提供了证据。查海遗址属"前红山文化"遗存，距今约八千年。"龙形堆石"位于这个原始村落遗址的中心广场内，由大小均等的红褐色石块堆塑而成。龙全长近二十米，宽近两米，扬首张口，弯腰弓背，尾部若隐若现。这条石龙，是我国迄今为止发现的年代最早、形体最大的龙。接下来还有内蒙古敖汉旗兴隆洼出土的距今达七八千年的陶器龙纹，陕西宝鸡北首岭遗址出土的距今达七千年的彩陶细颈瓶龙纹，河南濮阳西水坡出土的距今六千四百多年的蚌塑龙纹等。

在商代，龙被看作一种形态怪异的神兽。它那令人可怖的、幻想的形象给人强烈的神秘感和一种狞厉的美，显示出龙有超越世间的神的权

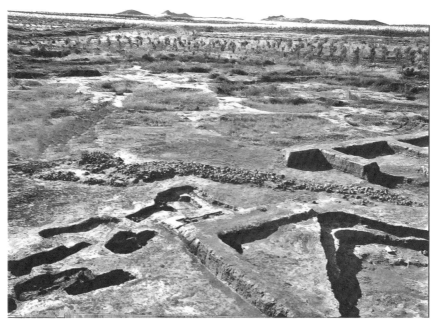

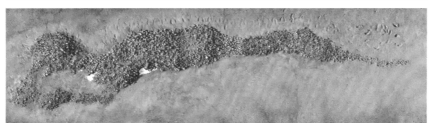

图 2-2　查海遗址龙形堆石

威。商代的龙主要铸造刻饰在青铜礼器上，线条错落凹凸，深沉雄健，再加上青铜礼器那厚重沉稳的造型，使龙有一种巨大的威慑力，折射出一种无以言表的宗教理念。

周人的原始宗教中，人文的色彩较为浓烈，这是因为周伐商并推翻商王朝的理由是商王无德害民，周人是代表天来对商进行惩罚。周人打败商人后，不但夺取了体现商人通天权力（实际上是统治权力）的鼎器，而且在新铸的礼器中，突出了自己的宗教观念。据说周人伐商之时，曾有一巨大的赤色的凤，口衔玉珪（也有记载说是口衔丹书）落在周的社庙，代表上天降瑞应给周，所以在周代的礼器上，凤的形象更为突出，龙的形象趋于弱化，甚至在一些图案中，将凤的冠状物安到了龙的头上，龙的体态少了那种张扬和狞厉，失去了商代龙的摄人气势，变得比较平和，更趋于艺术化与图案化。

春秋以降，礼崩乐坏，政治上群雄割据，学术上百家争鸣，原始的宗教观念也发生了重大的变化。其中重要的一点是，原始宗教吸收了阴阳交合、化育万物的思想，与此相应，龙也逐渐演变成以阴阳相合为特征的吉祥图案，出现了大量的蛟龙、蟠龙，以及龙凤合璧的造型。龙的形象不仅仅出现在礼器上，开始出现于一般的日用器具，如铜镜、丝织品、帛画上，变成了一种代表祥瑞的图案。龙的形体上突出了兽的特征，龙被加上了与虎相似的四足，使龙看起来更像是用四肢奔跑而不是如蛇、鳄那样爬行。这种加工使龙变得孔武健骏，神采飞扬。

秦汉时期，龙的形象基本定型，即长角、尖耳、兽足、蛇躯。

秦汉后，表现龙形象的，一般不再是铸造的青铜或其他金属的礼器，而主要集中在帛画、墓画、画像砖石、石玉雕、陶瓷彩绘上，风格上更加艺术化与世俗化，宗教的色彩逐渐淡化。虽然风格也有差别，如六朝时期的南朝，龙像往往是傲骨嶙峋、潇洒恣肆，而北朝时则华贵雍容、矫若流云，但总体上变化已不大（图2-3）。

但无论龙的形象如何变化，有一个根本的东西是不变的，即，它已不再具有原始图腾的意义，而一跃成为皇权的工具和象征。闻一多先生曾说"我们记忆中的龙凤，只是帝王与后妃的符瑞，和他们及她们宫室舆服的装饰'母题'，一言以蔽之，它们只是'帝德'与'天威'的标记"，而不再具有蛇文化所蕴含的丰富的生命母题。

那么，龙是怎样与最高权威结缘的呢？

在上古时期，由于龙是通天神兽，是神的助手而被先民们所尊崇，龙的形象适用于父权制社会中的人格形成，它的品质源于实力、君权、

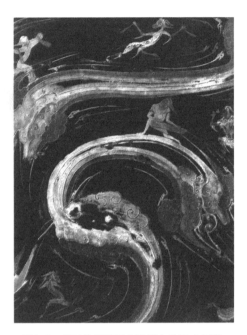

图2-3　马王堆汉墓出土漆箱上的云龙图案。
在华夏古人心中，变幻莫测的流云是一首充
满生命力和神秘感的赞美诗

万能的男性理念，这样就产生了居于一国之尊的国王或国君有被喻成龙
的可能性。春秋时代，龙逐渐被视为君象，如《周易》中就有"见龙
在田，利见大人，君德也"之类的句子。而当五行循环、五德终始的理
论与符瑞说产生，龙作为符瑞而起到表明某一统治有合法性的作用时，
龙就与君主有了直接的联系，上古时期的统治者黄帝、炎帝、尧、舜、
禹等人在春秋后形成的文献中都被说成是与龙有关。

　　就这样，神话阶段的蛇文化渐渐地被强势的龙文化所掩盖、所湮
没，只在生命文化中，特别是道教文化中还留有痕迹，如炼丹术就是女
娲补天神话的翻版与继续。

　　3. 从蛇文化到龙文化

　　由蛇而龙，犹如由水而云。

蛇由原始的阴性代表，一跃成为龙——阳性的象征。

由原来的实在物变为人造物。

由原来的单一的生殖力的代表，而成为无所不能的多变性的代表。

由神秘而变为神圣。

而原始的生命观也由原来的阴阳同体、生死同源一跃成为阴阳对立、重生不重死的文明生命观。

这种嬗变是令人震惊的。本来，蛇文化几乎是全世界的初始文化，但唯独在中国形成了龙文化，这种变化代表了一种文化取向：即由母性的、阴性的文化转向父性的、阳性的文化。

这是思想领域中的一次大冒险，也是父权文明的一次大胜利。从某种意义上说，这也是后来儒家思想战胜道家思想并居于主导地位在神话领域中的大预演。剩下的便是龙文化在未来的日子里如何走向其顶点，而又如何显露其自身的局限性，以便唤起人们再来运用一次创造性的思想。

可以说，蛇文化是一个"神圣的完形"，是对立物的同一，是事物的原始状态，最理想的状态，是永恒的对立元素的统一，冲突消失，万物平静，回到无差别的和谐之中。而龙文化则是进入文明后产生的理性文化，它从蛇文化中腾空而出，完成了从实在物到人造物的变形。这种变形意味着对混沌的否定，对死亡的否定或淡化。它强调并利用蛇的神性而淡化蛇的魔性。文明意味着人与万物的平等无差别变成了人为万物之灵，意味着由虫（蛇）变龙。从此，神话开始变味，开始历史化，女娲从一日七十变化万物的神女，变为"作笙（笙，生也）"的艺术家和"置婚姻"的红娘，伏羲也从鼓着大肚子的雷神变为"作瑟"和"制嫁娶"的创造者，性的意味被掩盖在音乐与仪礼之中，原始的粗野火爆而又阴郁的生命力被淡化在节制而彬彬有礼的"关关雎鸠"之中。

龙文化是对死亡的蔑视。儒学强调理性与进取，强调精神的不朽；道教强调肉身的长生。中国古代图腾的这种微妙而精致的转换表现了华夏民族在遗传学纽带上的偷梁换柱。由此，父权文明代替了母权文明，原始的女神们——比如西王母这类粗野杀厉的形象开始变成温柔曼妙的仙女，女性再一次被男性定型，被塑造成男人需要的对象，其自主权遭到剥夺，开始从生殖力的主角变成男性的附庸，并渐渐地淹没在历史（由男性大神建构的历史）的背后。如果说龙图腾意味着文明，蛇图腾意味着原始，那么随着龙文化的迅速完形，人们失去了乐园，那空灵的蛇环消失了，代之而起的是更令人眩晕的太极图。童年与平等不见了，邪恶也随之而生，人们在回归的路上重新寻寻觅觅，而炼丹术则是人类对远古蛇文化精神的模仿与再造，追求阴阳之完形，追求不死之药，如同女娲炼五彩石补天，追求完美。

二、医道——内证的文化

从蛇文化到龙文化实际上已经表明了中国古代文化的一个重要倾向，即它对生命文化的关注和整体性认识，并由此导致生命文化的早熟，并且自成体系，使得原始的巫文化成为后来深刻地影响了中国文化的三大知识体系的源头。

简而言之，《易经》是生命符号的象征性文化，是关于世界的整体性知识；《内经》是关于生命的完整性知识；养生是关于宇宙和生命的相互作用和相互联系的体证性知识。而在具体的操作系统上，它们也采用了巫文化的典型方式——通过象征符号来工作。《周易》的符号系统是卦爻，《内经》的符号系统是阴阳五行，内丹的符号系统则是《周易》符号与《内经》符号的结合。

（一）内炼的产生

首先，巫术信仰是关于生命统一性的信仰。

　　东方文化的一大特色是领悟《易经》《内经》。内炼的捷径在于心悟与体验，而非严密的逻辑思维，而这也正是巫文化的显著特征。生命内炼实际上是一种对无意识的内炼，它源于人与神相连、人与宇宙相连、人与万物相连的渴望，同时只有充分地恢复了人的神性，才能真正地为自己，也为别人提供能量，而原始时代的巫师正是最早的关于人的神性的体验者。他们的生命观是综合的而非分析的，在他们眼中，生命并无本质的区别，而是一个不中断的连续整体，在不同的生命领域间绝无特别的差别或不可逾越的栅栏。原始人并不认为自己处在自然等级中一个独一无二的特权地位上，所有生命形式都有亲族关系。图腾崇拜的信念即来源于生命一体化的信仰，并成为原始文化最典型的特征。在统一的生命的社会中，人与动物、动物与植物站在同一层台阶上，甚至时空都因循着生命一体性和不间断的统一性的原则。

　　其次，巫术源于人的自信：只要知道方法，就能直接控制自然。我们知道，从一种完全被动的态度中绝不可能发展出具有创造性的活力来，巫术的产生与人的好奇心和求知欲有关，所以它应被看作人类意识发展中的一个重要步骤，是人在觉醒中的自我信赖最早最鲜明的表现之一。他不再听凭自然的摆布，而是开始发挥自己的作用。事实上，巫术理念源于生命的重大事件，如疾病、死亡、出生等，而巫术仪式也与大胆而冒险的事业相关。巫师则更是担任着原始人中的被依赖者和决策人角色。巫术活动建立在这一信念上——"自然界的作用在很大程度上依赖于人的行为。自然的生命依赖于人类与超人力量的恰当分布与合作"（恩斯特·卡西尔《人论》），而后者则使人在动物本能和人性之外开始追求神性。

　　实际上，人类是首先对宇宙的神性而不是人性感到惊奇的，肯定是先有太阳崇拜，而后才有生殖崇拜的。但无论怎样，"一切巫术就其起源与意义而言都是'交感的'，因为人如果不是深信有一个把一切事物统一起来的共同纽带，——在他与自然之间，……他就不会想到去与自然发生巫术的联系"（恩斯特·卡西尔《人论》）。

　　而一系列严格而复杂的仪式和巫术规则作为人的主动行为在调节着人类与超人力量的分布与合作。人靠巫术所赢得的是他一切努力的最高度凝聚。这种紧张的凝聚要求的是人最高度的注意力、正确的程序及同一不变的规则，在这一达到某种效果的过程中，人将自己提升为这样一个存在物：他不必只是服从于自然的力量，而是能够凭着精神的能力去调节和控制自然。

　　至此，"本能的"无意识开始过渡到经过高度"训练的"无意识当中，当这种受过训练的无意识与宇宙无意识相连时，便是"瑜伽"，便是一切内炼的开始，它启动了人类的创造之源，一切便源源不断地产生……

（二）内炼的内涵

　　从某种意义上说，心或我们的躯体比一切外在的工具材料等都更能表现我们的创造力。因为它们与生俱有，甚至在父母生我们之前就已存在。我们的血肉之躯，诸如手、脚、躯干、头、内脏、神经、细胞、思想、情感、感觉等是最天才的认识世界的工具。在人类漫长的进化途中，人类的意识从宇宙无意识中娩出的那一刻是壮观而又惨烈的，从那一时刻起，世界上便出现了两种截然不同的文化景观，一边是西方的被逐出神的乐园的失落，并由此踏上了一条追求人的独立精神的无归之路；一边是东方的对内在生命修炼的持之以恒的热情，以求达到天人合一的圆融之境。

　　因此东方原始思维自有其独特性，而《易经》《内经》和内炼活动等便是这种独特性的最高体现。

　　首先，它的互渗律更高地表现为感应说，并提出"气"在不同事物的感应中起着某种中介的作用。它的感应已从泛感应中走向"从类"现象，例如："同声相应，同气相求。水流湿，火就燥。云从龙，风从虎。

圣人作而万物睹。本乎天者亲上，本乎地者亲下，则各从其类也。"（《周易·乾》）它的理论基础已不是一般形式逻辑的同一律，而是十分辩证的"天、地、人"三才同构思想。既然天、人可以合一，有、无可以相通，那么物与物、事与事之间便不存在绝对的界限，它的同一是阴阳大化之"道"的形而上的同一，而不是形而下的"器"层次上的同一。既然事与事（如心与身）之间的界限已不是关注的重点，于是此物与它物之间的关系及中介便成了主题，就是这种重"关系"与"中介"的倾向，如太极图是阴阳鱼加 S 线（中介）。五行是两对阴阳加中介，木、金、水、火各为一对，土为中介。而中国洋洋大观的"气文化"则是这种倾向的硕果。因此我们可以说，感应论和气说是生命内炼文化的理论基础。

其次，它成熟而自成体系的圜道观。圜道观首先萌发于人们对日转星移、昼夜交替、寒热循环、冬夏往复、生长收藏等周期性的直观观察（圜，《说文》曰："天体也。"是立体的而非平面，有着多维和丰富的效应）。而《周易》则系统地以文字与符号自觉表述了宇宙生命和圜形运动规律——"原始反终，故知死生之说"，把"终"与"始"和"死"与"生"一样看作一个运动变化的周期，终而复始。将事物的阶段性与连续性、有限性与无限性的统一看作天地万物运行的法则，而这正是对生命炼养文化的技术支持。

中国传统生命科学认为，生命存在的基础是它不断地与周围环境进行物质、能量、信息的交换，这种交换必须依靠气的各种机能活动，而气的出入循行及沿全身经络的循环，都表现为圜运动形式。

内丹实际上属于太极气学，它侧重于精气神中关于气的研究，它将生命的本质看成气的周天太极运动，其沿任督二脉的小周天循行，又是根本之根本。而这一切都表现为圜形运动。从大宇宙角度看，循环的圜形运动比起单纯的上升或下降、出或入的直线运动更为普遍，更为根本，是生命发生、发展、变化最基本的形式。

再次，它以直觉、灵感、顿悟为特征的象数思维模式。这是中国古代最有特色并贯穿中国文化始终的一个要点，这种思维方式以阴阳思维为内容，以象数符号为形式，既有文字系统，又有操作系统。是古代知识分子对原始混沌的超越，同时也为内炼文化操作系统奠定了最坚实的基础。

《素问·五运行大论》云："夫阴阳者，数之可十，推之可百，数之可千，推之可万。天地阴阳者，不以数推，以象之谓也。"气、阴阳、五行、卦、爻等不过是一种记号，是介于形象和概念之间的联系项，是知觉对象与概念的中介。在中国文化中，它们就如同Ａ、Ｂ、Ｃ一样普遍而无所不在，但它们又不是冰冷的数字或简单的符号，而是真、善、美的统一体，是丰富而又充满任何可能性的具有启示意义的符号，它带给我们的既有经验的形象化，又有知觉的象征意味；既有应用性，又有实用性；既有哲学意味，又有审美体验。

正是以上三个特性奠定了生命内炼的理论基础、技术支持和操作系统。它的生命观建立在天、地、人同形同构的基础上，正是由于天地交感，万物生生不息。它的圜道循环性，则指出天地运动及生命变化的规律性和永恒性。而它的象数模型，则指出了生命的真、善、美的统一原则，并为生命内炼提供了切实可行的操作系统。

三、汉字——意象的文化

中国神话的零散和缺乏系统性是以汉字的象征性为补偿的。汉字是世界上保留神话思维表象最丰富的符号系统，汉字本身保留了造字之初的许多集体表象、象征意象和模拟性形象。

例如：关于美，西方是源于古希腊神话中的爱与美神阿佛洛狄忒，它关系到希腊的审美意识，并与性活动和性快感相关。而中国的美则源于食物快感。美，从羊，从大。由此可见，中国的审美意识往往与视觉享受、口感享受相关。如"风景"一词，风为动，景从日，从京，京，"大也"（《尔雅·释诂》）。所以风景之美在于阳光与大山、大川的动感。再如对"爱"字的理解中西方也很不同，西方讲"爱情"和玫瑰，中国的"爱"字在古代仅局限于兄弟之爱，在中国文学中，"兄弟如手足，妻子如衣服"；爱情母题总是让位于友情母题，如《三国演义》《水浒传》《西游记》等都是在讴歌和宣讲男性之间的友情。与西方之"爱"相似的字是"色"，好一点的词是"琴瑟"，因为音乐的产生就在于节制情欲，约束情感；坏一点的词就是"祸水"。因此我们说，象征与象征意义的联系在很大程度上受制于其所处的文化体系。

众所周知，在中国文化体系中，其思维方式有着以具象符号为媒介的特点，如《周易》的"因象见意"，中医的"取象比类"，《诗经》的"赋比兴"等。虽然我们没有完整而庞大的神话体系，无法像西方那样从中梳理出原型意象的完整体系，但我们可以借助汉字的象征性来探索我们的意象思维方式。正是因为汉字本身保留了造字之初的许多集体表象、象征意象和模拟性形象，所以我们可以借此来完成中医学发生学上的文化重构。在这项工作中，《说文解字》和《尔雅》是我们的首选。此外，还有扬雄的《方言》和刘熙的《释名》。

（一）汉字——中国文化的脊梁

从文化人类学的意义上看，语言并不是一个完全客观的符号系统，语言是人类的生命意识之流，人在语言中接受、选择传统，传统通过语言进入人的血脉肺腑化为现实的人生。语言是一条最生动、最丰富和最牢固的纽带，把世世代代的人民连接成一个伟大的、历史的、活生生的整体。

一个西方人曾言：中国不废除自己的特殊文字而采用我们的拼音文字，并非出于任何愚蠢的或顽固的保守性……中国人抛弃汉字之日，就是他们放弃自己的文化基础之时。

西方的语言观念认为人类语言有两种，一是重在表现的情感语言，一是重在认知的科学语言。情感语言多依仗言语个体的情绪、想象、直觉、心理意象，是一种更接近人的心灵的语言，一种诗的语言。而汉语言正是这样一种语言。它是我们理解中国文化、中华民族心理的根基。

从 17 世纪到 19 世纪，在欧洲，汉语言始终被认为是不合逻辑的、模糊的、孤立的和不成熟的，根本不适合作为一种通用语言。事实是否真是这样呢？

1. 汉字——形音义的统一

所谓象形文字，其主要作用于人的视觉，甚至有人说中国语言是由五官"观察句子"开始的，这些句子所依据的是我们所见、所闻、所感及思考与我们所见、所闻、所感相联系的在一定区域内能够被普遍接受和广泛理解的意思。早在公元 1 世纪，汉字的六条形成规则（六书）就已经被伟大的编纂者许慎总结了，他非常有说服力地阐述了中国语言作为观察性语言的起源。而西方的拼音文字则作用于人的听觉。汉字是呈"空间性"的，是"场型"的，而西方的拼音文字则是"时间性"的、"线型"的。所谓线型语言是因循着因果关系和逻辑规律的陈述性的语言；而场型语言则是一种建构性的语言，是空间的、立体的，汉字义美以感心，音美以感耳，形美以感目。它依赖于表象和意象的自由拼接，作用于人的直觉并顿悟出新的氛围与情致。

因此，我们说汉字既可以"声入心通"，更可以"形入心通"，既可以"听声解义"，更可以"睹形见义"。如果考虑到"听觉传递"和"视觉传递"的介质分别是声和光，而光的速度比声的速度快许多，所以语言学家黎锦熙论证说：纯粹拼音文字的阅读速度只有方块汉字的三分之一，中国人完全可以做到"一目十行"。无论如何，视觉差别为概念差别提供了最基本的基础，而形、音、义结合的系统，将更有效地保持概念性的差别，并识别以各类字根部首为基础的概念间的联系，因为它为这样的识别配置了双重设置。

2．中国语言——象征性的理性语言

说汉字起源于具体的事物是一回事，说中国语言妨碍了中国人进行抽象思维能力则是另一回事。实际上，不仅中国哲学家已经多次探讨了导致众多哲学类别的抽象的名词，如，性—名—道—德—理—气—神（人类本性—命运—客观存在—主观认识—原则—活力—本质），而且普通人也在运用抽象事物名词，如吉—凶—祸—福（好运—厄运—灾难—神佑）。事实上，就简化性、相互参照及呈现其深奥洞察力的目的而论，中国语言早已成熟到非常高的水准。

关于文字的产生，有三种说法：结绳说、八卦说、仓颉造字说。

唐代李鼎祚在《周易集解》中引《九家易》说："古者无文字，其有约誓之事，事大大其绳，事小小其绳。结之多少，随物众寡。"后易之以书契。

早在伏羲时代，中国语言文字的象征与理性的特征就已经开始呈现。"古者包牺氏之王天下也，仰则观象于天，俯则观法于地，观鸟兽之文与地之宜，近取诸身，远取诸物，于是始作八卦，以通神明之德，以类万物之情。"（《周易·系辞》）即包牺氏通过仰观俯察，将世界上的事物分别用八个种类来代表或作为象征，将天下万物做出八种类别的区分。至战国末期，中国已有高度发达的科技文化（古代天文学和冶炼技术），抽象思维与优秀文化的发展互为所需并本能地交融在一起。但也不必否认汉字的意象性起源易于使相应的概念返回到形象和易于审美的诗性的表达这一点。

3．关于"意在言外"

汉语的最大特性在于它的灵活性和适应性。说它比任何一种西方语言都模糊，是因为中国学者为了达到缄默、艺术或精妙的目的，宁愿放弃一种表达中间立场的名词或句子，或刻意地闪烁其词以追求"意在言外"的效果。所谓模糊，实际上更要求对词语的高度理解和领悟。汉字部首的区分方法比西方语言的区分方法要多得多，这也表明了汉语是一种高度发达的精确语言。汉语思维的辩证特征在道家和禅宗中都有奇妙而精妙的体现，造就了中国文化许多复杂而精妙的争论与推理。

事实上，汉语有不同层次的深度，每个层次的深度都与一个明确而富于情感和思想的层次相连。它可以被凝缩为简短而不明确的歧义性语言，也可以被扩展为包含明确思想及其联系的最微小细节的语言。它一方面体现为作者的审美方式，另一方面体现为本体论和宇宙论思维的逻辑方式。

最能说明汉语这种特性的便是孔子的那句著名的感慨——"子在川上曰：'逝者如斯夫，不舍昼夜。'"这句话同时而直接地抓住了特殊现象与普遍原理的本体，是"具体的抽象化，抽象的具体化"的巧妙的配合。"川流"本是一个具体的表象，用形容它的特性的"逝者"二字表达出来，便使浩瀚的宇宙时空具有了动的含义；"永久"本是抽象的观念，用富于表现力的动词"不舍"和意象鲜明的两个名词"昼"与"夜"来衬托，那种永恒的宇宙与柔脆的自我的对立，那种直接诉诸我们的整体，灵与肉，心灵与官能的参悟便呈现出来，带给我们的是形骸俱释的陶醉和一念常醒的彻悟。

（二）文字与医学

说明：本节和第（三）节"汉字的象征体系"中关于汉字的解读，如无特别说明，皆源于《说文解字》和段玉裁的《说文解字注》。

《说文解字》初步完成于公元 100 年，定稿于公元 121 年，是汉以前语言文字的总结性著作，收字 9353 个。其意义有三：①540 个部首比《尔雅》19 部更全面、细致地反映事物名类。部首的类分与五行一样都是对世间万物探索其规律性的一种表达。②通过分析字形结构，追溯汉字源流及本义。③《说文解字》自然观的核心是气、阴阳、五行学说。

1. 义理

（1）道·气·阴阳

道，所行道也。

气，云气也。象形。段玉裁注：象云起之貌。

气指云气、空气。

氣，馈客之刍米也。《仪礼·聘礼》曰：杀曰饔，生曰氣。

氣指食物之氣和呼吸之氣。

炁，魏、晋以后的神仙家们为了避免人们误解了他们对"气"的理解而特造的一个字，这个"炁"本指生天生地生人生物的一种生气，指生命本有的一种潜能，宇宙间的生气本来无穷，但人身体从父母那里得来的那点"先天炁"实在少得可怜，所以神仙家与道家强调要时时刻刻小心维护此"炁"。吐故纳新呼吸术的要旨并非只是炼"氣"、炼呼吸，炼"氣"更像是借用一根火柴，其目的是用它来点燃自身生命潜能之"炁"。

关于气的层次：元气。无形的能或天地南北极的磁力。阴气，阳气。节气。

日，实也。太阳之精不亏。

《释名》：实也。光明盛实也。

月，阙也。太阴之精。

《释名》：阙也，满则阙也。

阴（陰），暗也，水之南山之北也。段玉裁注：夫造化侌昜之气，本不可象，故黔与阴，昜与阳，皆假云日山阜，以见其意而已。

阳（陽），高明也。

《灵枢·阴阳系日月》曰："夫阴阳者，有名而无形。"即阴阳是事物的属性，而非事物本身。从体用上讲，阳以无为体，以气为用；阴以有为体，以质为用。从形神上讲，阳属神，阴属形。从呼吸上讲，呼，指阳动而阴随出；吸，指阴动而阳随入。从动静上讲，阳属动，阴属静。阳属元神，阴属识神；从人上讲，男属阳，女属阴。从人体内部层次讲，"外为阳，内为阴""藏者为阴，府者为阳"（《素问·金匮真言论》）。同一事物不同层次的阴和阳可以有成千上万，所以，岐伯说：

"阴阳者，……不可胜数，然其要一也。"（《素问·阴阳离合论》）所谓阴阳消息是指阴阳双方始终处于相互消长的运动过程，当事物处于阴进阳退时为"息"，事物处于阴衰阳盛时为"消"。

男，丈夫也。

女，妇人也。

⚇，《说文》"包"字考曰："妊也。象人裹妊，巳在中，象子未成形也。元气起于'子'，子，人所生也。男左行三十，女右行二十，俱立于'巳'，为夫妇。"这段话非常有意思，它包含了人生的初始与成型，包含了阴阳的运动及方向，数理与时空。其中，男从"子"左行至丑→寅→卯……凡三十而得"巳"，女子从"子"右行至亥→戌→酉……凡二十而得"巳"，男女于此相会合，因此，《周礼》令男子三十而娶，女子二十而嫁。巳，为四月，阳气已出，阴气已藏，万物现而成文章。男女会合于"巳"而裹妊，十月而生子。为什么孩子的孕育必须十个月呢？古人认为，天一地二人三，人之生命数理与"三"密切相关，万物的生成从"三"开始，这就是"三"的文化内涵。《大戴礼记·易本命》曰："三三而九，九九八十一，一主日，日数十，故人十月而生。"

日月、男女、阴阳，虽为三名，实则为一。其中包含两种力量，它们通过一分为二或合二为一来表现自身，它们是统摄中国医学和中国文化的内在驱动力，正是这两种力量产生了无穷变化的以圜形形式的叙述程序。

（2）天地人三才

天，颠也。至高无上。从一从大。

《吕氏春秋·有始览》高诱注："天，阳也，虚而能施，故微以生万物；地，阴也，实而能受，故塞以成形兆也。"

地，元气初分，轻清阳为天，重浊阴为地。万物所陈列也。从土，也声。

这个定义解释了四个问题：元气是天地分化之要素；天地的性

质——轻清阳为天，重浊阴为地；天地的作用——陈列万物。

也，地之阴性的本原在于"也"字。也，"女阴也"。因此，段玉裁注"地"曰：坤道成女，玄（圜）牝之门，为天地根，故其字从"也"。凡从"也"的字都模拟女阴之形，如"池"、"施"、"虵"（古"蛇"字）、"祂"（生殖女神）、"牠"（雌兽）等。

人，天地之性最贵者也。段玉裁注引《礼运》曰：人者，其天地之德、阴阳之交、鬼神之会、五行之秀气也。又曰：人者，天地之心也，五行之端也，食味别声被色而生者也。……故天地之生此为极贵。

天地人三才观对中医药文化影响很大，其中，天、地是构成宇宙的基本材料；人又是万物之灵，得天地之精华。所以，用天地人这"三才"代表宇宙中最主要的事物。这也是不取"二才""四才""五才"的道理所在。

中医理论还认为疾病也不是人体本身就有的，而是由天地人三邪构成。天有六气：风、暑、火、湿、燥、寒。地有六气：雾、露、雨、雹、冰、泥。人有六味：酸、苦、甘、辛、咸、淡。它们一旦过度或失去节制，就会形成疾患。由天邪引发的疾患，多在人体上部；由地邪引起的疾患，多在人体下部；由人邪引发的疾患，多在人体中部。

（3）形神·疾病·医药

形，象也。

"形"是"象"的形容。《周易》曰："在天成象，在地成形。"具体地说，形上为"象"，指天造之物；形下为"器"，指人造之物。中医"形、气、神"的"形"指有形的生命运动方式。

神，天神，引出万物者也。

中医的"神"指主宰形气阴阳的生命运动方式。人身脏腑能有功用的原因，在于"神"的主宰。心与神共为一物，其静谓之心，其动谓之神。五脏六腑都具有天然运动的能力，这种能力就叫作"神"。《内经》说："心藏神，肺藏魄，肝藏魂，脾藏意，肾藏志。"又曰："随神往来者谓之魂，并精出入者谓之魄。"此指神魂为一家，精魄为一家，正符合丹道"木火为侣""金水同宫"之说。

"神"的概念也得益于死而复生的原型：申，指七月，阴气自屈而申，有循环往复之意。《周易》视厚德载物、生生不息的女性力量为"坤"，也从"申"。《论衡·论死篇》说："神者，伸也。申复无已，终而复始。"正是宇宙生命的循环运动，给了古人神妙的灵感。

疾，病也。段玉裁注：急也，速也。病之来，多无期无迹也。矢能伤人，矢之去甚速。

病，疾加也。段玉裁注：疾甚曰病。

"病"字"丙"音，南方丙丁火，火在五脏配"心"，心为君主，主不明则十二官危，因此，"病"比"疾"重，"疾"为外伤，"病"为心病，古代兵家言：攻心为上，攻城为下，"病"之三昧尽矣。

医（醫）：醫，治病工也。

2000多年以前，虢国发生了一个震惊全国的大事：虢国太子死了！举国上下正在隆重地准备安葬仪式，这时名医扁鹊恰好路过，看到了这一场景，他在问了发病死亡的情况后，立即说："太子并没有死，我可以救活他。"旁边的大臣根本不相信扁鹊的话，说："你这种荒唐的话连小孩也骗不过。"扁鹊对虢国君主说："太子得的是一种叫'尸厥'的病，其实并不是真死。"虢君央求扁鹊救他的儿子，扁鹊让弟子先把石针磨锋利，然后他把锋利的石针刺进了太子的头顶，不一会儿，太子就苏醒过来了。接着扁鹊又用了"热敷法"热敷太子的两胁，太子就能够坐起来了，又让太子吃了两个月的汤药，太子便彻底恢复了。在这个"起死回生"的故事里，用了针刺法、热敷法、服药法、按摩法、气功等［子容捣（捣）药、子明吹耳、阳仪反神、子越扶形、子游矫摩］，显示了古代医疗技术的全面与发达。扁鹊也因此成为第一位被载入正史的名医。（刘向《说苑·辨物》）

药（藥）：治病草。从艸，樂声。音乐的调和叫作"樂"，同时，快乐可以驱散心中之郁闷，是最好的治病良方。治病草的调和叫作"藥"。古代药食同源，都取其调和之意。在上古的时候，医师往往同时又是厨师，传说伊尹这位商汤时的厨师就是用汤液来治病，因此，伊尹《汤液经法》为中医方剂之祖。

"汤液"的出现表明药物的使用已经告别了单味药单枪匹马的时代，开始转向大规模集团军作战。

中医常常把用药之法比喻成用兵之道。病患有大有小，小病可以耗精，大病可以伤命，就像一个敌国。药物就是攻打敌人的士兵。一定要知己知彼，在多种攻打战术中选取一种最佳战术。邪气传经，要先夺取敌人还未到达之处，斩断敌人的要道，要保住我方还没有丧失的疆土，守住我方的城堡。《孙子兵法》十三篇，其实已经说尽了用药治病之法。这是五千多年来中国人苦苦求索的结果。

在托名黄帝的中医学第一经典《黄帝内经》和托名神农炎帝的中药学第一经典《神农本草经》里已经阐述了运用药物"集团作战"的道理，那就是君臣佐使、七情和合、四气五味的理论。

《伤寒论》有一个有名的方子，叫"麻黄汤"，主治发热恶寒头痛，共由四味药组成，其中麻黄是君药，看看历史上有名的君王就知道麻黄的效力了，比如秦始皇、汉武帝，他们都有建功立业之功，但也有穷兵黩武之嫌，麻黄发表散寒，这是治病的大方针，为君。桂枝温通经脉，使邪气外出，它必须与麻黄合力，使发汗的力度增强，它的功用犹如宰相。杏仁辅佐麻黄发汗平喘，是佐臣。甘草甘缓，有"国老"之称，一则调和诸药，二则缓和麻黄、桂枝峻猛伤正的弊病，是重要的使者。如此布阵，才能共同对付风寒表实的敌人。

2. 象数

汉字还体现了象与数的结合。《素问·上古天真论》曰："法于阴阳，和于术数。"如果将数术与算数的相比较，则可以得出结论，算术指物质结构的空间形式及数量关系，而数术当指自然运动的时间方式及运动关系。

在中国的数术中，一代表无限的时间与运动，如气。二代表两类相反的运动方式的相互作用，如阴阳。如果按照二进制的序列运动，则世界是齐整的，有限、有序的，停滞的。而老子的三元序列则不同，它代表着事物的无限变化性和可能性，三元是对二元的丰富与扩展，它使事物呈现丰富多彩的可能性，运动将无休止地进行。

数在中国，在《说文》，在中医，都非西方数学之数，而是形、神、理三位一体的哲学思想体系。人类学家认为，对数的崇拜也源于原始思维的互渗观念。

象数学本指研究《周易》的一门学问，在这里，决定事物的因素有二：一是象，象，通"像"，为象征，比拟，是天下万物的镜子。二是数，"数"是天下万物的规范，度数。"象"是由"数"推衍出来的。数本是事物的一般形式，特别是十以内的自然数，由于和人们的日常生活联系紧密，被人们最广泛地运用，所以最具普遍性，而且它们还是其他一切数字的基础。因此这十个数程度不同地被神秘化了。

首先，在《周易》，1、3、5、7、9 五个奇数被说成"天数"；2、4、6、8、10 五个偶数被说成"地数"。这即是所谓的"天地之数"。《国语·周语》说："天六地五，数之常也。"

其次，发现了数与数之间相互关系的某些规律。如用 50 根蓍草按某种规律进行衍算，其结果总是 4 的 6、7、8、9 倍等。

再次，某些基数，如音律中的 9、历法中的 81 等被认为有神秘力量和数理功能。

最后，对 7、12（6 的倍数）的推崇则源于对自然现象重复规律的总结，并形成牢不可破的圜道观念。其中，七数内含生命周期、生理周期与医理周期。生命周期指受精卵细胞分裂化生以七天为一个周期，在母腹中经天机运转 40 周，即 280 天出生。再如女子月经 28 天周而复始，指子宫内膜细胞从再生到脱落历经 4 个周期。人的生理周期与

"七"相关则源于"天癸"说，如形容小孩子七岁八岁狗都嫌，说明这一时期的小孩儿正处在生理变化的转枢阶段，性格秉性等都发生相应的变化，妇女七七四十九岁更年期也同样。医理周期则指感染、感冒等一般七天为一个疗程，血液细胞系统的病一般以 28 天为一个疗程等。对 12 的推崇比比皆是，如一年为十二月、一天为十二时辰、岁星运行一圈为十二年等，还有十二经脉、十二皮部等。

一，惟初太始，道立于一，造分天地，化成万物。

《说文》"始一终亥"，"一"是太极，"亥"是男女化育，"亥而生子，复从一起"，返还到混沌玄冥的太极状态。这是《说文》在编排体例上与先民宇宙观念的完美统一。

"一"指事物的整体、元始、普遍性、永恒性、排他性等。为天，为圜（天体），为混沌。

二，地之数也。为地，为阴，为分。

与"一"相对，表示一般的对立、对待。

三，数名，天地人之道也。成数也。

《逸周书·武顺解》曰："两争曰弱，参和曰强。"

《荀子·天论》曰："天有其时，地有其财，人有其治，夫是之谓能参（三）。"天的功用在于化生万物，地的功用在于养育万物，而人的功用在于"赞天地之化育"。中国讲天地人，把人与天地并列，突出了人的重要性。

如果说易学以"二"为基数的阴阳范畴更适用于表现天道，那么中医学术以"三"为基数的阴阳范畴更适用于表现人道。在两仪—四象—八卦的生成序列中，完全是按"二"的倍数递增的，与"三"没有什么关系（除去阴阳两仪的三次组合结构外），而三阴三阳序列则既有"二"的要素，又有"三"的要素。就描绘人体生命现象而言，三阴三阳比仅以"二"为要素的阴阳—四象—八卦序列更理想，三阴三阳范畴的提出，对于中医理论体系的形成与定型起到了极为重要的作用。

在《素问·阴阳离合论》中，岐伯曰："太阳为开，阳明为阖，少阳为枢。……太阴为开，厥阴为阖，少阴为枢。"所谓开，当指释放与吸收。阖，有关闭、和合之意，应指储存能量。枢，指开阖之间的一种变频与转换能力，所以开阖枢是一种高度有序的、和谐的自组织行为。那么根据《素问·血气形志》"足太阳与少阴为表里，少阳与厥阴为表里，阳明与太阴为表里"；再根据《素问·阴阳离合论》"阴阳㪤㪤，积传为一周，气里形表而为相成"之意，当是一个人形成的立体图（图2-4）。其中，太阴居最里；太阳居最外，其功能在于释放或吸收。从

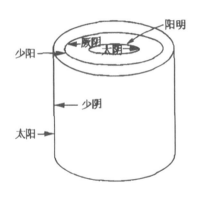

图2-4　三阴三阳图

经脉言，太阳膀胱小肠主释放，太阴脾肺有吸收之功。阳明、少阴当为阖，主储藏能量，阳明藏无形之能量，少阴藏有形之能量。大肠与胃都有去渣滓而储精华之功用，心肾为人体之动能。少阳、厥阴当为枢，主变频与转换。少阳主将无形转换成有形，厥阴主将有形转换成无形。

这里面稍有混乱矛盾之处，似乎与前文不符，但按照天之六气的排序，三阴指厥阴、少阴、太阴。在《素问·阴阳类论》中黄帝曰："三阳为父，二阳为卫，一阳为纪。三阴为母，二阴为雌，一阴为独使。"张介宾、马莳等均指出"一阴"当指厥阴。张介宾曰："一阴者，足厥阴肝经也。"杨上善曰："一阴，厥阴也。"王冰曰："一阴，谓心主之

脉。"马莳曰："一阴者，即厥阴也。厥阴为里之游部，将军谋虑，所以为独使也。"由此，厥阴应与少阳同为枢，少阳为纪、为游部；厥阴为独使、为朔晦，可变来变去，主转变，难窥其行止。少阴当与阳明为合，阳明像战士一样卫外，少阴像少女（雌）一样内守。

四，阴数也。象四分之形。段注：口象四方，八像分也。

郭沫若、曾宪通等学者认为，"四"是"呬"的初文本字。"呬，东夷谓息为呬"。呬，即气息，从口鼻四散，故"四"亦有分散之义。

五，五行也，从二。阴阳在天地间交午也。段注：像天地。

古"五"字为"×"，指五行相生相克。

六，易之数，阴变于六，正于八。段注：六为阴之变，八为阴之正也。九为阳之变。

《管子·五行》曰："天道以九制，地理以八制，人道以六制。"成"人"之道为三阴三阳，故为"六"。九六对举，六为阴之变，九为阳之变，象征天人之间相互沟通，相与为一。

佛教有"六根"之说，指眼耳鼻舌身意。六根所起的作用，就是"六识"。

七，阳之正也。微阴从中衺出也。段注：易用九，不用七，亦用变不用正也。

《周易》以日月加五星为七，并有"反复其道，七日来复"之语，由一而七，由七而十二，正是一个完整的循环周期。《素问·热论》中也有"一日，巨阳受之，……七日，巨阳病衰，……十二日，……病日已矣"之疾病发生、发展、痊愈规律的描述。

《素问·上古天真论》中的"女七男八"说也源于《周易》。从阴阳方面讲，七八为少阳少阴，为阴阳之气初生，充满活力；六九为老阳老阴，为老成转折，故用七八而不用六九。张介宾解释说："七为少阳之数，女本阴体而得阳数者，阴中有阳也。""八为少阴之数，男本阳体而得阴数者，阳中有阴也。"阴得阳助则长，阳得阴助则生。另有从

"数"上解释的说法：天以奇数生万物，地以偶数成万物。天一生水，地六成之；地二生火，天七成之；天三生木，地八成之；地四生金，天九成之；天五生土，地十成之。有生有成，五行生成皆备。得数之偏的为植物、动物；人得数之全，因此灵于万物。人的生命，肇始于天癸，天癸托根于肾，肾受气于结胎之始，借母之气血而成形。女子的肾气在母腹中，一月禀天一之水，而生肾脏之精及骨之髓；二月禀地二之火，而生心脏之血及脉中之荣；三月禀天三之木，而生肝脏之气及筋之力；四月禀地四之金，而生肺脏之阴及皮毛之泽；五月禀天五之土，而生脾脏之脂及肌肉之肥；六月禀地六之水，而成肾脏之元精及骨空中的元髓；七月禀天七之火，而生心脏之血及脉中之营。至此而女子体全。男子体全，还须待八月，禀地八之数，而成肝脏特殊之筋以成垂茎。人在母腹中，属太阴，太阴绕地一月一周；人出世后，太阳主之，太阳行天，一岁一周。因此，在母腹中以月计，出母腹后以岁计。

在《素问·阴阳应象大论》中有"七损八益"之说。杨上善认为"八益"指阳胜实证；"七损"指阴胜虚证。故"八益"分别为：身热一益，腠理闭二益，喘粗三益，俯仰四益，汗不出而热五益，齿干六益，烦冤七益，腹满死八益。"七损"分别为：身寒一损，汗出二损，身常清三损，数栗四损，寒五损，寒则厥六损，厥则腹满死七损。

在房中术中，也有"七损八益"之说。（见本书第四章"食气·导引·房中"部分）

八，别也，象分别相背之形。

九，阳之变也，象其屈曲究尽之形。

九与"久""究"通，为"阳数之终也""极阳之数"。《素问》《灵枢》《难经》皆取九九八十一篇，代表对天道阳数的至诚至敬。中药熟地须九蒸、九晒、九制，都意在纯阳之品，尽取阳气，以期阴阳互济。

十，数之具也，"—"为东西，"｜"为南北，则四方中央备矣。

"十"字，许慎认为是囊括四面八方之地（与天相对应），又包含东西南北中五个方位，以其含义丰富而引出"完备"义。象征完美。

大衍之数五十，有人认为是十日、十二辰、二十八星宿合为五十；有人认为是太极、两仪、日月、四时、五行、十二月、二十四气合为五十；有人认为大衍之数应与天地之数相一致，为五十五（天数之和为二十五，地数之和为三十）。

总之，《说文》对"数"的探源，无一能脱"阴阳五行"之藩篱，体现了形、神、理三位一体的哲学内涵。

（三）汉字的象征体系

1. 五行说

阴阳五行理论在很大程度上代表了中国古人认识宇宙的程度。它来自古代星象学和天文观及实际的生活经验，目的是找寻事物间的相互联系，而且以一种体系的方式将这种联系看作一个整体。五行作为五种力，不仅强调运动，更强调运动的方向（木生火，火生土，土生金……）。在这一体系中，起决定作用的并不是某一个阶段，而是整体结构，一切都在运动与变化之中，与此同时，整体保持着稳定性和持续性。宇宙万物是一个有机的整体，而其中每一个事物又自成一个小宇宙。这种运动的原则，系统的原则，辩证的原则，是科学而绝非巫术。它不仅应用于四季更替、农业生产、植物生命循环、历算、五色、五音、五方，更成功地应用于传统医学。它统括宇宙间的一切事物，同时又超越它们，以一种自由的精神来达到"道"的境界，来找寻一切事物变化的根基……

汉代"阴阳五行"观念已经渗透到包括哲学、自然科学及社会政治理论的几乎所有领域，特别是对于中国古代天文学、气象学、算学、化学、医学等自然科学学科的形成与发展，产生了极为深刻的影响。

中医学奠基之作《黄帝内经》更是建构在阴阳五行模型之上的宇宙

生命学巨著。

从时间上考察，"五行"说起源于殷商时代，形成于西周时代，出现了木、火、土、金、水"五行"概念；初步成熟于春秋时代，出现了五行相胜学说；进一步成熟于战国时代，出现了五行相生学说、五行与阴阳互相配合学说，五行已成为一种宇宙模型被广泛运用；神化于汉代，五行学说成为神圣不可更改的世界观、方法论，并一直延续到清末。五行与阴阳相结合的理论成为中国文化最核心的思维方式及价值取向。

（1）关于"五行"的起源

1）源于"五材"。"五材"指自然界木、火、土、金、水五种基本物质。最早将"五材"称为"五行"的是《尚书·洪范》。《洪范》是箕子对周武王的答问："（武）王访于箕子……箕子乃言曰：'我闻在昔，鲧堙洪水，汩陈其五行，帝乃震怒，不畀洪范九畴，彝伦攸斁。鲧则殛死，禹乃嗣兴。天乃锡禹洪范九畴，彝伦攸叙。初一曰五行，次二曰敬用五事，……五行：一曰水，二曰火，三曰木，四曰金，五曰土。'"

此段是关于殷商的遗臣箕子叙述治国方略九畴中的第一畴。除第一畴"五行"外，九畴中还有第二畴"五事"、第四畴"五纪"、第九畴"五福"，都是以"五"归纳事物的目的。可见《洪范》已有了五行观念和崇五的倾向。《洪范》又将"五行"解释为水、火、木、金、土五种要素。在用五要素来解释五行的文献中，这是最早的。

另《左传·襄公二十七年》载"天生五材，民并用之"，《左传·昭公二十五年》载"天地之经，而民实则之。则天之明，因地之性，生其六气，用其五行"，《左传·昭公三十二年》载"天有三辰，地有五行"，《国语·鲁语》载"地之五行，所以生殖"，其中所说的"五行"就是指"五材"。五材被称为五行后，其意义即发生重大变化。

2）源于"五方"。从安阳殷墟大墓考察来看，半数大墓平面呈"亞"形。

著名美籍华人学者张光直认为殷代大墓的"亞"形墓坑与墓室的形

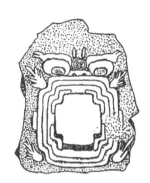

图 2-5　墨西哥奥尔梅克文化石刻第九号的"亞"形大口

状反映了古代的信仰，与五方观念有明显关系，更认为"亞"字形建筑是现代中国四合院房屋的早期形式。又考，墨西哥玛雅文化遗址的神兽形石的嘴呈"亞"形，故有人认为玛雅与殷商文明是"同祖后代"（图2-5）。

据王国维《明堂寝庙通考》考证，上古明堂宗庙平面也呈"亞"形。据《艺文类聚》引郑玄《三礼图》所载"明堂"曰："周制五室，东为木室，南火，西金，北水，土在其中。"（图2-6）西周早期的金文中也有大室旁设四宫的记载。《礼记·月令》谓："天子居大庙大室。"《礼记注疏》中孔颖达曰："中央室称大室者，以中央是土室，土为五行之主，尊之，故称大。"上述的"亞"形可分解为五个方块，分别代表五方，可见五方的观念在夏商时代即产生。从文献记载看，《尚书·尧典》记载舜巡狩四方，巡狩路线按五行相生序；《逸周书·小开武解》记载商末周初文王、武王、周公之时巡察、封社也按五位、五行次序。殷墟出土的卜辞中有许多"尚五"的说法，并载有祭祀五方神的仪式。从"行"的甲骨文字形"㐅"看，也是外通四方、中居一方。有学者据此认为"五行"源于"五方"。

3）源于"五时"。据《史记·历书》记载："黄帝考定星历，建立五行。"《管子·

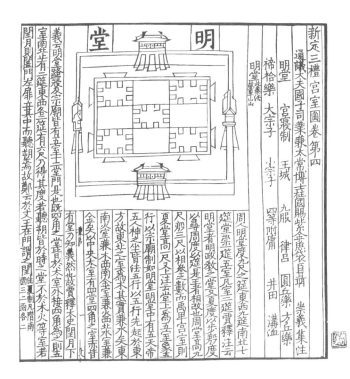

图 2-6　周代明堂图

五行》说：黄帝"作立五行以正天时"。均认为五行是黄帝为了制定历
法而创立。五行初义为五气，用于治历。《管子·五行》载五行历遗
义，将一年三百六十五日分为五段，以木、火、土、金、水分别统配，
并重构五气流行图，按五个方向依次流转。

　　4）源于时空意识的觉醒。对于"五行"的来源问题，首先应该追
溯的是为什么古人要进行"五"的分类。固然古人对自身手、足都是
"五"指（趾）感到神秘继而崇拜，但并不能就此认为这就是五行的来
源。"五行"与五方、五材、五时、五气均来源于人们时空意识的觉醒。
至迟在殷商时期，人们已有了空间上的五方观念和时间上的五时观念，当时的"五气"说即是时间与空间的统一,"五气"中既包含与二至、二分配合的季节交变之气,又包含散入四正之位、虚中之位的方位之气,五时与五位巧妙地结合在一起。这种深层次的时空统一观念、宇宙(时空)"五"类划分观念,可能正是五行形成的根本原因。

(2)与"五行"相关词义考

1)五行。行,人之步趋也。

五行,《国语·郑语》载:"先王以土与金木水火杂,以成百物。"

《尚书·洪范》:"水曰润下,火曰炎上,木曰曲直,金曰从革,土爰稼穑。润下作咸,炎上作苦,曲直作酸,从革作辛,稼穑作甘。"

五行互为生化,互为克制,由于阴阳的作用而产生相刑、相合、相生、相冲、相克等区别。这是因为五行之气各具一性,如不能相合,则自相残害,如认识并掌握它们的性质规律,则五行之气可以为我所用。正是由于金克木,而使木成器;木本克土,土反因之而成物;土克水,水反因之而不泛滥;水克火,火反因之而不燥;火克金,金反因之而成器。克中有生,这就是相成。

中医认为,五行当中,肝木为五行生化之先;水生木,肾为肝之母,因此,肾水为五行生化之源;脾土真气旺于夏而运于四时,为先天五行生化之母,胃为后天五行生化之母(图2-7)。

金,五色金也。黄为之长,久埋不生衣,百炼不轻,从革不违,西方之行。生于土,从土。

在天之金星,晨曰"启明",昏曰"长庚"。《内经》称其为"太白"。

木,冒也。冒地而生,东方之行。

木星十二年在星空运行一周,每年经过一个星座。故古人称其为"岁星"。又按木星的反方向运动设立一假想的"太岁",用以纪年。岁:"木星也。越历二十八宿,宣遍阴阳,十二月一次,从步,戌声。"段注:"行于天有常,故从步。"关于岁,《尔雅·释天》曰:"载,岁

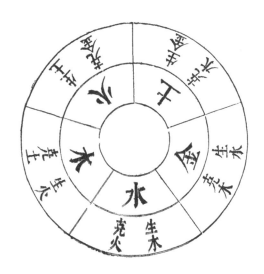

图 2-7　五行相生相克图

也。夏曰岁，商曰祀，周曰年，唐虞曰载。"

水，准也。北方之行，象众水并流，中有微阳之气也。

微阳之气实来自卦象，坎（☵）为水，中有阳爻。在天之水星称为"辰星"。

火，毁也。南方之行，炎而上。

在天之火星称为"荧惑星"。

土，地之吐生万物者也。"二"象地之上，地之中，"｜"，物出形也。

在天之土星每二十八年运行一周天，每年填满二十八星宿中的一宿，又似每年镇压二十八星宿中的一宿，故称为"镇星"或"填星"。

2）五色。色，颜气也。段注：颜者，两眉之间也。心达于气，气达于眉间，是之谓色。引孟子曰："仁义理智根于心，其生色也，睟然见于面。"

《灵枢·五色》以颜面之五色来辨病：青黑为痛，黄赤为热，白为寒。黄而膏润为脓，赤甚者为血，痛甚为挛，寒甚为皮不仁。赤色出两颧，大如拇指者，病虽小愈，必猝死；黑色出于庭（脑门），大如拇指，必不病而猝死。

在《灵枢·五音五味》进一步解释说：圣人视其颜色，黄赤者多热气，青白者少热气，黑色者多血少气。美眉者太阳多血，通髯极须者少阳多血，美须者阳明多血。《灵枢·阴阳二十五人》说："形色相得者，富贵大乐。"

《逸周书·小开武解》记载周公旦的话："在我文考，顺明三极，躬是四察，循用五行……五行：一黑位水，二赤位火，三苍位木，四白位金，五黄位土。"这是五行配五色的最早文献记载。

五色源于古人对光的感觉。

青，东方色也，木生火，从生丹，丹青之信言必然。段注：俗言信若丹青，谓其相生之理有必然也。援此以说从生丹之意。（丹，巴越之赤石也。段注：丹者，石之精，故凡药物之精者曰丹。）

赤，南方色也。从大火。

黄，地之色也。从田，光声。段注：天玄而地黄。

因此，古人上衣尚青色，下裳尚黄色，取与天地之象相合之意。

白，西方色也。阴用事，物色白，从入合二。二，阴数。段注：出者阳也；入者阴也。

黑，北方色也。火所熏之色也，从炎，上出囟。

3）五音、十二律吕。关于音乐的起源，我国古代有两种说法，一种是生于天"气"；一种是生于人心。

音乐生于天"气"说，依据的是声音和风的关系。

天有六气，降生五味，发为五色，徵为五声。

——《左传·昭公元年》

　　天之偏气，怒者为风。

——《淮南子·天文训》

　　而音乐生于人心说与生于天"气"说并不对立，音乐是从人心取得其内容，从自然存在取得其形式。《礼记》指出"乐者，音之所由生也，其本在人心之感于物也"。《吕氏春秋·音初》说"音成于外而化乎内"。《史记·乐书》说"情动于中，故形于声，声成文谓之音"，即音声是自然界的物体及人内部状态的表现，反过来，通过这个表现，便可推知他们的内部状态。"气强则声强，其众劲。律者，所以通气，故知吉凶也。"（《史记索隐》）神秘的"声占"由此发展而来，中医四诊中的"闻"也与此相关。

　　十二律吕的名称就表示着"地气"在不同时期的不同表现和不同作用。例如：

　　黄钟者，阳气踵黄泉而出也。其于十二子为子。子者，滋也；滋者，言万物滋于下也。

——《史记·律书》

　　黄者，中之色，君之服也；钟者，种也。……阳气施种于黄泉，孳萌万物，为六气元也。

——《汉书·律历志》

　　南吕者，言阳气之旅入藏也。

——《史记·律书》

　　蕤宾：蕤，继也。宾，导也。言阳始导阴气使继养物也。

——《汉书·律历志》

　　夹钟，言阴夹助太簇，宣四方之气而出种物也。

——《汉书·律历志》

　　人的基音为五，律、吕之数各为六，其中，六律为阳，其音名为黄钟、太簇、姑洗、蕤宾、夷则、无射；六吕属阴，其音名为林钟、南吕、应钟、大吕、夹钟、仲吕（图2-8）。《史记·律书》说"六律为万事根本"，《汉书·律历志》说"以律起历"，那么，古人为什么认为律吕有如此大的意义呢？我们知道，气虽有三阴三阳之量化，但那只是关于阴气阳气多少的不确定的说法。当音与律结合后，古代虽有丝、竹、匏、革、金、石、土、木八种材料的乐器，但律管长度的比例数及计算规则是不变的，也就是三分损益法，即作为音基的黄钟律是根据实践确定的，"黄钟之律九寸而宫音调，因而九之，九九八十一，故黄钟之数立焉"（《淮南子·天文训》）。因此，古人由于音律量化的严格而可以推想和规定阴阳的"气之多少"，正如《汉书·律历志》说："太极元气，函三为一。极，中也。元，始也。行于十二辰，始动于子。参之于丑，得三。又参之于寅，得九。又参之于卯，得二十七……又参之于亥，得十七万七千一百四十七。此阴阳合德，气钟（终）于子，化生

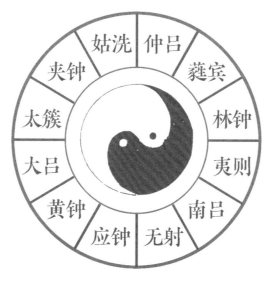

图2-8　十二音律图

万物者也。"

具体到人体生命与律历的结合，《素问·阴阳应象大论》中说：
"人有五藏化五气，以生喜怒悲忧恐。"而五音与脏腑的五种情志变化
具有"同声相应"的规律，即"肝，在音为角（可用简谱记为'3'），
在志为怒；心，在音为徵（可用简谱记为'5'），在志为喜；脾，在
音为宫（可用简谱记为'1'），在志为思；肺，在音为商（可用简谱
记为'2'），在志为忧；肾，在音为羽（可用简谱记为'6'），在志
为恐。"

宫、商、羽、徵、角五个音阶及以它们各自为主谱写的调式或乐曲
不仅具有不同的物理声学特征，而且可以引发人不同的心理感受。如古
籍中所说的"角谓木音，调而直也"；"角乱则忧，其民怨"；"徵谓火
音，和而美也"；"徵乱则衰，其事勤"；"宫谓土音，大而和也"；"宫
乱则荒，其君骄"；"商为金声，轻而劲也"；"商乱则陂，其官坏"；
"羽谓水音，沉而深也"；"羽乱则危，其财匮"（《素问·阴阳应象大
论》王冰注）。因此，根据五行学说，既然人的脏器在不同的季节具有
不同的生理状况，而音乐又起源于对自然意境的模仿与再现，那么，在
脏器与乐音之间就存在着一定的相生相克关系，即可以用"五音"谱写
的相应乐曲调式来刺激和补益相应的脏器功能，这可以称为中医音乐
疗法。

音乐疗法的效果取决于音乐的音频、力度、音色和音程等音乐成分
对人生理和心理的影响。如快速的音频振动具有神经兴奋或紧张的作
用，而缓慢的音频振动则具有松弛神经与肌肉的作用；洪亮与高昂的力
度给人以鼓舞前进、强壮有力的感觉，而柔和的力度则使人感到亲切友
好，给人以温馨平静的感觉；等等。

除《素问》的《阴阳应象大论》和《金匮真言论》等篇中有五音
入通五脏，与五志相关的论述外，我国古代对音乐疗法的研究也反映在
其他一些古籍当中。如《欧阳文忠公集》中记载，欧阳修曾患有忧郁

症，屡以药疗不效。后闻宫声数引，久则乐之愉然，不知疾之在体："予尝有幽忧之疾，退而闲居，不能治也。既而学琴于友人孙道滋，受宫声数引，久而乐之，不知疾之在其体也。"明《幼科发挥》载有用乐舞调治儿童精神困倦症的验案：一儿病后喜睡，二目不能开，乃"令其家中平日相与嬉戏者，取其小鼓小钹之物，在房中床前，唱舞以噪之。未半日，目开而平复"。由上述可知，古人不但对音乐调节情志的作用有所认识，而且已经将其运用在临床医学中了。

宫，室也。段注：宫自其围绕言之，则居中谓之宫。……刘歆云：宫，中也，居中央，唱四方，唱始施生，为四声纲也。……宀绕其外，吕居其中也。吕者，脊骨也，居人身之中者也。

《汉书·律历志》："宫，中也，居中央，畅四方。"为音唱的开始，为四声的总纲。

商，从外知内也。段注：商之为言章也。章其远近，度其有亡，通四方之物，故谓之商也。

《汉书·律历志》：商之为言章也，物成熟可章度也。

角，兽角也，象形，角与刀鱼相似。

《汉书·律历志》：角，触也，物触地而出，戴芒角也。

徵，召也。行于微而闻达者即徵也。段注：是乃感召之意也。

羽，鸟长毛也。段注：长毛别于毛之细缛者，引申为五音之羽。《晋书·乐志》云：羽，舒也。阳气将复，万物孳育而舒生。

古人对音乐的态度有如下几种：墨子著《非乐》，认为王公大人为乐，必厚敛于民。老子亦非乐，"五音令人耳聋"，而赞美天籁，贬低人籁，认为音乐扰乱人性。儒家注重音乐的教化作用，孔子说"兴于《诗》，立于《礼》，成于《乐》"，乐之质在于和。司马迁说："乐者，圣人之所乐也，而可以善民心。其感人深，其风移俗易，故先王著其教焉。"（《史记·乐书》）

4）五藏（脏）。藏，匿也。臣铉等案：《汉书》通用臧字。臧，善也。段注藏字：凡物善者必隐于内也。

《内经》之藏（脏），有形藏、神藏之别，但用的都是"藏"这个字。《六节藏象论》曰："形藏四，神藏五，合为九藏以应之也。"清代的张志聪说："形藏者，藏有形之物也。神藏者，藏五藏之神也。藏有形之物者，胃与大肠、小肠、膀胱也。藏五藏之神者，心藏神，肝藏魂，脾藏意，肺藏魄，肾藏志也。"（《黄帝内经素问集注》）

象，南越大兽，长鼻牙，三年一乳。段注引《周易·系辞》曰："象也者，像也。"并说："像字未制以前，想象之义已起，故周易用象，为想像之义。"

王冰注：象，谓所现于外，可阅者也。

张介宾注：象，形象也。藏居于内，形见于外，故曰藏象。

心，人心，土藏也，在身之中。象形。博士说以为火藏。段注：土藏者，古文尚书说；火藏者，今文家说。

《释名》：纤也，所识纤微，无物不贯心也。

五脏中唯有"心"无肉月傍，其象为"火"，其神为"神"，三者都但见其用，无形可徵。《道德经》曰："大象无形。""心""火""神"是我们生命的本质要素，我们可以强烈地感受它们，但难以把握它们。如"心猿意马"比喻心如猿，跳跃不停；意念如马，飞驰难羁——"无常"方是生命与生活的本质，"有常"不过是一种相对的存在。

肝，木藏也。

《释名》：干也，于五行属木，故其体状有枝干也。凡物以木为干也。

《素问·宣明五气篇》："肝主筋。"《灵枢·九针论》："肝主语。"《灵枢·经脉》曰："筋为刚。"经筋连缀百骸，像树木之枝干联结。

肝，体阴（血）而用阳（魂），精血足，则勇，如将军；魂魄强，则谋略出。

又，肝比喻为苍龙，取龙体阴而性阳；在八卦为震，以威猛为用，作用有生灭之别。

脾，土藏也。

《释名》：脾，裨也，在胃下，裨助胃气，主化谷也。

《素问·痿论》："脾主身之肌肉。"《灵枢·经脉》曰："肉为墙。"像泥土之性，故为土藏（脏）。在《易》像为"坤"，主"厚德载物"。

肺，金藏也。

《释名》：勃也，言其气勃郁也。

《素问·阴阳应象大论》：天气通于肺。

《素问·灵兰秘典论》："肺者，相傅之官，治节出焉。""相傅之官"为君与百官之间的沟通与关联，所以"肺朝百脉"。所谓"肺藏魄"之"魄"指耳目之聪明，相傅之官要眼观六路，耳听八方。"治节出焉"的"节"指"节气"，"治"指"正常""有序"。主宣发和肃降。

又，肺比喻为白虎，指虎体阳而性阴，在八卦为兑，以静寂为用。人要想入静，当先调呼吸。

肾，水藏也。

《释名》解释为"引也，肾属水，主引水气灌注诸脉也"。

《素问·宣明五气篇》曰："肾主骨。"《灵枢·经脉》曰："骨为干。"骨为人体之主干。

《素问·灵兰秘典论》曰："肾者，作强之官，伎巧出焉。""强"字本为"彊"。彊，弓有力也，引申为凡有力之称。强"又假为勥迫之勥"。父（肾）精母血孕育胎儿，谓之伎巧。能藏才能出。

5）五藏神。神，天神引出万物者也。

《内经》：心藏神。

魂，阳气也。从鬼云声。段注引《白虎通》曰：魂者，沄也。犹沄运行不休也。引《左传》：子产曰：人生始化曰魄，既生魄，阳曰魂。用物精多，则魂魄强。

《内经》：肝藏魂。

魄，阴神也。从鬼白声。段注曰：阳言气，阴言神者，阴中有阳也。……魂魄皆生而有之，而字皆从鬼者，魂魄不离形质，而非形质也，形质亡而魂魄存，是人所归也，故从鬼。引《白虎通》曰：魄者，迫也。犹迫迫然箸于人也。引《祭义》曰：气也者，神之盛也。魄也者，鬼之盛也。郑云，气为嘘吸出入者也，耳目之聪明为魄。引《孝经》曰：魄，白也。白，明白也。魂，芸也。芸芸，动也。

《内经》：肺藏魄。

朱子曰："魂是魄之光焰，魄是魂之根柢。……阴主藏受，故魄能记忆在内；阳主运用，故魂能发用出来。二物本不相离，精聚则魄聚，气聚则魂聚，是为人物之体。至于精竭魄降，则气散魂游，而无所知矣！"（鲍云龙《天原发微》）

意，志也。从心。察言而知意也。段注释为"意之训为测度，为记"。

《内经》：脾藏意。

志，意也。从心从士。段玉裁认为"志"与"識（识）"通。引诗序曰："诗者，志之所之也，在心为志，发言为诗。志之所之，不能无言，故識从言。""士"，段注引孔子曰："推十合一为士。""学者由博返约，故云推十合一。""志"当与"智能"义同。

《内经》：肾藏志。

6）五官。五脏各有官窍。"窍"，空也。其音"巧"，又有机巧、灵巧之义。为什么只有五脏有官窍，六腑没有呢？因为脏属阴，腑属阳，《礼记》郑玄注疏云："地秉持于阴气，窍，孔也，为孔于山川，以出纳其气。"这又是造化的机巧与智慧。

道教丹道家又视五窍为元气之贼，因此强调对眼、耳、鼻、口、意的修炼。主张目不外视而视内，则魂在肝而不从眼漏；鼻不闻香而呼吸在内，则魄在肺而不从鼻漏；口不开而默内守，则意在脾而不从口漏；心不妄想，则神在心而不从想漏。如此，则五藏神攒簇在腹部坤位，为不漏境界，也是老子"君子为腹不为目"的真义。

丹道家还认为"九窍之邪，在乎三要"（《黄帝阴符经》），分别是：人容易受到耳、目、口的伤害，耳听声则肾精动摇；目视色则心神驰越；口多言则肺气散乱。因此，要固守耳目口三关。

目，人眼也。重童子也。古"童"通"瞳"。

《释名》：瞳，重也，肤幕相裹重也。

目是视觉感受器，是心神"任物"的重要门户。

《素问·金匮真言论》：肝"开窍于目"。

《灵枢·五阅五使》："目者，肝之官也。"肝病者则目眦发青。

耳，主听者也。

《灵枢·五阅五使》："耳者，肾之官也。"肾病者颧与颜面皆黑。

《灵枢·邪气脏府病形》：血气皆上于面而走空窍。……其别气走于耳而为听。

《灵枢·脉度》："肾气通于耳，肾和则耳能闻五音矣。"这里的"和"指机体的平和、正常。

鼻，所以引气自界也。段注引老子注曰：天食人以五气，从鼻入。段注又《白虎通》引《元命苞》曰：鼻者，肺之使。按鼻一呼一吸相乘除，而引气于无穷。又"自"字，《说文》曰："鼻也，象鼻形。"民俗认为胎儿始生为鼻子，为五官九窍之先生成者，因此有"鼻祖"的说法。

《灵枢·五阅五使》："鼻者，肺之官也。"肺病者则喘息鼻张。

《灵枢·脉度》：肺气通于鼻，肺和则鼻能知臭香矣。

舌，在口所以言，别味者也。从干口。段注曰：干，犯也。言犯口而出之，食犯口而入之。

《灵枢·五阅五使》："舌者，心之官也。"心病者则舌卷短。

《灵枢·脉度》：心气通于舌，心和则舌能知五味矣。

口，人所以言、食也。象形。段注：言语、饮食者，口之两大端。舌下亦曰，口所以言别味也。

《灵枢·五阅五使》："口唇者，脾之官也。"脾病者唇黄。

《灵枢·忧恚无言》：喉咙者，气之所以上下者也。会厌者，音声之户也。口唇者，音声之扇也。舌者，音声之机也。

7）六腑。腑，藏腑，本作府（《玉篇》）。

府，文书藏也。段注：文书所藏之处曰府。

胆，连肝之府也。

《素问·灵兰秘典论》：胆者，中正之官，决断出焉。

胆属阳木，为肝之腑，同主春令。

肠，大小肠也。

《释名》解释为"畅也，通畅胃气，去滓秽也"。

小肠属阳火，为心之腑，同主夏令。大肠属阳金，为肺之腑，同主秋令。

《素问·灵兰秘典论》：大肠者，传道之官，变化出焉。小肠者，受盛之官，化物出焉。

胃，谷府也。

《释名》解释为"围也。围受食物也"。

胃属阳土，为脾之腑，同主长夏。

《灵枢·五味》：胃者，五藏六府之海也，水谷皆入于胃，五藏六府皆禀气于胃。

膀胱，脬，旁光也。段注引《白虎通》曰：旁光者，肺之府也。段玉裁在注解"脬"字时说："脬者，旁光也，腹中水府也。"

脬，《释名》解释为："鞄也。鞄，空虚之言也。主以虚，承水汋也。或曰膀胱，言其体短而横广也。"

膀胱属阳水，为肾之腑，同主冬令。

《素问·灵兰秘典论》：膀胱者，州都之官，津液藏焉，气化则能出矣。

8）七情。关于七情，儒家和医家解释略有不同。《礼记·礼运》曰：　"何谓人情？喜、怒、哀、惧、爱、恶、欲。七者，弗学而能。……故圣人之所以治人七情，修十义，讲信修睦，尚辞让，去争夺，舍礼何以治之？"《素问·举痛论》曰："怒则气上，喜则气缓，悲则气消，恐则气下，……惊则气乱，……思则气结。"《素问·阴阳应象大论》也指出怒伤肝，喜伤心，思伤脾，忧伤肺，恐伤肾。孙思邈在《银海精微》中明确指出："七情，喜、怒、忧、思、悲、恐、惊。喜伤心其气散，怒伤肝其气紧，忧伤肺其气聚，思伤脾其气结，悲伤心胞其气急，恐伤肾其气怯，惊伤胆其气乱，此乃七情是也。"

情，人之阴气有欲者。段注引《左传》曰：民有好恶喜怒哀乐，生于六气。《孝经援神契》曰：性生于阳以理执，情生于阴以系念。

性，人之阳气，性善者也。段注引《孟子》曰：人性之善也，犹水之就下也。董仲舒曰：性者，生之质也，质朴之谓性。

怒，恚也。从心，奴声。

《二程遗书》程子曰：治怒为难，治惧亦难，克己可以治怒，明理可以治惧。《朱子全书》朱子曰：天之怒，雷霆亦震。舜诛四凶，当其时亦须怒。但当怒而怒，便中节。事过便消，了更不积。

《素问·调经论》：血有余则怒。

《素问·举痛论》：怒则气上。又曰：怒则气逆，甚则呕血及飧泄，故气上矣。

《素问·阴阳应象大论》：在志为怒。怒伤肝，悲胜怒。

喜，乐也。从壴从口。段注曰："壴象陈乐立而上见。从口者，笑下曰喜也。闻乐则笑，故从壴从口。""壴"是"鼓"的象形初文，像鼓的形状。喜的初义就是鼓声响起，开怀大笑。

《玉篇》：悦也。

《素问·调经论》：神有余则笑不休。

《素问·举痛论》：喜则气缓。又曰：喜则气和志达，荣卫通利，故气缓矣。

《素问·阴阳应象大论》：在志为喜。喜伤心，恐胜喜。

思，睿也。从心从囟。段注《谷部》曰：睿者，深通川也。……引申之，凡深通皆曰睿。……谓之思者，以其能深通也。

本为"恖"字，后隶书和楷书上面的"囟"讹变为"田"而写作"思"。

元周伯琦《六书正讹》释"恖"为"念也，从心从囟，囟顶门骨空，自囟至心如丝相贯不绝，会意，俗作思，从田非"。

《六书总要》释"思"为"念也，虑也，绎理为思。"

《灵枢·本神》：心有所忆谓之意，意之所存谓之志，因志而存变谓之思。

《素问·举痛论》：思则气结。又曰：思则心有所存，神有所归，正气留而不行，故气结矣。

《素问·阴阳应象大论》：在志为思。思伤脾，怒胜思。

忧，心动也。

《尔雅·释诂》：思也。郭璞《尔雅注疏》：忧者，愁思也。

"愁"，忧也。从心，秋声。《礼记·乡饮酒义》曰：西方者秋，秋之为言愁也。

秋天容易产生悲凉、忧虑的心情，这就是古代文人所说的"悲秋"。

《灵枢·本神》：愁忧者，气闭塞而不行。

《素问·阴阳应象大论》：（心）在变动为忧。又曰：在志为忧。忧伤肺，喜胜忧。

恐，惧也。

惧，恐也。

"恐"和"惧"本义相同，故能组成双音词"恐惧"。细分的话恐的程度稍重，含有惶恐不安的意思；惧含有警惕自戒的意思。

《素问·调经论》：（血）不足则恐。

《素问·举痛论》：恐则气下。又曰：恐则精却，却则上焦闭，闭则气还，还则下焦胀，故气不行矣。

《素问·阴阳应象大论》：在志为恐。恐伤肾，思胜恐。

悲，痛也。段注：惨者，痛之深者也。恫者，痛之专者也。悲者，痛之上腾者也。各从其声而得之。

《毛传》曰：春，女悲；秋，士悲。感其物化也。郑笺曰：春女感阳气而思男，秋士感阴气而思女，是其物化，所以悲也。

《素问·调经论》：神不足则悲。

《素问·举痛论》：悲则气消。又曰：悲则心系急，肺布叶举而上焦不通，荣卫不散，热气在中，故气消矣。

《素问·痿论》：悲哀太甚则胞络绝，胞络绝则阳气内动，发则心下崩，数溲血也。

惊，马骇也。

《素问·举痛论》：惊则气乱。又曰：惊则心无所倚，神无所归，虑无所定，故气乱矣。

惊和恐，在情志上属于一类，但在程度上不同。惊为短暂的恐，恐为持续的惊。由于惊要比恐的程度低，持续的时间要短，因此，也很容易过去。生活中，我们也经常会用请吃饭等方式安慰受惊的人，为他们"压压惊"。

爱，行貌。《洪武正韵》：慕也，怜也，恩也，宠也，好乐也。

恶，过也。段注曰：人有过曰恶，有过而人憎之亦曰恶。

《广韵》曰：不善也。《康熙字典》引《通论》释曰：有心而恶谓之恶，无心而恶谓之过。

欲，贪欲也。段注曰：感于物而动，性之欲也。欲而当于理，则为天理。欲而不当于理，则为人欲。欲求适可斯已矣，非欲之外有理也。《周易·象》曰：君子以惩忿窒欲。

《礼记·曲礼》：欲不可从。

《道德经》：不见可欲，使民心不乱。

9）五时。《释名·释天》：春曰苍天，阳气始发色苍苍也；夏曰昊天，其气布散颢颢也；秋曰旻天，旻，闵也，物就枯落可闵伤也；冬曰上天，其气上腾与地绝也。故月令曰，天气上腾地气下降。

春，推也。段注引《礼记·乡饮酒义》曰：东方者春，春之为言蠢也。又引《尚书大传》曰：春，出也，万物之出也。

《汉书·律历志》：春，蠢也，物蠢生，乃动运。

《释名》：蠢也，万物蠢然而生也。

夏，中国之人也。段注：以别于北方狄，东北貉，南方蛮闽，西方羌，西南焦侥，东方夷也。夏，引申之义为大也。

《释名》：假也，宽假万物，使生长也。

《康熙字典》引《正字通》曰：古先有四时之夏，余义皆假借。

长夏，王冰云：长夏者，六月也。土生于火，长在夏中，既长而旺，故云长夏也。

《素问·藏气法时论》：脾主长夏。

《素问·太阴阳明论》中，帝曰：脾不主时何也？岐伯曰：脾者土也，治中央，常以四时长四藏，各十八日寄治，不得独主于时也。

秋，禾谷熟也。段注：其时万物皆老，而莫贵于禾谷。

《康熙字典》引《释名》曰：秋，就也，言万物就成也。

《康熙字典》：愁读为揫，敛也，察严杀之貌。

《释名》：秋，緧也，緧迫品物使时成也。

《礼记·乡饮酒义》曰：秋之为言，愁也，愁之以时察，守义者也。

冬，冬，四时尽也。段注：冬之为言终也。引《考工记》曰：水有时而凝，有时而释。故冬从仌（音"冰"），从夂。

《释名》：终也，物终成也。

10）五方。

东，动也。从日在木中。

《汉书·律历志》：动也。阳气动物，于时为春。

南，草木至南方有枝任也。

《汉书·律历志》：任也。阳气任养物，于时为夏。

中，内也。从口丨，下上通也。

《汉书·律历志》：中央者，阴阳之内，四方之中，经纬通达，乃能端直。于时为四季。

西，鸟在巢上也。日在西方而鸟西，故因以为东西之西。

《汉书·律历志》：迁也，阴气迁落物，于时为秋。

北，乖也。段注引韦昭注《国语》曰：北者，古之“背”字。又引申之为北方。《尚书大传》《白虎通》《汉书·律历志》皆言：北方，伏方也，阳气在下，万物伏藏，亦乖之义也。

《汉书·律历志》：伏也，阳气伏于下，于时为冬。

11）五味。

酸，木味也。木曰曲直，曲直作酸。
苦，火味也。火曰炎上，炎上作苦。
甘，土味也。土爱稼穑，稼穑作甘。
辛，金味也。金曰从革，从革作辛。
咸，水位也。水曰润下，润下作咸。

——《尚书·洪范》

12）五候。风，八风也。……风动虫生，故虫八日而化。

《康熙字典》引《春秋元命苞》曰：阴阳怒而为风。又引《洪武正韵》曰：风以动万物。又引《周易·说卦传》曰：风以散之。又引

《河图帝通纪》曰：风者，天地之使也。

古人重视风，把它当作一种神来崇拜。汉代用风来占卜。

暑，热也。段注：暑之义主谓湿，热之义主谓燥，故溽暑谓湿暑也。引《释名》曰：煮也，如水煮物也。

溼（湿），幽溼也，从一，覆也，覆土而有水，故溼也。段注曰：凡溼之所从生，多生于上有覆而气不渫，故从一土水会意。

《释名》：湿也。

《说文》溼、湿分列为两个字头，二字含义各不相同。"湿"为水名，音 tà。《康熙字典》释"溼"字："徐铉曰：今人不知，以湿为此字。湿乃水名，非此也。"

燥，干（乾）也。

《康熙字典》：犹烁也。

《周易·说卦传》：燥万物者，莫熯乎火。

《周易·乾》：水流湿，火就燥。

寒，冻也。篆文𡕾是人在屋中上下紧盖，下部仍有寒气的象形。

《释名》：捍也，捍，格也。

《尚书注疏》孔安国曰：煖（暖）以长物，寒以成物。

2. 八卦说

八卦，是中华古文明最具重要意义的发明之一，是阐明阴阳的多层次性及其普遍意义的学说。"易以道阴阳"（《庄子·天下》），从《说文解字》对阴阳的注释，我们发现阴阳最初实指"暗"与"光"，而光暗交替则形成时序，时序又与方位相联系，因此八卦的本源与时序和方位的变化规律密切相关。

从时序上讲，古代历法一年四时三百六十日，用八除之，得四十五日，《周易·说卦传》分一年为八个季节，每卦配一个季节，占四十五日。如震为正春四十五日之季节，万物生发之时；艮为冬末春初四十五日之季节，冬末为万物成终之时，春初为万物开始之时。

从方位上讲，乾为西北，坤为西南，震为东，巽为东南，坎为北，离为南，艮为东北，兑为西。《灵枢·九宫八风》将脏腑与洛书八卦相配，为：心—离卦—居九宫；肾—坎卦—居一宫；肝—震卦—居三宫；肺—兑卦—居七宫；脾—坤卦—居二宫；小肠—乾卦—居六宫；胃—艮

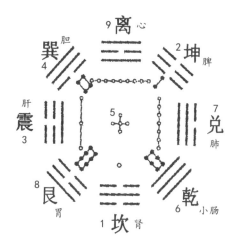

图 2-9　洛书九宫八卦脏腑图

卦—居八宫；胆—巽卦—居四宫（图 2-9）。

八卦有基本卦象，即乾为天，坤为地，震为雷，巽为风，坎为水，离为火，艮为山，兑为泽。由此引申的卦象则是：①乾为马，坤为牛，震为龙，巽为鸡，坎为豕，离为雉，艮为狗，兑为羊。②乾为首，坤为腹，震为足，巽为股，坎为耳，离为目，艮为手，兑为口。③乾为父，坤为母，震为长子，巽为长女，坎为中子，离为中女，艮为少男，兑为少女。

《周易·系辞》：乾道成男，坤道成女。

《周易·乾》：大哉乾元，万物资始。

《周易·说卦传》：乾，西北之卦也，言阴阳相薄也。

以八卦配四时，乾为秋末冬初四十五日之季节，此时阴气与阳气相搏斗。

中医以小肠配乾卦。

坤，地也。易之卦也。从土申，土位在申也。

《周易·坤》：至哉坤元，万物资生。

《周易·说卦传》：坤，顺也。

以八卦配四时，坤为夏末秋初四十五日之季节，万物生发之时。配八方，则为西南方。

中医以脾配坤卦。

震，霹历振物者。

《周易·说卦传》：万物出乎震。震，东方也。

以八卦配四时，震为正春四十五日之季节，万物生发之时。

中医以肝配震卦。

巽，具也。段注：孔子说易曰，巽，入也。巽乃"逊"之假借字。"逊"，顺也，顺故善入。

《周易·说卦传》：（万物）齐乎巽。巽，东南也。

以八卦配四时，巽为春末夏初四十五日之季节，此时节万物生长整齐。

中医以胆配巽卦。

又，道教中有"天根月窟"说，天根指督脉之尾骶，为阳气所生之处，于八卦为震卦，呼从此处起；月窟指任脉之唇下，为阴气所生之处，于八卦为巽卦，吸从此处入。

坎，陷也。

《周易·说卦传》：正北方之卦也，劳卦也。万物之所归也。

以八卦配四时，坎为正冬四十五日之季节，万物在战乎乾之后，皆已疲劳，由疲劳而进入归藏休息，故为万物之所归之时。

离，《古今韵会》：丽也，《周易》离卦。《玉篇》：散也，去也，明也，丽也，过也，两也，判也，陈也，罗也。

《周易·说卦传》：离也者，明也。万物皆相见。南方之卦也，圣人南面而听天下，向明而治。

以八卦配四时，离为正夏四十五日之季节，万物盛长，鸟兽出动，昆虫出生，万物彼此相见。

中医以坎离论心肾，以心配离卦，以肾配坎卦。心为离火而实水之主，肾为坎水而实火之源；坎本属水而阳居乎中，离本属火而阴藏乎内。心肾相交为既济卦，为生象；心肾不交为未济卦，为死象。

艮，很也。从匕目，犹目相匕，不相下也。段注曰：目相匕即目相比，谓若怒目相视也。

《周易》：止也。

《玉篇》：山也，坚也，很也。

《释名》：限也。时未可听物生，限止之也。

《周易·说卦传》：东北之卦也，万物之所成终，而所成始也。

以八卦配四时，艮为冬末春初四十五日之季节，冬末为万物成终得之时；春初为万物开始之时。

中医以胃配艮卦。

兑，说也。同"悦"。

《释名》：说也。物得备足皆喜悦也。

《古今韵会》引《增韵》曰：通也，穴也，直也。

《周易·说卦传》：正秋也。万物之所说也。

以八卦配四时，兑为正秋四十五日之季节，万物因成长而喜悦。配八方，则为正西方。

中医以肺配兑卦。

五行说与八卦说都是对世间万物的分类学说。相比较而言，八卦说比五行说更为缜密，但是中医为什么不用八卦说而用五行说来建构其理论体系，汉代人为什么要用五行说去建立事物之间的内在联系，这实在是个值得深思的问题。

一般而言，五行说源于中原文化，八卦说源于西北文化，但两者都是汉代的核心理论。只不过五行说更多地见于"经"，八卦说更多地见于"纬"；五行说更多地反映了物质存在的基本形态及相互关系，八卦说更多地表现了物质存在的动态方式；五行说中各项事物基本平等对待，八卦说中各项事物则区分得更为详尽；中医五行说有从以"土"为核心向以"火"为核心的转变，八卦说则从对"乾、坤"的强调转向了"坎、离"；五行说结合阴阳说，并以阴阳为自己的内在驱动力，八卦说则本身含有阴阳……两者在中医理论中都有表现，但五行说的表现为显，八卦说的表现为隐，并由此埋下"医易相通"的伏笔，比如：

> 肝热病者，左颊先赤；心热病者，颜先赤；脾热病者，鼻先赤；肺热病者，右颊先赤；肾热病者，颐先赤。
>
> ——《素问·刺热》

此面诊法与文王八卦完全相符，脏腑位置略有不同。左肝属震卦，右肺属兑卦，上心属离卦，下肾属坎卦，脾属中央（图2-10）。

但无论如何，五行说成为显学，并在中医理论中广泛运用，恐怕还有一个更深的原因：两者作为中国文化象数思维的代表，表面上看，八卦说比五行说无论是从"象"还是"数"上都细密、烦琐。但从基数上看，八卦说的基数是"二"，五行说的基数却是"三"（是两对阴阳加中土）。"二"为地之数，表示一般的对立、对待；而"三"则为成数。《素问·生气通天论》曰："其生五，其气三。"所谓"气"，指三候十五天一个"节气"，一年四时，每一时又由三个月组成，因而三而成气，三而成时。易经三而成卦，天道、地道、人道——三而成道。"三"之义重在"成"与"合"。

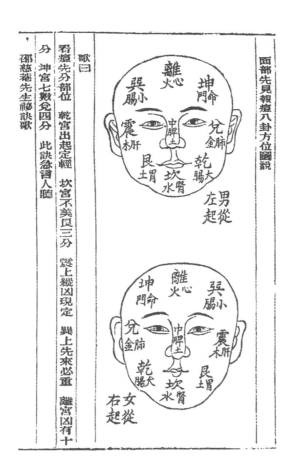

图 2-10　面部八卦图

虽然八卦说在中医基础理论中并不像五行说运用得如此醒目与广泛，但不懂易学也确实阻碍对医学的深刻理解，用张介宾的话说："医不可以无《易》，《易》不可以无医，设能兼而有之，则《易》之变化出乎天，医之运用由乎我。""《易》具医之理，医得《易》之用。"（张介宾《类经附翼·医易》）

3. 干支说

古人用天干来表述太阳对地球的引力影响周期，用木、火、土、金、水五运来表示其阶段性特征；用十二地支来表述月亮对地球接受太阳光辐射的影响周期，用三阴三阳六气表示其阶段性特征。印度上古的天文学也有类似十二地支的观念，只不过他们是用十二个动物来表示。随着佛学的融入，中国后来又有了用十二生肖代表十二地支的说法。一个"干"，一个"支"（同"枝"），犹如一棵千古的大树，支撑起我们对宇宙及万事万物变化法则的把握。

同时，这种对宇宙及万事万物变化法则的把握又是简单明确的。古人把天干、地支的数理观念错综起来，由六轮天干与五轮地支构成一个六十的循环周期，这种表示时间、空间的象数表述方式，叫作"甲子"。于是便有了从第一位"甲子"到第六十位"癸亥"的循环轮转。"甲子"的理念是宇宙万物的开始，有着生发的力量和功能，而"癸亥"的理念则代表终结，以寒水冻结内藏来表述。这是古人对宇宙万物运动规律最具科学精神的探索，是古代文化"天人合一"理念的具体产物。

天干属阳，其数为十，十有圆满之意，一个圆形，直径为一，则周长为三，三为阳数。《春秋繁露》曰：天以三成之。又曰：三而一成，天之大经也。古人由此得出天圆的概念；地支属阴，其数为十二。一个方形，边长为一，周长为四，阴贵不显而取其半，二为阴数。所以天干地支对应着"天圆地方"之说。《史记·律书》：数始于一，终于十，成于三。段玉裁曰：三画而三才之道在焉，故谓之成数。实际上，干支的阴阳属性，源于它是太阳周年视运动与周日视运动的体现。太阳的周年视运动与地球上的气候、节气的变化有着密切的关系，从而与生物体的生命过程建立了紧密的联系；太阳的周日视运动又与指定地区的光照、气温等条件的变化相关，从而与生物体生命活动的短周期节律密切相关。所以，中医作为人类研究自身生命活动经验总结的医学，始终十分重视干支及月相的各种活动规律。

干支的五行属性来自干支的方位分布。十天干分出五个属性，自然是每个属性占两个天干。它们是甲、乙为木，为东；丙、丁为火，为南；戊、己为土，为中；庚、辛为金，为西；壬、癸为水，为北。十二地支要分出五个属性，则有些麻烦，古人的配属是这样的：先分四组，亥、子、丑为水，寅、卯、辰为木，巳、午、未为火，申、酉、戌为金，然后把每组最后一个地支分出属土，也就是说，丑、辰、未、戌四个地支一半属土，一半属各自的四个属性，在方位配置上，它们位于中央。由此，干支具备了各自的五行属性，这样，在干支搭配的时候，年、月、日、时各干支称谓之间就出现了相互的制约关系——相生相克关系，这种制约关系就构成了我国传统的时间生物学——运气学说、子午流注、天人相应等理论的有力支柱。

（1）天干

五行配天干始见于《墨子》。墨子是战国初期的思想家，《墨子》则是战国时期成书，其中各篇的时代又有不同。其中的《贵义》篇为弟子记载墨子的言论集，约成于战国初期。其文曰："南之人不得北，北之人不得南，其色有黑者，有白者，何故皆不遂也？且帝以甲乙杀青龙

干支五行方位表

五行	天干	地支	方位
木	甲、乙	寅、卯	东方
火	丙、丁	巳、午	南方
土	戊、己	丑、未、辰、戌	中央
金	庚、辛	申、酉	西方
水	壬、癸	亥、子	北方

于东方，以丙丁杀赤龙于南方，以庚辛杀白龙于西方，以壬癸杀黑龙于北方。若用子之言，则是禁下之行者也，是围心而虚天下也，子之言不可用也。"文中明言的是四方、四色，四方与天干相配，因天干有十个，还有两干即"戊、己"没有配上方位，故由此可推知"戊、己"配的是中央方位。

《管子·五行》同《吕氏春秋》十二纪一样，都是从方位、季节中引发出五行，五行已成为探求时空变化规律的思维模式，此时的五行已相当成熟。其中《管子·四时》中可以看到十干的配应［甲乙配春、丙丁配夏、戊己配长夏（土）、庚辛配秋、壬癸配冬］。"土"的位置放在夏秋之间。这样，其基本时令构造与《管子·五行》、《吕氏春秋》十二纪、《礼记·月令》等时令文献是一致的。在《管子·五行》篇中，各季节都是七十二天。"土"仍然是在春夏与秋冬之间的七十二天。这一倾向被其后的时令所继承。

《说文》以人体、五行、四季与天干相配，并从阴阳五行的角度解释天干。其对"十天干"的具体解说如下：

甲，东方之孟，阳气萌动。从木戴孚甲之象。一曰人头空为甲，甲象人头。

《史记·律书》：言万物剖符甲而出也。

《礼记注疏·月令》郑玄注：日之行，春东从青道，发生万物，月为之佐，时万物皆解孚甲。

乙，象春草木冤曲而出，阴气尚强，其出乙乙也。与"｜"同意。乙承甲，象人颈。

段注引郑玄注：乙之言轧也。时万物皆抽轧而出，物之出土艰屯，如车之辗地涩滞。

丙，位南方。万物成，炳然。阴气初起，阳气将亏。从一、入、冂。一者，阳也。丙承乙，象人肩。

《史记·律书》：言阳道著明。

"病"字从"丙"意味深长，所谓"病"，一是指阳气虚损，二是丙丁为火，火为心，指心病。

丁，夏时万物皆丁实。象形。丁承丙，象人心。

段注引《史记·律书》曰：丁者，言万物之丁壮也。引郑玄注《月令》曰：时万物皆强大。

戊，中宫也。象六甲五龙相拘绞也。戊承丁，象人胁。

段注引郑玄注《月令》曰：戊之言茂也，万物皆枝叶茂盛。引陶注曰：五龙，五行之龙也。引荣氏注云：五龙治在五方。段注：六甲者，《汉书》日有六甲是也。

己，中宫也。象万物辟藏诎形也。己承戊，象人腹。

段注曰：戊己皆中宫，故中央土。

引《释名》曰：己皆有定形可纪识也。引申之义为人己，言己以别于人者。己在中，人在外，可纪识也。

庚，位西方。象秋时万物庚庚有实也。庚承己，象人脐。

段注引《史记·律书》：庚者，言阴气更万物。

辛，秋时万物成而熟。金刚，味辛，辛痛即泣出。从一、辛。辛，罪也。辛承庚，象人股。

段注引《史记·律书》：辛者，言万物之新生。又引《释名》：辛，新也。

壬，位北方也，阴极阳生。故《易》曰：龙战于野。战者，接也。象人怀妊之形。壬承辛，象人胫。胫，任体也。

段注引《史记·律书》：壬之为言任也，言阳气任养万物于下也。又引《释名》：壬，妊也。阴阳交，物怀妊，至子而萌也。

癸，冬时，水土平，可揆度也。象水从四方流入地中之形。癸承壬，象人足。

段注引《史记·律书》：癸之为言揆也，言万物可揆度。

"天癸"：天为阳，癸为水，为阴。"天"是言其来源于先天，"癸"

是言其本质属天干中的癸水，有阳中之阴的意思。天癸当指人体核心中央的阳中之阴水。张介宾说："夫癸者，天之水，干名也。……故天癸者，言天一之阴气耳。"

（2）地支

《说文》将十二地支与十二月相配，从阴阳五行的角度探讨了地支的名源。中医时间医学则将十二地支作为日节律的指称。日节律是指人体一昼夜中阴阳消长、盛衰的情况。

子，十一月，阳气动，万物滋。人以为称。

段注引《史记·律书》：子者，滋也。言万物滋于下也。

"子"本阳气动万物滋之称，人为万物之灵，故假借以为人之称，孔子、孟子、老子是也。

中医气机升降沉浮节律认为：人身之气机，日日俱从子时发起。"子后则气升，午后则气降。"（张介宾《类经》）太阴病借一阳升浮之力可得缓解。子时气血流注于胆经。

丑，纽也。十二月，万物动用事。象手之形。日加手，亦举手时也。

段注引《释名》：丑，纽也。寒气自屈纽也。《淮南子·天文训》《广雅》《释言》皆曰：丑，纽也。《系部》曰：纽，系也，一曰结而可解。十二月阴气之固结已渐解，故曰纽也。段注又曰：又者，手也。从又，而联缀其三指，象欲为，而溧冽气寒，未得为也。

中医：少阴病欲解时在子丑寅。丑时气血流注于肝经。

寅，濥也。正月，阳气动，去黄泉，欲上出，阴尚强。象宀不达，濥寅于下也。

段注引《史记·律书》：寅言万物始生螾然也。又引《淮南子·天文训》：斗指寅，当万物螾。高注：螾，动生貌。又引《释名》：寅，濥也，濥生物也。……濥，长流也。……正月阳气欲上出，如水泉欲上行也。螾之为物，诘诎于黄泉，而能上出。……阴上强，阳不能径遂，如宀之屋于上，故从宀。

中医：厥阴病欲解时在丑寅卯。寅时气血流注于肺经，支气管哮喘等症易于此时发作。一些心脏病患者凌晨三四点醒了就再也睡不着了，这是因为三四点正当寅时。一年之中正月建寅，是万物复苏生发的开始，一日之中寅时人身体各部开始由静转动，各部分对血的需求量都开始增加，从而加重了心脏的负担，这就是许多心脏病患者死于凌晨三四点的原因（西医大概也不懂为什么死于这个时间）。由于各部位对血的需求量增加，相应的脑子得到的血减少了，脑中血清素少了，就造成了失眠。

卯，冒也。二月，万物冒地而出。象开门之形。故二月为天门。

段注引《史记·律书》：卯之为言茂也。又引《释名》：卯，冒也。载冒土而出也。盖阳气至是始出地。

中医：少阳病欲解时在寅卯辰。卯时气血流注于大肠经。

辰，震也。三月，阳气动，雷电振，民农时也。物皆生。从乙、匕，象芒达，厂声。辰，房星，天时也。

段注引《史记·律书》：辰者，言万物之蜄也。又引《汉书·律历志》振美于辰。又引《释名》：辰，伸也。物皆伸舒而出也。季春之月，生气方盛，阳气发泄。

中医：辰时气血流注于胃经。

巳，巳也。四月，阳气已出，阴气已藏，万物见，成文章，故巳为蛇，象形。

段注：巳不可像也，故以蛇象之。蛇长而冤曲垂尾，其字像蛇，则象阳已出阴已藏矣。

中医：太阳病欲解时在巳午未。巳时气血流注于脾经。

午，牾也。五月，阴气午逆阳，冒地而出。

段注引《史记·律书》：午者，阴阳交。又引《淮南子·天文训》：午，仵也。阴气从下上，与阳相忤逆也。四月纯阳，五月一阴逆阳，冒地而出。

中医：午时气血流注于心经。

未，味也。六月，滋味也。五行，木老于未，象木重枝叶也。

段注引《史记·律书》：未者，言万物皆成，有滋味也。又引《淮南子·天文训》：未者，昧也。木生于亥，壮于卯，死于未。

中医：未时气血流注于小肠经。

申，神也。七月，阴气成体，自申束。从臼，自持也。吏以铺时听事，申旦政也。段注：申旦政者，子产所谓朝（旦时）以听政，夕（申时）以修令。……士，朝而受业，夕而习复也。

段注引《史记·律书》：申者，言阴用事，申则万物。又引《释名》：申，身也。（指阴气成体，又有"伸"义。）

中医：阳明病欲解时在申酉戌。申时气血流注于膀胱经。

酉，就也。八月，黍成，可为酎酒。象古文酉之形。……从卯，卯为春门，万物已出。酉为秋门，万物已入。一，闭门象也。

段注引《淮南子·天文训》：酉者，饱也。又引《释名》：酉，秀也。秀者，物皆成也。

中医：酉时气血流注于肾经。

戌，灭也。九月，阳气微，万物毕成，阳下入地也。五行，土生于戌，盛于戌。从戌含一。

段注引《毛诗传》：火死于戌，阳气至戌而尽，故灭从火戌。又引《释名》：戌，恤也，物当收敛矜恤之也。

段氏又曰：九月于卦为剥，五阴方盛，一阳将尽，阳下入地，故其字从土中含一。又曰：戌者，中宫，亦土也。

《淮南子·天文训》：土生于午，壮于戌，死于寅。

中医：戌时气血流注于心包经。

亥，荄也。十月，微阳起，接盛阴。从二。二，古文"上"字，一人男，一人女也。从乙，象怀子咳咳之形。……古文亥为豕，与豕同。

亥而生子，复从一起。段注：十月于卦为坤，微阳从地中起接盛阴。即壬下所云阴极阳生。故《易》曰：龙战于野。战者，接也。

段注引《淮南子·天文训》：亥者，阂也。又引《释名》曰：亥，核也。收藏万物，核取其好恶真伪也。

中医：亥时气血流注于三焦经。

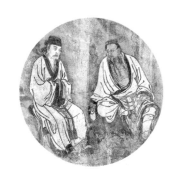

第三章　人文之光

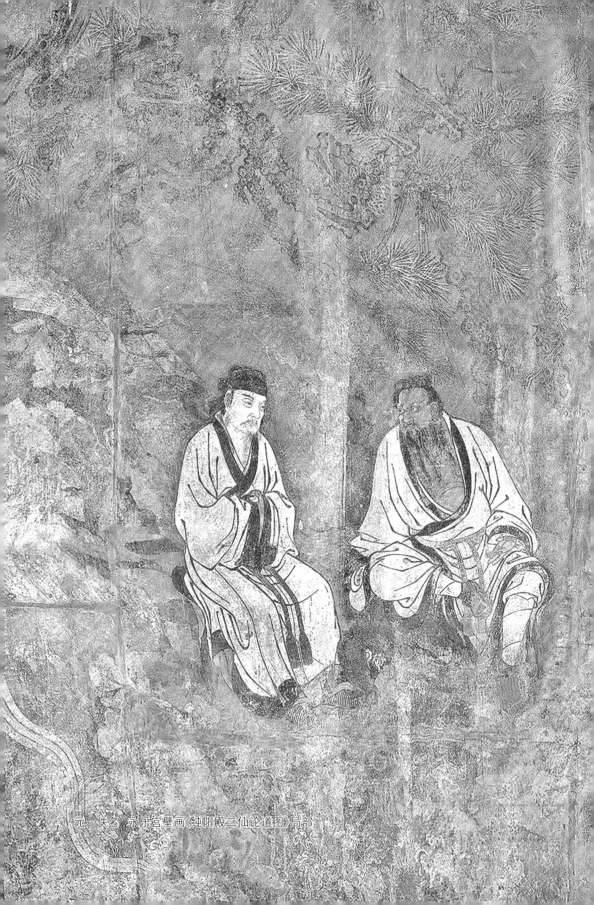

元　佚名　永乐宫壁画《纯阳殿二仙论道图》局部

儒家思想是我国古代文化中的代表思想，是以人文文化为中心的关于礼、乐、文教、行政的学术，是中国文化当之无愧的正规军。相比之下，道家思想则是顺应时变、出奇制胜的奇兵劲旅，两者共同组成了中国文化历史上著名的君师之道——"外用儒术，内用黄老"。在文化控制上，儒家重教化，是以雕琢为特征的"礼"文化；道家重自化，是以自然为特征的"朴"文化。在文化理想上，儒家追求伦理，道家追求事理。在文化取向上，儒家重群体，道家重个体。

一、儒家与医学

儒家是"显学"，与医本为两途，儒者所以从医，可能是因为医药的社会功能与儒家的经世致用的主张相接近的缘故。北宋林亿在《针灸甲乙经》作序曰："通天地人曰儒，通天地不通人曰技。斯医者，虽曰方技，其实儒者之事乎？"儒者为医，大多能博极医源，格物穷理，特别是两宋后精于理学的儒医，视临证治病为"吾儒格物致知一事"（朱震亨《格致余论》）。但儒医与道医相比，偏于思考而不重体悟与修炼；与一般医工或草泽医相比，儒医则强调以儒理阐发医学之秘，喜欢著书立说。然而事物一旦落实到文字层面，虽然可以说出许多所以然，但也必然导致了歧义纷争。正如《四库全书总目提要》所言："儒之门户分于宋，医之门户分于金元。"因此，对儒与医的关联及其以后的一系列问题，我们还须仔细分辨思索。

（一）"儒"解

《说文解字》曰："儒，柔也。"

刘歆在《七略》中将先秦百家分为十家，分别是儒（出于司徒之官）、墨（出于清庙之守）、道（出于史官）、名（出于礼官）、阴阳（出于羲和之官）、法（出于理官）、纵横（出于行人之官）、杂家（出于议官）、农家（出于农稷之官）、小说家（出于稗官）。这是历史上第一次系统追溯各家历史起源。

其中对儒家的指谓是"出于司徒之官。……游文于六经之中，留意于仁义之际。祖述尧舜，宪章文武，宗师仲尼，以重其言，于道最为高"。

今人郭沫若谓之为"无拳无勇，不稼不穑"的高等游民，后职业化为士。"士"似与古代的武士相对应，指以文为职业，以文教人、服人并立身处世的知识分子团体。

儒家在漫长的历史长河中可分为原始儒家、汉代经学家、宋明理学家、当代新儒家。其中，原始儒家以孔子、孟子、荀子为代表，孔子成仁，孟子取义，荀子隆礼，其主旨是"极高明而道中庸"。汉代经学家以董仲舒为代表，以儒家学说杂以阴阳家阴阳五行之理。宋明理学家则以二程和朱熹为代表，以易学统贯儒释道，先四书（《论语》《孟子》《大学》《中庸》）而后五经，并以《易经》为五经之首。当代新儒家以冯友兰、熊十力及牟宗三、杜维明等为代表。

1. 孔子及其学说

被中国人称为大成至圣先师的孔子，是继承尧、舜、禹、汤、文、武、周公传统的一个心存君国的救世主义者和理想主义者。这个传统完全以人文文化为中心，而极少宗教思想的成分。其意义在于，他提供了一个介乎超越现实和人类情感之间的很有意味的境界——一个礼、乐、诗的世界，人类既可以享受现实社会的一切乐趣，又可以超越现实，在人文艺术中将自己的情感和理想升华到类似宗教的意境。如何让自己的身、心合一，形、神合一，如何将人生升华为艺术，是孔子这位圣人为我们指出的人间胜境。当天下都是"君子国"，当每一个人都是"文质彬彬"的"君子"与"淑女"，这个人间岂不就是天堂?!

所以我们便不难理解孔子为什么有名了。

（1）注释"六经"

孔子注释"六经"可谓我国阐释学的发端。相传孔子删诗书、定礼乐。其中《易》《诗》《书》《礼》《乐》五经为孔子所注，《春秋》为孔子所著。这六本书被整个封建社会奉为经典，是古代每一个知识分子的必读科目。其中《诗》长于讽谏、《书》长于政治、《礼》长于行动、《乐》长于和谐、《易》长于变化、《春秋》长于治人与名分。庄子对"六经"的另一种解释是诗以道志、书以道事、礼以道行、乐以道和、易以道阴阳、春秋以道名分。

如果我们深究孔子所有的文献编著，不难发现，他在删改"六经"时，每一部分的开篇都在讲婚姻或性：《易》首篇讲的是乾坤两卦，乾卦的精神是自强不息，坤卦的精神是厚德载物，阴阳合德，才能生生不息。《诗》首篇讲的是《关雎》，讲述君子淑女之道。《书》首篇讲的是"舜不告而娶"，讲述治家同治国之理。《春秋》首篇讲的是"郑伯克段于鄢"的史实，其"微言大义"尽在不言中。而音乐的产生本身就是为了制约男女的情欲……总之，"夫妇之际，人道之大伦也""阴阳之变，万物之统也"（《史记·外戚世家》）。这个问题处理好了，人类就可以稳步向前。中国的圣人们并不讳言性或激情会带给我们生活或生命以困惑和损害，在这方面，孔子的表述是委婉含蓄的，他宁愿用音乐、用诗来告诉我们情感的平缓柔和所能给予我们的益处。

其中，《诗》原有三千余篇，孔子删为三百零五篇；《书》原本是史官的记载，类似"公文"或"档案"，孔子删为一百篇；《礼》讲冠、婚、丧、祭诸礼，共十七篇；另外为《易》作传；《春秋》则是孔子代行天子之职，为的是整顿纲常名教。

（2）创立私学

孔子创立私学的最大意义是指出教育的重要性。知识分子安身立命全在自我的努力，不在外在力量。上古的学问原本都集中在贵族手中，知识分子只是贵族的寄生者，贵族信仰鬼神祭祀，便有"巫""祝"；贵族要作祝文、记言，便有"史"；贵族宴会、祭祀时要奏乐，便有"师"。长此以往，便形成了关于天文、地理、音律、政制等系统的知识，孔子把这些知识公开给民众，但这并非孔子开办私学的目的，他最强调的是以人性论为中心的人文主义，强调人的本性的可塑性，强调教育手段是改变人类行为的关键，同时也是解决紧迫的政治问题和社会问题的关键。这种观点深深地影响了我们的历史，直至今天，我们仍然相信道德教育会产生奇迹。

（3）悠久的家世

《史记·孔子世家》及《史记·宋微子世家》云：孔子本是殷祖之后，殷相传为燕卵的后人，故为子姓，古代燕又写作乙，孔字正是"子""乙"之和。孔子上可推至十六代殷帝乙之子商纣之兄微仲，微仲封于宋，多经舛变，至防叔封大夫于鲁，防叔生伯夏，伯夏生叔梁纥，叔梁纥晚年求婚于齐颜氏女征在，生孔丘。从血脉上讲，孔姓为殷人之后，颜姓为周人之后；从环境上讲，鲁为周公之后，有着深厚的礼乐文化、丰富的文化典籍和柔顺尚仁的民风，齐为姜太公之后，也有着丰厚的文化底蕴和济世之仁；所以，孔子无论是从血脉还是从环境上来说都有着良好的基因，并最终为中国文化结出大的果实。孔子生孔鲤，鲤生子思，子思作《中庸》。司马迁赞叹道："孔子布衣，传十余世，学者宗之。自天子王侯，中国言六艺者折中于夫子，可谓至圣矣！"（《史记·孔子世家》）孔家当为我国最悠久、最显赫的家族。

2. 儒学的特点

儒家的精神是仁义礼智信，其中仁与义指内在的自律，礼与信指外在的约束，智指智慧，讲究中（喜怒哀乐引而未发为中）和（发而中节为和），讲究知人、知位（指要合理地摆正自己的位置，不要越位，也不要不到位）、知时。总之，儒家重心性合一，重知行合一，重道德教育，重人生理想，重人际关系。与道家相比，二者有以下不同：

（1）关于道

儒家以接近圣人来接近道，强调功德观念、社会等级观念和政治特权思想。用人类的术语来解释自然。

道家以接近自然来接近道，认为人先天平等，尊卑和社会等级观念等都是人类的术语，而非自然的属性。强调排除人类的观点，用宇宙的术语来认识人，否定人类道德范畴具有任何宇宙意义。

（2）关于修身

儒家认为个人修身不能只靠自己的努力，自助和老师（师包括君子、祖先、圣王）的教诲都是必需的。"天之生此民也，使先知觉后知，使先觉觉后觉也。"（《孟子·万章上》）

道家认为个人修身只能靠自身改善境况，外援只能使人困惑痛苦。"五色令人目盲，五音令人耳聋，五味令人口爽……"（《道德经》）

法家认为能够自助之人极为稀少，"自直之箭，自圆之木，百世无有一"（《韩非子·显学》）。外部强制是必需的，奖惩则是唯一的办法。

其修身具体原则是：

儒家修养分内外两方面，内为内省，"吾日三省吾身"（《论语·学而》）；外为效法楷模，"见贤思齐焉"（《论语·里仁》）。

道家修身的核心是效法道，并依"无为"（不做有目的的活动）、"虚无"（自然界不存在善恶等人为的定性）去修身。其具体方法有两种形式：第一种是否定的形式：回归婴儿，以修养元神为基。第二种是肯定的形式：保持宽容与适应，"至人之用心若镜，不将不迎，应而不藏，故能胜物而不伤"（《庄子·应帝王》）。镜子是道家思想的一个重要象征，它象征着圣人的"常心"，即完善的接受能力。

（3）关于政治

众所周知，先秦百家争鸣中儒、墨、道、名、阴阳、法等都是显学，至汉武帝"罢黜百家，独尊儒术"后儒家方独领风骚。这是中国历史上的重大事件，标志着我国大一统政治的最终确立。秦始皇的统一只是形式上的统一，他统一了文字、道路等，他以破坏式的方式（焚书坑儒）来显示自己的力量，他的统一思想是不要人民读书，他的手段是刑罚的裁制；汉武帝的统一思想则是要人民只读一种书，他的手段是利禄的诱引（开始了最早的察举与策问，并设五经博士）。结果，秦始皇失败了，汉武帝成功了。汉武帝完成了政治思想上的真正的统一，但这种成果的取得既是微妙的又是复杂的，其中的风云变幻在伟大的史学名著《史记》中充分体现。无论如何，儒家思想成为正统证明了它有极强的包容性和对社会变化的适应性，也对医学的发展产生了巨大的影响。

（二）儒家精神对医学的影响

儒家精神对医学最为重大的影响在于它的重人事、远鬼神倾向，为医学的发展提供了良好的社会环境，它以其正统思想强大势力，保证了中医学较少受到宗教神学的束缚。它积极的人生观，也使儒生将医学视为实现其道德理想的手段，并积极介入医学事业，保障了医学事业的健康发展，并使中医学一直走在古代世界医学的前列。

1. 儒家精神对医学的良性影响

其具体表现为以下几点：

（1）道德教育和伦理政治使儒生大量介入医学事业

如果说在宋代以前医以道医为主，那么，宋代以后儒医的大量出现则使我国的医学事业大为改观。儒生大量介入医学事业有以下益处：其一，提高了医生的社会地位。其二，提高了医生的文化素质。其三，扩大了医生的队伍。

（2）理性精神使医家弃巫祝用医药

这种理性是历史经验加人际情感的实用理性，它执着于人间世道的实用探索，名列兵、农、医、艺四大实用技艺之一。

（3）大一统的社会制度重视对医籍的统一整理、保护

如汉代的《汉书·艺文志》、唐代的国家药典《新修本草》、宋代的医籍整理等。

2. 儒家思想对医学的不良影响

儒家思想对医学也有不利的一面，例如：

其一，尊经崇古造成了医学的停滞不前。中国古代的圣人都喜欢复古，如老子想回到结绳时代；墨子推崇大禹时代；孔子则要恢复周礼。历史意识强，保守性强，讲中庸不讲创造，使中国医书中存在大量的"寓创造于解释"的注解训诂，和"寓革新于继承"的侈谈灵素（《灵枢》《素问》）等。

其二，伦理及实用的作风也妨碍了中医学的发展，使中医理论实用化、经验化。欣赏和满足于模糊笼统的全局性的整体思维和直观把握，缺少思辨和推理。

其三，儒医重义理不重实修的风格淡化了我国医学内向认知体系，从而形成医学义理的蔚然大观，而内向认知体系则彻底并入了道教。儒医遵循的是中国传统文化的核心纲领——伦理政治，其语言表达多从伦理政治出发，更强调医学的社会性而不是生命本能。例如，它以伦理来约束人与人之间的关系，而不是人的自然关系（人伦基本有五种：父子、夫妇、君臣、长幼、朋友。主要以个人为中心，其次才是自然关系），这当属人与人关系的强制化的政治性表达，而非生命本然状态的描述。

3. 儒医的政治情结

人们总以为，医家大都是被社会政治抛弃的一派清流，是游离于政治之外的贤明之士。但事实上，医家自己从不作如是观。在他们内心深

处往往有着极大的自负："不为良相，即为良医。"实际上是"不为良相，才为良医"。他们只不过是无奈地换一种方式来实现自己高远的抱负。而参政、从政的愿望却永远是他们心中难解的暗结，一有机会，政治情结便会通过他们的言谈或医理阐述浮现出来，"上医医国"是他们亘古不变的人格追求。他们将治病与治国视同一等，时刻准备着救民于水火。在关注人体生命的同时，他们也关注着历史与社会。因此，对中国的医生来说，行医只是他们实现其道德理想的手段。医学理论只不过是社会政治理论的一个分支，或是社会政治理论在人体上的一种表现或延续。

于是，中医理论的一大特色便是它在与原始巫术漫长的"分手"途中，它的人文因素越来越丰富。与此同时，它已经不满足仅用人体的术语来解释自然和生命，社会政治伦理观也渗透进来。在中医药理论中，君（心为君）、臣（脾为臣）、将、相，尊卑大小等社会术语无所不在，人体生命俨然一个完整的伦理社会。而这，正是道家与儒家对立冲突的焦点：道家始终力图排除人类的价值判断，认为仁、礼等这些儒家的核心观点无非都是人类社会病态的表现，它反对儒家发现的那些值得重视的人类的独有特征，认为人性中真正重要的是生生不息的本能，宣扬用宇宙的术语来认识人，来揭示生命。

是的，如今我们已经习惯用儒道互补来诠释中国知识分子的双重人格，但互补并不能掩盖社会思想的主流，要想揭示主流思想的渊源，我们就不得不去探索历史表象背后的本质，以期找出这绵延不绝的政治情结产生的心理及社会基础。

（1）中医学者们是古代教育万能体制下的产物，道德训练和知识训练使他们对任何一个问题都从历史和政治的角度去考虑

两千多年的王权社会思潮的一个基本假定便是：教育是改变人类行为的关键，也是解决社会问题及政治问题的关键。而靠接近圣人来接近"道"的儒家教育方针远比道家的靠接近自然来接近"道"的教育方针

有效，而且实用。在我们的发蒙时代，儒家教育方针就把我们引上了一条重人文及伦理道德，轻视生产技术和自然科学的路上。"仁"与"礼"是我们中国知识分子从小就耳濡目染，随时随地的"道德训练"，"君君、臣臣、父父、子子"是我们最早的关于社会伦理的知识，"忠君保民"是每一位知识分子首要的政治素质。孟子更直截了当地把政治作为知识分子的专业，曰："士之仕也，犹农夫之耕也。"（《孟子·滕文公下》）于是乎，历史与政治成为每一个知识分子关注的要点，圣人与楷模是每一个知识分子追求的目标。而道家思想充其量是以一种反抗或作为我们主导思想的逆反心理而存在。儒家的价值判断已经根深蒂固。当我们长大成人，独自睁眼看这个世界的时候，我们对一切值得重视的人类社会独有的特征已经非常清楚，除诸多与个人关联的人间义务外，我们不知道还有别的社会义务，并且我们会用这些宗法观念、社会等级观念、政治特权观念评价、衡量一切事物。

　　而且这种教育是非常成功地为王权社会输送人才的教育。在孔子看来，"施教"就是培养和造就人才，而"从政"则是"施教"的一个重要结果，是人才的发现和选用。于是每一位王权社会的知识分子都挤上这条通读儒家经典、研究伦理道德，乃至通过推荐或考试博取一官半职的道路上来，"修己以敬""修己以安人""修己以安百姓"（《论语·宪问》），即修身、齐家、治国、平天下，"仁政德治"成了知识分子的一个终身理想。而医家以其独特性成了这条路上栖栖惶惶的一小群，他们似隐似侠，似妖似仙，似失败者又似成功者。在孤独的奋斗之路上，他们有着无尽无休的怨怼……还有什么比医家事业中有更多的圣人与楷模吗？这是所有医生既津津乐道，又诚惶诚恐的。他们确实进入了一个独特的区域。医家在社会等级中长期不明不白的地位，令医家既自卑又自负。在漫长的社会历史当中，他们是很奇特的一群：在原始巫文化时代，医巫不分，他们有着显赫的身份，是博闻强记、聪明、勇敢，有着伟大献身精神和追求真理的强烈动机的一小群。等到进入史官文化时，这些医巫们沦落为社会庞大国家机器中奔走辛劳的边缘性人物。直到唐代，他们还是"巫医、乐师、百工之人，君子不齿"（韩愈《师说》）之流。而君子，显然是指受过系统儒家教育的知识分子。但医者们并不认为自己不是君子，更不认为自己只是做粗活的工匠，可是他们始终都没有得到应有的尊重。因此，他们的一技之长带给他们心理上的困境常常令他们自己都难以解结。

这一点在华佗身上便有所体现。他"兼通数经""本作士人，以医为业，意常自悔"（陈寿《三国志》）。但他的医术又确实高妙，最后对命运的不甘心使他宁愿"考验首服"，毕其命于狱中（《后汉书·华佗传》）。

在王权社会，张仲景的首要身份是长沙太守，然后才是医圣。

还有后代子孙以祖先的业医为耻，在其墓志铭中"无一字及医"，如薛雪的子孙。这曾引起袁枚的大怒，指出"拯人""寿世"的医道"高出语录陈言万万"，盛赞名医薛雪为"不朽之人"。（袁枚《与薛寿鱼书》）

但这并不能挽回全部医者的自尊。尽管他们总念叨"自古非大圣贤不得为医"，他们渴望人们能认识到他们"论病以及国，原诊以知政"（《汉书·艺文志》）的才能，但他们的地位的真正定位开始发生变化还是在宋以后。一方面是有赖于统治阶级的重视与提携；一方面是因为宋明理学通融佛道二家，并最后确定了儒家的正统地位，而"格物致知"更导致了对应用理论的重视。医学作为四大实用文化之一应运而起，大批的儒生介入进来，把医学作为实现儒家理想的途径。而当朝宰相范仲淹的一句话"不为良相，即为良医"，更一扫医者蕴积千年的苦闷，他们的政治情结在这句箴言里得到了完美的体现。由"走方"而改冠"儒"与"良"，医者们因被纳入国家政治体系的轨道而欢欣鼓舞。一时间，儒者习医成为风气，孔子的"君子不器"再次焕发出光彩，"不器"就是不局限于一才一艺，而应具有德行超群、统筹兼顾、照应全局的本领。通儒又通医的通才使得医者们的精神风帆再次鼓扬。

　　"医术比之儒术，固其次也，然动关性命，非谓等闲。……儒识礼义，医知损益。礼义之不修，昧孔孟之教；损益之不分，害生民之命。儒与医岂可轻哉，儒与医岂可分哉？"（徐春甫《古今医统大全·翼医通考》）

　　新的定位将儒与医的关系，以及儒医之职责、政治抱负展露无遗。既然支配人类行为的最强大的力量是社会政治伦理观和人生观，那么这时的医生们的自信与自负达到了一个高峰，其医学理论也随之迈上一个新的台阶。

　　（2）政治伦理观不仅是古代文化的核心，也是中医理论的支柱之一。医学理论不仅以政治为出发点，而且为政治服务

　　我们常说，中国古代文化的最大特点便是天人合一，但这首先是人与政治体制的合一。"故一人之身，一国之象也。胸腹之位，犹宫室也；四肢之列，犹郊境也；骨节之分，犹百官也。神犹君也，血犹臣也，气犹民也。故知治身，则能治国也。"（葛洪《抱朴子内篇》）要想以政治论生理必须基于这样一个前提：二者"同一"。可是时代在变化，不变的是我们的心和受命于天的高高在上的君王。于是五行配属五脏便以"心"为轴展开了一番重要而富于政治意义的重新定位与随之而来的一系列的变迁。而这时结集而成的《黄帝内经》则是中华医学理论上的一个里程碑，它确立的理性思维的主格调显然与趋于成熟的秦汉时期的社会政治文化息息相关。其中的发展规律则是：医学思想的形成、发展和演变，绝大多数情况下受制于整个社会的文化生态环境，常是特定的社会文化思潮影响着医学观念和医学理论，而医学家通常只是在某些具体认识上对前者有所充实或补足。阴阳说如此，五行说、运气说、气说何尝不是这样？

　　其次，我们谈一下中医理论中重要的君火相火论（图3-1）。

　　在中医的命名学上我们常发现有意思的现象，"心者，君主之官也，神明出焉"，至高无上的特性使它主血脉与神志。"肺者，相傅之官，

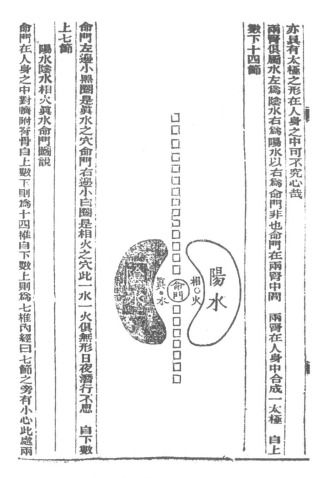

图 3-1　阳水阴水相火真水命门图（又称人身太极图）

治节出焉"，其职能近似于宰相，主宣发和肃降。"脾胃者，仓廪之官，五味出焉"，相当于后勤部长，这乃"后天之本"，是人生存的后续力量。"肝者，将军之官，谋虑出焉。"（《素问·灵兰秘典论》）至于肾与命门，则是宋明理学、儒医们大谈特谈的强项。君火，指心火，为君主之官；相火，有相傅之意。古人云"君火以明，相火以位"，实际上是用政治理论在论生理现象。在孔子的儒学教育中最重要的一项便是试图以"仁政德治"来改变贵族统治和王权的实质，而"仁政德治"则由三部分人组成：上有国君，至圣至明，神圣不可侮，"唯天子受命于天，士受命于君"（《礼记·表记》）；中有贤臣，这是社会体制中可以改善和培养的决定环节，如能做到事上以忠，待下以惠，则是太平盛世；下有良民，为施政的对象。儒医在潜意识当中，都有宰相的抱负和通才的自诩。所以对"相火"的论述尤其精彩、到位。"君火之右，退行一步，相火治之"（《素问·六微旨大论》），甘于为君火之臣使，司其职守，推动全身机能活动。朱丹溪在《格致余论·相火论》中说："生于虚无，守位禀命……故谓之相……人有此生，亦恒于动，其所以恒于动，皆相火之为也。"相火于下位，为命门之火，只有与君火协调好关系，各守其位，才能统领全局，凡有过，皆相火之罪也。但渐渐地学者的自负显现出来，君子之为学，以明道也，以救世也。朱丹溪又说："天非此火（相火），不能生物；人非此火，不能有生。"当知识分子在政治生活中过高地抬高自己的作用或出现某种错位时，灾难便会降临。这就如同张志聪所说"相火为元气之贼"。有时生命也会受到严重的影响。

对儒医们来说，以医论国不仅是他们心中不解的情结，而且在操作系统上也谈得非常具体。关于治国，他们也有与中医治疗学上大体一致的大政方针。"故治乱，证也；纪纲，脉也；道德、刑政，方与法也；人才，药也。夏之政尚忠，殷乘其弊而救之以质；殷之政尚质，周乘其弊而救之以文；秦用酷刑苛法以钳天下，天下苦之，而汉乘之以宽大，守之以宁一。其方与证对，其用药也无舛，天下之病有不瘳者鲜矣。"（徐春甫《古今医统大全》）此外，有"上医医国"论，以治病之理说明朝代演替论。更精妙的，还有"病随国运论"。清代徐大椿在《医学源流论》中说：

天地之气运，数百年一更易，而国家之气运亦应之。上古无论，即以近代言，如宋之末造，中原失陷，主弱臣弛，张洁古、李东垣辈立方，皆以补中宫、健脾胃，用刚燥扶阳之药为主，《局方》

亦然。至于明季，主暗臣专，膏泽不下于民，故丹溪以下诸医，皆以补阴益下为主。至我本朝，运当极隆之会，圣圣相承，大权独揽，朝纲整肃，惠泽旁流，此阳盛于上之明征也。又冠饰朱缨，口燔烟草，五行惟火独旺。故其为病，皆属盛阳上越之证。数十年前，云间老医知此义者，往往专以芩连知柏，挽回误投温补之人，应手奇效，此实与运气相符。近人不知此理，非惟不能随症施治，并执宁过温热、毋过寒冷之说，偏于温热，又多矫枉过正之论。如中暑一症，或有伏阴在内者，当用大顺散、理中汤，此乃千中之一。今则不论何人，凡属中暑，皆用理中等汤。我目睹七窍皆裂而死者，不可胜数。至于托言祖述东垣，用苍术等燥药者，举国皆然。此等恶习，皆由不知天时国运之理，误引旧说以害人也。故古人云：不知天地人者，不可以为医。

语近荒诞，但理上不亏，关注社会历史的热诚和他的奇思妙想也值得称赞。但过度地关心社会政治，过度地把社会弊病与人体疾病同一，以为治国、治人与治病同理，并把它作为一种理想追求，则表现了旧时知识分子政治上的单纯与迂腐。

实际上，所有的人都不可能脱离他的政治社会。东方医学将患者当作肉体与精神的统一体来看待，从社会和物质环境上来考察和治疗，正是东方医学的优势。本来自然科学需要客观公正的方法论，但由于医学是与人打交道的，我们也不能无视伦理的判断。但在儒家，仿佛有着为政治上的信念而殉教的执着。在这方面，释迦牟尼恰恰与孔子相反，他作为王子，原本在政治上有着无上的权力，可以施行大慈大悲的善政，但他醒悟到只用政治和经济并不能真正解脱人类的烦恼，于是走上了出家修行之路。

当西方医学为其伦理观的极度降低而忧虑时，我们却应该为我们中医学中伦理观的充盈与政治意识的强烈而担忧：只有采取既不主动参与，又不回避的中庸之道，才是有利于中医学发展的。医家首先应有同情心，是病家诚实的朋友。医家的仁爱思想应是以对生命本质和人性的明晰的洞察为基础的，而不能满足于阴阳五行"数"的配合。中医业者应该抛弃陈腐的、无用的观念，担负起对人类道义上的义务，使东方医学更大地发挥其优势及效能。

4. 走方医群体

相对于儒医的矜持拘泥和舞文弄墨，中国历史上始终存在着比儒医多得多的一般医工、草泽医群体，人们又称他们为走方医。他们几乎无著作传世，只有极少数依靠儒医的记载才名垂青史，如宋代儒医张杲在《医说》中记述了一位走方医用三文钱一贴的草药帮助御医治愈了宋徽宗爱妃的嗽疾，还记述了一位牛医治愈欧阳修暴下的故事，等等。走方医没有著作传世的原因有三：一是他们有时故意隐秘其术，为了生存挟技以邀财；二是他们没有文化或文化水平低下；三是他们大多对其医术知其然不知其所以然。虽然他们治病常常"取其速验，不计万全"（《串雅内外编·绪论》），但也有"使沉疴顿起，名医拱手"之时，谁又能说小道没有可观赏之处呢？

清代学者赵学敏在专门为走方医正名的《串雅内外编》一书中写道：走方医医术始于扁鹊、华佗，在技术上，他们求其全，如扁鹊既是妇科高手，又擅长老年、儿科及一切杂症，华佗更是不用说了。他们"治外以针刺蒸灸胜，治内以顶、串、禁、截胜""药上行者曰顶，下行者曰串"，"禁"为祝由、禁忌，"截"是使病戛然而止。走方医有三字诀：一曰贱，药物不取贵也；二曰验，以下咽即能去病；三曰便，能够就地取材。因此，"药有异性，不必医皆知之，而走医不可不知；脉有奇经，不必医尽知之，而走医不可不知"，"病有常见之症，有罕见之症，走医皆习之"。尽管走方医多为国医所不称道，走方医秘籍大多又是口耳相传，但作为我国民间医学的传承体系，它不落文字，却也避免了儒医系统的歧义繁杂，有可能蕴藏着原始医学的简洁与直白，很值

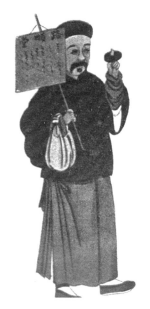

言能變化尚代賣藥無非求衣食也
藝一手特串鈴搖動一不等看病時目視其色
中微通醫数明点藥性口有倭才即往各省遊
此中國串鈴賣藥之圖也其人係江湖之士服

图 3-2　《串铃卖药图》，民间医生多手带串铃，游走四方

得习医者深入研究（图 3-2）。

二、道家思想与医学

　　首先，我们要区分道家思想与道教的根本区别。道家思想是秦、汉以前形成的一种哲学流派，而道教则是汉、魏以后把"道"人格化为神，并将老子神化的一种宗教。道家思想是中国知识分子的思想主流之一，而道教是中国民间传统思潮的主流。两者不能混为一谈。

　　道家思想与道教都对传统医学有重大影响，首先道家把他的视点放在对生命本质和人性的明晰的洞察上，讲天道、人道、王道，为的是闻道、悟道和证道，对医学的内证体系有指导意义，但并不追求长生不死。长生不死之道最早是先秦的神仙家言，属于方技之流。总的说来，先秦诸家思想偏于治人，方技则偏于养生。道教于医学的意义在于，它吸纳了道家思想的悟道、证道理念和神仙家的实证、实修，从而超越了普通医学的领域。它也讲阴阳，但它更多的是利用后天的阴阳，以返还先天之一炁。它更试图打破宇宙的定律，逆行造化而求回复中和自然之本性。相对而言，《黄帝内经》中的理论并不与宇宙规律相抵触，它承认世间的生老病死，并且努力从天地人相合的角度为人体生命找寻解脱之路。

（一）道家思想渊源

道家思想以老庄思想为渊源，他们创立了一种独特的语言方式来诠释生命和自然，相对于儒家用人类的视角来理解自然原则而言，道家则是要摒弃人类的视角，用宇宙天道的视角认识人。这是一个全新的角度，它强调人类知识的有限性和人类判断的不完善性，并坚持只有当人停止使用人类语言与人的感官时才能发现其内在灵光。它的理论有神秘性质，但开阔了人们的视域，为我们重新认识宇宙与自身开辟了一条新路。

儒道两家共同构成了传统文化的一大景观：外用儒术，内用黄老。

刘歆在《七略》中对道家的诠释是："道家者流，盖出于史官，历记成败、存亡、祸福、古今之道，然后知秉要执本，清虚以自守，卑弱以自持。"（《汉书·艺文志》）

道家与道教发展阶段大致如下：原始道家（老庄、淮南子）→魏晋玄学（新道家）→道教。

其学术渊源有四：隐士思想、方士学术、黄老学术、老庄思想。

1. 隐士现象

隐士现象是我国一种很奇特的现象，他们避世而欲洁其身，但又提出一个思想体系来赋予他们的行为以意义。如大名鼎鼎的杨朱曾言："古之人损一毫利天下，不与也；悉天下奉一身，不取也。人人不损一毫，人人不利天下：天下治矣。"（《列子·杨朱》）他们虽身在山林，

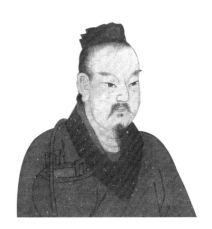

图 3-3　伊尹

却胸怀天下，以至于后来一些隐士在中国政治舞台上扮演了极为重要的角色，成为中国文化幕后的主要人物，如伊尹（图 3-3）、傅说、姜子牙、鬼谷子、张良、诸葛亮、陶弘景、陈抟、刘伯温等。《史记》也称老子"隐君子也"。

不仅如此，隐士思想也是医学、养生学的一些重要观念的发端。如杨朱的全生避害观念，贵己与轻物重生思想；老子的尚"柔"及因势利导思想；伊尹作《汤液经法》对张仲景《伤寒论》的影响等。

2. 方士学术

方士学术在我国由来已久，体系庞大，与医学关系尤为密切。方士学术最初称术数，据《汉书·艺文志》引刘歆《七略》，"数术者，皆明堂羲和史卜之职也"。并序术数六种：天文；历谱；五行；蓍龟；杂占；形法。

天文者，序二十八宿，步五星日月，以纪吉凶之象，圣王所以参政也。《易》曰："观乎天文，以察时变。"

历谱者，序四时之位，正分至之节，会日月五星之辰，以考寒暑杀生之实。故圣王必正历数，以定三统服色之制，又以探知五星日月之会。凶厄之患，吉隆之喜，其术皆出焉。此圣人知命之术也。

五行者，五常之形气也。《书》云："初一日五行，次二曰羞用五事。"言进用五事以顺五行也。貌、言、视、听、思心失，而五行之序乱，五星之变作。皆出于律历之数而分为一者也。其法亦起五德终始，推其极则无不至。

著龟者，圣人之所用也。《书》曰："女则有大疑，谋及卜筮。"《易》曰："定天下之吉凶，成天下之亹亹者，莫善于著龟。""是故君子将有为也，将有行也，问焉而以言，其受命也如向。无有远近幽深，遂知来物，非天下之至精，其孰能与于此？"

杂占者，纪百事之象，候善恶之徵。《易》曰："占事知来。"众占非一，而梦为大，故周有其官。而《诗》载熊罴虺蛇众鱼旐旟之梦，著明大人之占，以考吉凶，盖参卜筮。

形法者，大举九州之势，以立城郭室舍形，人及六畜骨法之度数、器物之形容，以求其声气贵贱吉凶。犹律有长短，而各徵其声，非有鬼神，数自然也。然形与气相首尾，亦有有其形而无其气，有其气而无其形，此精微之独异也。

——《汉书·艺文志》

这六种术数，在上古时代，是很重要的。对于这些，不应妄下迷信的断言，否则便不符合科学实证的精神。科学史历来以天文学为先锋，以数学为基础。无论如何，方士群体试图从各个角度去探索人体生命规律与天地运行规律的和谐，从而建立起一种养生的原则与方法。其中最为重要的一点是他们极早地发现了人的无穷的潜能，并身体力行地积极发掘这种潜能，以弥补天地万有的缺憾。他们认为生命具有伟大的功能，可"参赞天地之化育"。这种观念及理论，不仅在世界思想史上独树一帜，而且对中医理论有着不可估量的影响。

从黄帝时期开始，这些术数，就都设有专门的官职来掌握，在《国语》中，便有觋、巫、祝这些官职，又有"命南正重司天以属神，命火正黎司地以属民"（《国语·楚语》）的记载。《尚书·尧典》也说："乃命羲和，钦若昊天，历象日月星辰，敬授人时。"又说："璇玑玉衡，以齐七政。"（《尚书·舜典》）这都可以窥见上古重术数的情形。大抵当时所谓"祝"，其职务除司祀之外，还负有以下三种责任：协时月正日以便民事；推终始五德以定天命；占星象卜筮以决吉凶。史官以外，这种"祝"便是上古学术思想的中心点。此后阴阳家与五行家，便由此推衍而生。

因此，方士当指一种有学术特长的人士。广义地说，春秋、战国时的阴阳家、农家、医家、杂家等都可归入方士之中。狭义地讲，专指那些研究神仙丹药，希冀长生不老的人士，但他们对物理、化学等自然科学及药物学的贡献也不容忽视。先秦的方士大约是宋玉《高唐赋》中的"有方之士，羡门、高谿、上成、郁林"之流，《史记·封禅书》说羡门等人皆为燕人，属稷下学派的一个分支，为方仙道。齐国稷下学宫形成的《管子》一书应该说是后来阴阳五行学说与神仙家言的发端。其中邹衍"以阴阳主运显于诸侯，而燕齐海上之方士传其术不能通"（《史记·封禅书》）。后来邹衍之术衰落，神仙家言大盛于齐国威王、宣王和燕国昭王之时，至秦始皇、汉武帝时更是得到尊信，遂为一代风气，并影响中国社会达两千年之久。秦汉方士中著名者皆被收入《列仙传》《神仙传》《高士传》中，有安期生、李少君、壶翁、费长房等，他们采仙药，修不老之术，兼通医药。

3. 黄老之学

（以下引文若无特别说明，皆出自《道德经》。）

黄老之学始于战国末期，成于秦、汉之际，大盛于文、景之时。它是由阴阳家的五行终始与道家的清静无为、天道观念、自然主义等糅合而成的，它与儒墨的必推尧、舜不同，而是选择远古的黄帝，与老子合称，叫黄老之学。

黄老之学主导了汉初政治六十年之久，与汉初的经济状况不无关联，汉兴，民大饥馑，"天子不能具钧驷，而将相或乘牛车"（《汉书·食货志》）。高祖时，曹参行无为之治，以不扰民为主。文帝治国以慈俭为宗旨，"窦太后好黄帝、老子言，帝（景帝）及太子（武帝）、诸窦不得不读黄帝、老子，尊其术"（《史记·外戚世家》）。窦姬做了二十三年的皇后，十六年的皇太后，六年的太皇太后，在四十五年间，黄老之学独霸天下，推行儒术的赵绾等人被迫自杀，人民富足，国力强大，为汉武帝的霸业打下了良好的基础。后武帝崇儒术，并与阴阳家糅合，黄老之学逐渐没落，直到南北朝时期才得以复兴。

大家或许有疑问，老子是讲清静无为的，怎么能与政绩卓绝的黄帝（史书记载黄帝曾征服蚩尤、做指南车、创占星术、发明律吕、制定度量衡、设立史官制度）并称呢？这样，我们将不得不谈一下老子的政治哲学及无为与有为的治世治人之道。

"天下多忌讳，而民弥贫。民多利器，国家滋昏。人多伎巧，奇物滋起。法令滋彰，盗贼多有。"故圣人当无为，天下大乱是因为圣人做得太多了。

"失道而后德，失德而后仁，失仁而后义，失义而后礼，夫礼者，忠信之薄，而乱之首。"儒家所讲的仁义是道德堕落的产物，"大道废，有仁义；智慧出，有大伪"。鱼市上的鱼相濡以沫之仁义，恰恰说明了世道的败坏，如果人们都能像大海中的鱼儿那样自然无为，不知善为何物，恶为何物，世界才是真正的美好。

道常无为而无不为，侯王若能守之，万物将自化。

我无为而民自化，我好静而民自正，我无事而民自富，我无欲而民自朴。

不尚贤，使民不争；不贵难得之货，使民不为盗；不见可欲，使民心不乱。是以圣人之治，虚其心，实其腹，弱其志，强其骨，常使民无知无欲。

如此政治哲学发展为封建社会的"治人术"，不无奏效。而如此"大文明若野蛮"（冯友兰《西南联大哲学课》）的乌托邦也正是老子的理想。

下面，我们着重讲一下老庄思想。

（二）老庄思想

1. 老子之道

老子名聃，曾任周王朝史官，《史记》有《老子韩非列传》。著《道德经》五千言，是韵文写就的哲理诗，共81章，其中1—37章为道经，38—81章为德经。1973年湖南马王堆汉墓出土竹简帛书（有《老》《易》），则是德经在前，道经在后。1993年湖北荆门竹简出土，有《老》无《易》。历史上第一个诠释老子的是韩非子的《解老》《喻老》二篇。

《道德经》一书在世界上声名显赫。因为它有着与众不同的洞察力及对价值与无价值本质的深刻解读。

（1）自然无为的天道观

老子认为"无为"是天道的本来境界。天道与人事不同，天道是一种绝对的必然性，人效法它是因为天道"生而不有，为而不恃，功成而弗居"，生长万物而无自私的目的，人如果能效法天地无私仁慈的精神，就可以达成形而上的"道"的境界。"自然"一词在老子那里不过是"天道的本来面目"。相对于天道的无为，人的"无为"就是人要拥有功成身退的胸襟与气度。

老子的天道观是对原始宗教天道观的解放，为后来的宇宙自然天道观开辟了道路。

总之，老子对"道"的极尽所能的阐释，无非是指出"道"是唯一永恒的，是一切存在的永恒原型的总体。这也导致了后来道教将"道"神秘化的倾向。如果说，儒家的功利主义易于形成享乐主义，道家的圣人们则享受着"道"——一种不同于凡夫俗子的超脱的快乐。老子的静笃、冥想、缄默、无为、守一等都有效地抑制了激情，并强调通过宇宙自然法则本身的和谐来促进生命的和谐，因此它十分贴近中国古代医学，特别是《黄帝内经》所代表的养生之道。

（2）重阴贵柔的辩证思想

与《周易》相比较而言，老子尚柔、主静、贵无，主张"柔弱胜刚强""反者道之动，弱者道之用"；《周易》则尚刚、主动、贵有。道家为医家所用体现为柔术、太极拳、导引术（贵柔守雌）。为兵家所用体现为避实就虚的思想等，如"将欲弱之，必固强之"。

这里必须谈谈老子摄生养生的观念。中国哲学与西方哲学最大不同的关键在于，中国哲学无论是讲"道"的虚无，还是讲形而下的"理"的妙用，都要归于修养身心性命的实用，这也是中国医学与中国哲学密切相关的原因之一。而身心修养，又必须反求于自我，讲究行思一致，宁可道"日用而不知"（《周易·系辞》），也不能背道而驰。因此，道家贵身，强调人格的独立与完整。贵虚，以"致虚极，守静笃"为摄生养神的妙方；以"虚而不屈，动而愈出"来说明生死一气的作用；以"惚兮恍兮，其中有象……其精甚真，其中有信"形容心神明灵静照的境界和验证；以"含德之厚，比于赤子，毒虫不螫，猛兽不据，攫鸟不搏，骨弱筋柔而握固"为摄生养生的结果。

总之，老子为政的德行、立身的品性、处世的态度，都是从这种高度修养的理念与境界出发。他的思维方式与众不同之处在于他的反其道而行之，他以其独特的视角和卓绝的智慧为后人探求真理指出了一个方向。

（3）静观玄览的认识论

　　　致虚极，守静笃。万物并作，吾以观其复。

　　　为学日益，为道日损。

这种认识论对医家养生学说有极大影响。老子提出两种处世方式：一为内求，"塞其兑，闭其门，终身不勤"。二是外求，"开其兑，济其事，终身不救"。"兑"为耳，"门"为口。老子认为只有关闭感官的刺激，才能达到养生的目的。长寿的秘诀在于内求而不是外求。外在的事物只能使人更加迷惑混乱，澄神内视才是发现宇宙真谛的最佳途径。

2. 象征与直觉

老子采取了一种独特的语言方式来描述他关于人性与人生的实证。与儒家、医家或兵家的政治性语言不同的是，老子对社会所看中的身份、官职、伦常等统统不感兴趣，而且认为那些毫无价值。他更重视自然，即天道的本来面目和它所由来的本原。因此，他更重视女性、水、婴儿、橐龠等生命的原始力量，更重视象征与直觉。他的语言是感性的、阴性的、母权的、神秘主义的。在以龙为代表的父系文明中，他对世界本质的理解有着一种异端的意义。

（1）老子学说的象征系统

女性（牝、妙、母、始、雌）：老子常以女性含义的不同层次为象征，如"牝"指女性生殖器，妙、始、雌用来比喻少女，母用来比喻已成就者等。他认为宇宙万物的生成与人的生成相似，因此以女性的生育之功赞美宇宙的生生之性。这不同于儒家对阳的尊崇，而偏于对阴性力量的推崇。"知其雄，守其雌，为天下溪"，赞美柔弱与退守。

水："上善若水，水善利万物而不争。"讲究谦卑与自我及其无坚不摧的性质。

婴儿："常德不离，复归于婴儿。""含德之厚，比于赤子……，骨弱筋柔而握固（这是指婴儿元气足，其中，握固是指婴儿天生所持的手印——以大拇指掐在无名指根部，后被应用到道教中，认为这样可以稳固魂魄）。未知牝牡之合而朘作，精之至也。终日号而不嗄，和之至也。""圣人皆孩之。"强调保持天性与元气的意义。

轮子：道的永恒不变被喻为轮子的中心（枢），它是虚空、是"无"的象征。"三十辐共一毂，当其无，有车之用。"正是由于这核心的"虚空"与"无"，才有万事万物无穷的体用。

玄牝：汉人释玄为天，为鼻，为雄。牝为地，为口，为雌。五气入鼻藏于心，成就"音声五性，其鬼曰魂，魂者，雄也"；五味入口藏于胃，成就"形骸、骨肉、血脉、六情，其鬼曰魄，魄者，雌也"（陶弘景《养性延命录》）。

"谷神不死，是谓玄牝。玄牝之门，是谓天地根"。牝为女性生殖器的象征，但又不是一般具体的生殖器，而是天地万物的总根，故称之为"玄"。玄牝中空为"谷"，生生不已曰"神"。正是从虚无中生出天地万物，所以是天地之根。

谷神：当作"虚无"。另，河上公注为"养神"，养神理论当首推老子。隋唐以后，道家"存神养性"的方法结合中医《内经》的五藏神（肝神魂、肺神魄、心神神、脾神意、肾神志）和道教《黄庭经》，便产生了"内视返照""长生久视"的理论。在道教《黄庭经》里，这种原始道家的"神"论穿上道袍法服，站到人的五脏六腑四肢百骸穴道当中去了。

左："君子居则贵左，用兵则贵右。"以左喻柔弱。左为卑，为弱，为生位，为阳，为吉。右为尊，为刚，为死位，为阴，为杀，为凶。阳道左，阴道右。左为升，右为降，即左升右降是阴阳气机的表现方式。

肚腹：象征内向的、直觉的生活。"圣人为腹不为目。"

橐龠：橐，空袋子。龠，古乐器，可以吹气通风的竹管。橐龠，代指风箱，比喻呼吸往来，生死一气。

（2）直觉与肚腹

老子认为"肚腹"象征着人的直觉，而头脑代表知性。

那么，什么是直觉呢？直觉是一种在关键时刻不必追究具体理由，不必问为什么会做出这样的决定的一种感觉。每当此时此刻，决定权仿佛暂时从大脑移到了腹部。古代的禅师每当意识到逻辑思维和分析不能解答公案时，师父会说："现在该用肚子思考了。"直觉这第六感官一旦起作用，了悟的时刻便会降临，一切都迎刃而解。

这听起来让人奇怪。一向低级的肚子，居然能在人类思维中占一席之地！而且能对人的合理思维做具有创见性的补充！这可能吗？

1）肚腹——人体结构中最原始的进化部位。实际上，我们的身体可以从功能上划分成三部分：头、肚腹与四肢。四肢用于行走移动。随着手的进化，人的头向上直立，并使眼睛能够更开阔地眺望四周，视野的扩展意味着头脑越来越脱离于感觉对象，而使之成为知性抽象和知性概括的器官。于是，头脑便象征着知性。然而容纳着内脏的肚腹却受自主神经所支配，代表着人体结构中最原始的进化阶段。肚腹部分更接近自然，而我们大家都来自自然，并复归于自然。因此，肚腹部分与自然保持着更密切的接触，能够感觉到自然，与自然交谈并从自然中获得信息。然而，这种获得信息的过程显然是种感觉操作，它往往发生很快，快得让人不可思议，所以常常容易和神秘、运气或巧合混淆起来。随着后来居上的头脑知性逐渐占据了主导地位，人们的直觉就被抑制了，一个非常有用的"雷达系统"就这样关闭了。

2）大肚弥勒佛的启示。用肚子去"思考"实际上意味着把横膈膜降低从而使胸部器官有更多的空间去恰当地发挥作用。横膈膜在其与腹部的关联中，与一个人的安全感至为相关，这种安全感来源于与事物根基即终极实在的更密切的关系。在中医穴位中有一个穴叫"神阙"，即肚脐——我们每个人与母亲相连的渊源。而每一位母亲都有过这样奇妙的体验：无论孩子走了多远，母亲似乎都能感受到他。"肚子"象征着人的全部生命；而头脑，作为人体最后得到发展的部分，却仅仅代表知性。头脑是意识，而肚子却是无意识。用肚子去感受，是通向神通的大门。用肚子去思考，意味着沉入无意识的基底。当与我们紧密相关的问题发生时，如果我们会用肚子去思考，而不是用任何身体的其他部分去思考，整个生命就不再仅仅停留于表面，一切都将呈现它的本来面目。因此，在我们中国古代，理想的体态往往形体肥胖，乐呵呵的大肚"弥勒佛"就代表着一种不假思索的、透彻的了悟，在他身上般若与慈悲并无分别，一切都是"上帝的本来面目"。

3. 庄子的思想

庄子，战国时期宋国蒙人，隐士。《汉书·艺文志》载《庄子》52篇，今存 33 篇。他反对人为物役，强调绝对的精神自由、相对主义和无政府主义。他不关心伦理、政治，只关心个体存在的身（生命）心（精神）问题，是追求人格独立和精神自由的本体论哲学。

庄子的哲学是美学。他不像某些宗教那样否定和厌弃人生，而是强调感性并重生。他把死亡不看作拯救而看作解放，他的一生死、齐物我、超利害、泯是非的人生审美态度是惊世骇俗的。同时，他又不同于老子的冷静无情，而是道是无情却有情，有着对人生、生命、感性的眷恋与爱护。

庄子的摄生养生学说受"方士"养神、养气学说的影响，继而对后世的道教养生说产生了非同寻常的影响。他在《养生主》中说"缘督以为经，可以保身，可以全生，可以养亲，可以尽年"，指出打通任督脉的意义与境界。

庄子的养生理论与《内经》的不同在于：《内经》以一套整体宇宙论系统为背景和基础，而庄子的养生理论却以个体为对象和目标；前者的精神主干是儒家，后者是道家。儒家是从人际关系中来确定个体的价值，庄学则是从摆脱人际关系中来寻求个体的价值。

庄学与后来魏晋玄学及禅学渊源殊深。他们都以认识自我存在的本性为目的，但这种认识不是知性的，而是体验性的内观；他们都以超越伦理为目的，但最终又实现了伦理的变化；他们都不依赖任何权威，都在反抗的实践中努力追求对现实的全面而明确的体验。这是一种对人类精神的"大的疗法"，它试图在集体无意识领域树立起人类伟大的智慧，并由此达到人类综合的目标。

虽然老庄并称，但事实上老子、庄子有很大的不同。虽然二者都强调对世界要有丰富的、创造性的反应，并以"悟"为最高形态；虽然二者都强调对自身本性的洞察，并以此来获得精神的自由和能量的解放；但老子内敛，庄子狂放；老子实际，庄子虚无……他们的具体差异如下：

关于道：老子认为道是宇宙生命本体及其运动过程，道"先天地生"。庄子认为道是宇宙生命本体运动过程。生命处于无始无终的流变之中，没有质的规定性，万物齐一等。

关于人性：老子强调朴素、无知无欲、愚，重视纯朴之心与人性收敛。庄子强调人性解放——畸人与真性。

关于人生态度：老子是积极问世的政治哲学。他认为可以参与尘世，知足不辱，知止不殆，功成身退。庄子是求超脱的形而上学。他认为可以遵守时代习俗，以"忘"为养生之基，强调对宇宙本体精神的归复。

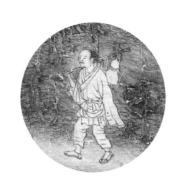

第四章 道教和医学

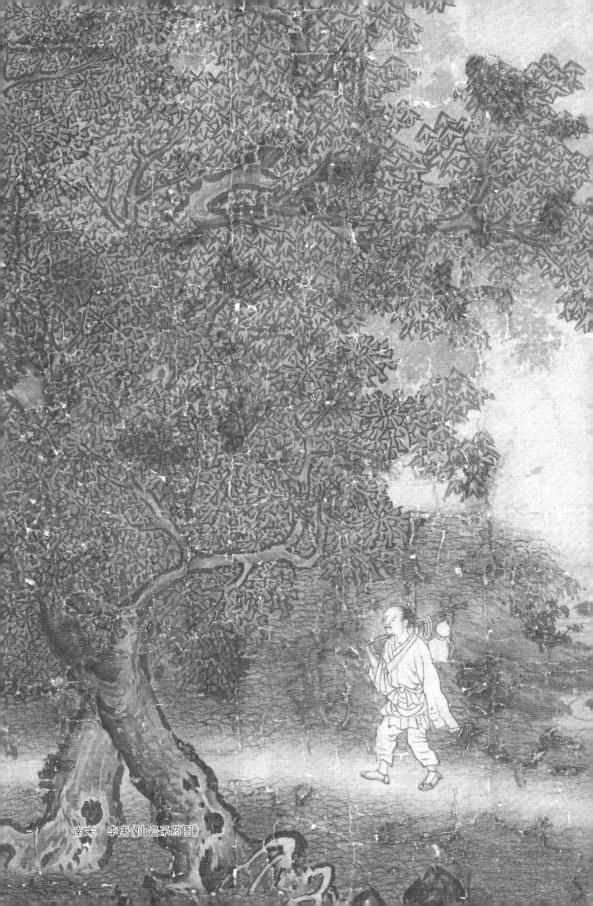

南宋　李唐《仙岩采药图》

　　道教与道家因缘殊深，但亦大有区别。教，就是把"道"人格化为神，并将老子神化。它的思想渊源是庞杂的，它源于巫术、神仙、方术、谶纬、阴阳五行及黄老思想，其组织来源是巫和方士。道教是根植于中国并发源于中国古代文化的民族宗教。在其宗教神秘主义色彩中，蕴藏着几千年来我国人民探讨人、人体、人的本质的宝贵经验，其关于生命存在的奥秘、生命机能及生命潜能的开掘方面，是道教生命学研究的要旨。尤其是它试图为生命另造仙境的努力与探索，更是拓宽了我国生命学的研究领域，其中虽有诡异，但也不乏真理。

　　世界上的宗教大都有对外扩张的企图，道教却不主张对外扩张。这一点中医理论与它有点相似，主张"非其人勿传"（《灵枢·官能》），"非其人勿教"（《素问·金匮真言论》）。道教更固守自己神秘的术语和隐语，坚持道的神秘性，强调法不传六耳，唯恐传人一多，便歧义纷杂，多采取师徒口耳密授，以口诀方式传承，他们的书籍至今难以释读，各门各派固守己见，其理论和数术扑朔迷离。

　　但研究中医理论绝不能绕过道教。从医家上讲，道医对医学的贡献显然大大超过儒医，尤其是宋以前的道医，如葛洪、陶弘景、孙思邈等。道医多讲究实修，重视实践，他们讲气脉、经络、方药，往往见解独到。其方药多为丹药，其经络理论多从气功导引来，重"奇经八脉"（用现代的话说，十二正经属生理系统，奇经八脉属病理系统，故为治病疗疾之首选）。又因其避之于山野，针药不具之时，便以按摩导引为其首选，可以真正做到"手到病除"。在重视保健养生的今天，道医的一些方法值得发扬光大。

　　道教经典《道藏》收道书 1476 种，5485 卷。其中涉及五脏、医

经、养生、炼丹、气功、本草、方药、阴阳、导引、运气、按摩、胎息
等诸多方面。其中医书有葛洪的《葛仙翁肘后备急方》，陶弘景的《养
性延命录》，王冰的《素问六气玄珠密语》，孙思邈的《备急千金要方》
等。养生书有《天隐子养生书》《摄生消息论》《太上老君养生诀》等。
气功导引书有《黄庭内景五藏六府补泻图并序》《石药尔雅》《黄帝九
鼎神丹经诀》等。

一、道教的开创

（一）道教的来源

道教产生于东汉末年，创始者为张道陵，经魏晋南北朝的发展，至
隋唐宋兴盛，明中叶衰落。

对早期道教发展有重大影响的几件大事是：①战乱和自然灾害导致
疾疫大兴。战乱与灾疫使普通民众寻求逃避和宗教的慰藉，东汉末年门
阀风气对知识分子仕途的压制也使得一些游离在社会政治边缘的知识分
子向宗教靠近，以建立自己的精神王国。如五斗米道的创始人张道陵就
是这些知识分子的典范。②《太平经》的问世，五斗米道的兴盛等为神
秘学术的建立打下了很好的基础，也使得从春秋战国时期就暗流涌动的
庞大的方士学术找到了建立自己庞大知识体系的机会和出路。③外来宗
教的刺激。佛教丛林制度的模式，以及它所得到的合法地位，给了道教
的创始者极大的启示和希望。但事实上，道教中只有丹道派为官方政治
所接纳，而且官方政治对道教的警惕与关注也大大超过了佛教。

道教来源有五：民间巫术、神仙方术、老庄学说、汉代经学、佛教
丛林制度。

1. 民间巫术

古代"巫"主通神，"祝"掌祭祀，巫祝能降神、解梦、预言、祈雨、医病、占星，是社会生活不可或缺的职业。最初，巫医不分，后来的道教兼用药物与符箓治病，皆起因于民间逐疫祛疾的需要，不仅为人们解决肉体之苦，还解决人们的精神之困。

2. 神仙方术

神仙之说在先秦广为流行，《楚辞》中有浪漫的神游故事，《庄子》中有对"神人""至人""真人"的神往。燕齐之地有三神山及不死之药的传说，阴阳五行之说也起于此地，从齐威王、齐宣王、燕昭王始，便开始了入海觅仙、求不死之药的活动，秦始皇更是推波助澜，汉武帝虽崇尚儒家，但也迷信方术，渴望长生不死。正是皇家的需求，使得神仙方术在上层社会经久不衰。（图 4-1）

关于神仙长生术的起源，据闻一多先生考：齐，姜姓，武王封姜子牙于齐。姜姓与羌人本是同种，是源于西部的华化了的西戎，周与羌族世为婚姻，羌人崇尚火葬，"以战死为吉利，病终为不祥"（《后汉书·西羌传》），吉利即是灵魂乘火上炎而得永生，故古书所载火葬风俗流行的地方，也是"不死"传说发生的地方。今甘肃、新疆一带，正是古代羌族的居地，而传说中的不死之野、不死山、不死药等也都在这里，所以齐人的不死观念是从西北带来的。汉人不能接受肢解肉身以求灵魂早日升天的观念及火葬，对肉身的死后关怀可谓是无微不至，这一点从帝王登基后大修阴宅及死后厚葬便可知详。华化后的齐人一旦放弃唯灵论，便让步于灵肉同生的中和派，然后再进一步成为纯肉身不死派。就这样，从西部流传来的神仙思想在齐国生长并壮大，再结合阴阳五行学说和后来道教的神秘色彩，它便成为我国一个系统庞大、繁杂的思想体系，成为人们心向往之的胜境。

其实，所谓"神仙"不过是升天了的灵魂而已。"仙"字本作"僊"，是升高之义，西北羌人相信天就在昆仑山上，升天就是升山，

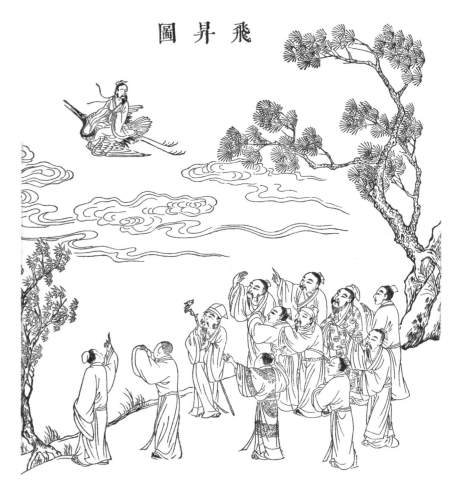

圖昇飛

图 4-1　《飞升图》，道教追求的最高境界是飞升成仙，以白日飞升为最高，其次是乘
　　　龙、御鹤，或驾云……

所以"僊"字别体作"仙"，即山上之人。人能升天，则如神般快活、
万能，则称"神仙"。神仙思想的产生，本是人类基本欲望的无限度的
伸展，"食、色，性也"，食无非琼浆霞片，色当有湘灵、宓妃等仙女。
所以道教不同于世界上的其他宗教的禁欲，而是始终强调女性的作用及
功用，这也是房中观念贯穿道教方术的原因之一。（道教中的全真派强

调禁欲，不结婚、食素、住道观。）

3. 攀附老庄

其实，在《汉书·艺文志》中，神仙家的著作多以黄帝命名，老子影响不大。东汉中期，道教的系统理论著作《太平经》出现，将道家学说和神仙方术、阴阳五行、宗法理论糅合在一起，为道教理论奠定了基础。

道教最初产生是作为王权社会的反抗因素而存在的，它奉老子为教主，以"替天行道"和"杀富济贫"为口号，一方面传播老子"谷神不死""长生久视"的养生观，一方面宣扬老子反剥削和平均主义思想。同时，它借用了庄子"不食五谷，吸风饮露；乘云气，御飞龙，而游乎四海之外"（《庄子·逍遥游》）的神仙家言。

4. 与汉代经学相融

道教与汉代经学有一个共同的理论基础，即阴阳五行学说；有一个共同的政治倾向，即肯定贵贱有序、上下有等。如果说老子和神仙家引出了道教的超人间性与神秘性，那么儒教则赋予了道教以现实性与人间性。

5. 佛教的影响

道教的产生与佛教进入中国处于同一时期，两教之间互相渗透，如组织形式等。

（二）道教流派

道教流派主要有符箓派和丹鼎派。有人认为道教修炼分五等：清净说、炼养说、服食说、符箓说、经典科教说。越远越失其真。

1. 符箓破译

符箓派：属民间道教。以符水咒语治病，祈福禳灾为活动。据《后汉书·皇甫嵩朱儁列传》载，太平道的创始人张角曾"蓄养弟子，跪拜首过，符水咒说以疗病，病者颇愈，百姓信向之"。符箓真的能治病吗?

在东方,人与大地始终享用着同一的生命母语。人自身的生命能量、感觉、意念、情绪、想象力、感受力、神性与诗性,都在那象形的原始文字中依稀可辨,甚至不需要诠释。只要我们用"心"去看,调动我们心灵之中的全部因素,用"心"去感悟,然后神气发越而书之,"吾之心与笔俱运,吾之气与咒俱转"(《道法会元》),神性便会降临。在那个祭坛之上,生命的痛苦与激情,将伴随着人之口、人之动作,再一次得以宣泄、奔流,生命的一切秘密和奇迹都表现在语言文字的狂欢之中,世界也由单调、沉寂而变得丰富、溢彩,一切喧嚣与骚动也由此产生。

符箓的特征如下:

(1) 取类比象,信息沟通

符箓,又称"符字""丹书"。笔画用屈曲字形混杂,似字非字,似草非草,似篆非篆。道教认为符箓为意念与精气的载体,为沟通人与神之间关系的信息渠道,中国的天人相应观亦表现在其中。符箓的形态与内容,看似诡异、神秘,实则错落有致,不失文字的本义。只是除象形、会意外,它更强调取类比象,是图画与文字符号的再度结合。作为一种变形的文字,它比我们通常所使用的汉字包含更多的能量与内涵。

符箓通常由三种字形相合而成:一是云气缭绕之笔画,象征天意、至高无上之意志和神明;二是河图、洛书之符号,象征秩序、结合与数术,象征理性与非理性的统一与融合;三是汉印章之篆字,象征人的力量与世间一切具象。另外加上咒语,如"洞府诸仙急急降"等,一个符便画成,一笔一画均有讲究,并非鬼画符,其中人的意志无所不在。通过对文字的控制与再造,人在上请神,在下劾鬼,镇邪扶正,治病长生,一种新的力量与启示便在符箓文字中产生。

符箓取例:

符一:文曲星符(图4-2)。上面三个黑点表示天,像云朵相连。其下连线白圈如河图洛书,示星宿,相传文曲星有"六",圆圈即为六

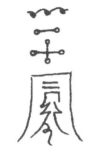

图4-2　文曲星符

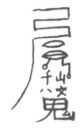

图4-3　相思符

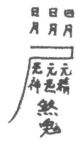

图4-4　春心符

个。再往下图纹表示从天而降，并有冠之状，表示头脑聪明，最后曲线纹，示"文曲"。

　　符二：相思符（图4-3）。上边弓字表人体。口形，示意嘴想说话。中间表示一男一女想接吻。"千山"表示相隔遥远。"八文"即有悖礼仪，"八"为"别"，为"背"；"文"指文明礼仪。远隔千山万水之男女，还想在一起说话、亲热，好像着了魔、闹了鬼一样，所以最下是个鬼字。

　　符三：春心符（图4-4）。日为白昼，月为夜，三日三月，示日日夜夜。尸为人仰之形。元为头，为首，为根本。神指神气；精指爱欲；炁指精力。此符像心神着魔，日夜煎熬，春心荡漾。

　　"抱朴子曰：郑君言符出于老君，皆天文也。老君能通于神明，符皆神明所授。"（《抱朴子内篇·遐览》）透视符箓，我们便发现，神明无非在人胸中，"言，心声也。书，心画也"（扬雄《法言·问神》）。汉字由最初之结绳、八卦，然后才有仓颉造字"天雨粟，泣鬼神"之壮举。实际上，语言文字的产生本身就包含着人性与神性的结合，它是人类生命活动及心灵活动的巢穴，人性的重浊晦蔽与精神的澄明敞亮尽显其中。符箓作为汉字的一种变形，因其一味地追求诡怪、奇异，以震慑和混淆人们的视听，其中虽然不乏一定的想象力，但最终只为少数人所掌握，并且难登大雅之堂。

　　（2）符中有"道"与"法"

　　符箓的实际运用，需与气功炼养相关。道教

以书符念咒为作法之手段，称为"符法""道法"，强调内炼金丹，外用符法。书写符的时候，要求存思、静定、掐诀、踏罡、运气，吹气于符中，符箓得人之内气，方能灵验。

《道法会元》载："以神运灵，以气合形，响应只在须臾。……但举心注意于万神，则万神自效灵也。"书符"须是雄勇，聚精会神，神气发越而书之，……笔力劲健，笔力弱而法力弱。疾如飞鸟，一笔扫成……开目俨然如活，默以神会"，指出符箓是生命力的一种投射，强调内气运作在一笔一画中，这也道出了中国书法的灵魂所在。符箓之上如果蕴集了生命的能量，它自然会对人体产生某种作用。

（3）符箓与中医学

济世救人是宗教的根本，耶稣、佛陀等都有医生的作为。道教符箓也通常有此作用。施术者在人的精神上一味地造势，给人以压力或放松，让你的注意力在病灶上集中或转移，将你带入一个强烈的气场，让你的生命能量通过他的运作与宇宙生命能量达到一种交流。

画符多用朱砂，朱砂乃药之上品，主治"身体五藏百病，养精神，安魂魄，益气明目，杀精魅邪恶鬼，久服通神明"（《神农本草经》）。

古代医字有时写作"毉"，医源于巫，大概不会错。将巫术、符箓全部视作骗局与神话，显然有失粗暴。揭开它的神秘，更深地去认识它、感悟它，也许我们会有更多的收获。

2. 丹鼎派

丹鼎派（图4-5）属官方神仙道教。其最重要的文献是魏伯阳的《周易参同契》，它综合了历代神仙家的炼丹方术，参合"大易""黄老""炉火"三者，以阴阳消长之道，阐发说明长生久视之理。

对外丹，葛洪是笃信，认为人生"服一大药便足"（《抱朴子内篇·释滞》）。陶弘景是怀疑，二十年间七次炼丹，失败六次，著有《炼化杂术》等。孙思邈是反对，"宁食野葛，不服五石"（《备急千金要方》），著有《丹经内伏硫黄法》。

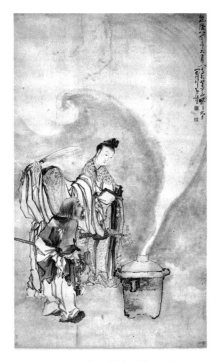

图 4-5　清　黄慎《炼丹图》

3．炼丹术探秘

炼丹术是中国历史上贯穿始终的一个特殊的历史现象。早在公元前 2 世纪，中国的冶炼技术就已达到当时世界的最高水平，但中国的古人并没有在自然科学的道路上走得更远，而是将这种技术用来实践他们关于人类生命的某种信念：炼丹，炼不死之药。这是中国历史上最有勇气和最持之以恒的一场试验，共有二十二个皇帝前仆后继以身试丹，神仙梦就这样不无遗憾地做了几千年，炼丹术士们在循万物之道以制约万物的企图中试图找到控制自然与生命的捷径。他们将它视作一桩最严肃的工作而不是一场荒谬可笑的冒险。他们起初向外、向自然索取生命的"金丹"，而后又向内、向自己的生命发问以培植那株不败的长青之树。

　　"恍惚中有象有物，杳冥中有精有信"（《上阳子金丹大要》），"精"与"信"便是"术"中之"道"，只要是"道"，就会使人类从荒谬的现实中得到某种程度的拯救。于是我们不妨重返那条充满死亡与魔力的探寻之路，重新翻看古人艰涩、华美而又隐晦的语言，破译、诠释，努力去理解、猜测，看我们还能有哪些收获。

　　实际上，炼丹术是世界范围的一种文化现象。出于东方生命观对肉身的强调与独特的认知，中国在这方面走得更早、更远。早在公元二三世纪，中国就有了一整套炼丹术的理论体系和具体的实践，《周易参同契》就是这方面的典范。而西方，则是在公元 12—14 世纪才出现炼金术的狂潮。虽然中国炼丹术所求在"丹"，在不死之药，西方所求在哲人石或点石成金术，但作为一种文化现象，他们的一致性远远超出了他们的分歧。同样都是秘密的小团体，研究的都是一种外人无从捉摸的秘术。他们都给普通词汇赋予某种特殊意义，以表示物质的各种特性和在各种条件下的变化过程。他们用隐喻或寓言而不是科学的概念说话，你不能称他们为化学家，但他们是一些掌握了自然界某种秘密的行家，他们给我们后来的科学家们提供了许多关于宇宙与生命的暗示。比如关于宇宙空间的有限与无限，关于世界的整体性与简单性原则……在意义含糊的术语背后，我们可以窥见炼金术士们对信念的执着，研究金属的熔点与矿物质之间相互作用的关联，称、量、判断，从谬误中区分出真实，又反思真实中的谬误……与后来的科学家们不同的是：他们有着宗教家的狂热与非理性因素，在对自然的观照中，他们有时会放弃真实的自我，将全部生命投入他们的抽象物中。就像中国古代冶炼史上所传说的那样：人们投身于熔炉之中，与金属一起纯化而结晶。这是一场生命的冒险。因此，炼金（丹）不再是历史上微不足道的事件，不再是将普通金属变换成金子的把戏，它有着更深远的意义。从某种意义上说，它是人类追求生命永恒的某种象征。

（1）中国炼丹术的物质取向

2世纪前后，中国炼丹家已从农牧业所重在土、道家重水、医家重火等对单一物质的强调中解放出来，万物可变的思想和五行相生相克给人们提供了更大的想象空间。人们已不满足于神农尝百草带给人的安慰，动植物与人的生命一样都有生有死，金石矿物的相对永恒性开始激发人们对永生的玄想。"金性不败杇，故为万物宝。术士服食之，寿命得长久"（《周易参同契·二土全功章》），人们开始渴望从矿物中获取生命的能量。金石之性与人生命的交感这种自然观是如此深入人心，以至于服食养生在中国形成根深蒂固的传统。只是古代的吃石头、吃钟乳石、服食大丹，至今一变而为药膳和洋洋大观的"食文化"（图4-6）。

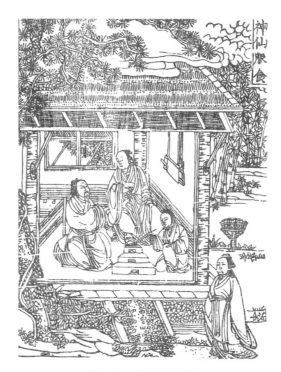

图4-6 《神仙服食图》

口腹之欲不再仅仅是生理上的需求，它关涉到人的生命理念。到了内丹大盛之时，如何控制和利用性欲也成了生命之途上的关键。"食、色，性也"这一命题，在道教炼养术中变为"吃什么"（食丹）和"怎样做"（房中）的问题，本性与天性已经微不足道，重要的是寻找生命的真境。于是，在这场生命内涵的革命中，中国智慧再一次显示它的独特的魅力，不仅在具体操作、物质取向方面情有独钟；而且在思维方式方面也与西方的线性思维不同。虽然都是求两性体的统一与合作，但由于中国一开始就不曾强调这两者的分裂，加上它独有的天人相应观与五行生克理论，中国炼金（丹）术的理念与实践都比西方炼金术更深入、更丰富。

很显然，中国的炼金术最初包含两个方面：一是炼金术，又称黄白术；二是炼丹术。"丹"乃国之大宝——不死之药。但黄金等贵重物品在以小农自足经济为主的国家里更像是一种奢侈品，炼丹家为它"百炼不消"的性质所迷惑。于是，中国智慧没有在炼金术上过分沉滞，"夫金丹之为物，炼之愈久，变化愈妙；黄金入火，百炼不消，埋之毕天不朽。服此二物，炼人身体，故能令人不老不死"（《抱朴子内篇·金丹》）。此处提到的黄金不过是金丹的参照物，如果吃黄金可以不朽，人们便没有必要再造金丹。在此人们只是用黄金不朽的性质来比喻"金丹"对人的生命之意义。由于对生命的关注远远超出了对物质本身的关注，炼丹家的重心开始转移，由提炼黄金转为炼丹，一切也就随之改观。

对金丹的追求使人们努力去找寻一个比黄金更有价值的元素，一个具有生命般活力的元素，于是人们发现了丹砂和水银。从《神农本草经》时代起，人们就认识到水银能"杀金银铜锡毒……久服神仙不死"（《神农本草经》）。其威力之大由此可见一斑。"抱朴子曰：丹砂烧之成水银，积变又还成丹砂。其去凡草亦远矣，故能令人长生。金汞在九窍，则死人为之不朽，况服食乎？"（《本草纲目》）于是炼丹术士们对它宠爱倍加，并给它起了个美丽的名字——河上姹女，其青春活力，其流变与风流尽显其中。相比之下，金石自身则缺乏水银的这种灵活变异性，"河上姹女，灵而最神。得火则飞，不见埃尘。鬼隐龙匿，莫知所存。将欲制之，黄芽为根"（《周易参同契》）。"黄芽"即是硫黄，是《神农本草经》中另一个能"化金、银、铜、铁"的奇物，"禀纯阳火石之精气而结成"（《图经衍义本草》）。炼丹家将水银与硫黄以精确的比例化合，先得黑色硫化汞；然后"固塞其际会，务令致完坚"（《周易参同契》），九转"赫然成还丹"（《周易参同契》），得紫色硫化汞，即神丹、金丹（图4-7）。据今人林中鹏先生考证："黑色硫化汞的

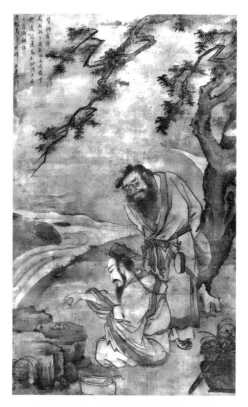

图4-7　明　邓文明《吕洞宾炼丹图》

化学成分与紫红色的'还丹'完全相同，但结构却大不相同，前者属'正方'晶系而后者属'六方'晶系。性质也大不相同：前者有毒，后者无毒。"

（2）炼丹术的象征体系

在中外炼金（丹）术中，有几个反复提到的充满象征意味的实体。首先是丹鼎（西方是杯子），后来在内丹术中象征人体；其次是水火（西方是酒精），象征药物、阴阳、燃料等；再次是轮子，象征药物运作和时空运作；最后是金丹（西方是哲人石），象征完美与永恒。以上述四物为例，炼丹家们时而用科学的语言，时而又用模糊的类比性语言反复论述，将我们后人引入一个亦实亦虚的迷宫。通过对炼金（丹）术象征性术语的破译，我们或许得到的不仅是一颗金丹，也许我们还可以得到金丹背后的东西——一个关乎我们人类生命及命运的深刻的寓言。

1）丹鼎的取象。《周易参同契》下篇《鼎器歌》中曾对炼丹之炉鼎有过详尽的描述："圆三五，寸一分。口四八，两寸唇。长尺二，厚薄均。腹齐三，坐垂温。"这是一个计算周密，实用而又笨拙的坐式炉鼎。但在魏伯阳的头脑中还有另一个更理想、美好的丹鼎图。正如其开宗明义所言："乾坤者，易之门户，众卦之父母。"乾坤指炉鼎，法天则地，鼎上釜为乾、下釜为坤；易指丹药。《参同契》（指《周易参同契》，全书同）又说丹鼎"状似蓬壶"，"两弦合其精，乾坤体乃成"。

以后的炼丹家则更强调丹鼎之象，"神室有所象，鸡子为形容""天地初分，混若鸡子。圆高中起，状似蓬壶。关闭微密，神运其中。炉灶取象，固塞周坚"（《云笈七签》）。这里出现对丹鼎的另两个形容"鸡子""蓬壶"，则更意味深长。追溯到中国古代神话的源头，"天地混沌如鸡子，盘古生其中"（《艺文类聚·天部上》），而"壶"则取自葫芦音，相传始祖伏羲、女娲即从葫芦中出，是最初的一阳一阴，同时二者混沌不分。至此，炼丹家成了哲学家，他们于丹鼎所求的是阴阳同体的混沌之象。这是生命原初的无极状态，是混沌初始，是宇宙生命和人之生命的本源，而后才有阴阳变化及万物差别，无极而太极。对炼丹家们而言，具象的出现，生命的二元及多元并不是生命的终结，"顺为凡，逆为仙，只在中间颠倒颠"（张三丰《无根树》），在归返大道之路上，他们或将生命类比为丹鼎，炼精化气，马阴藏相；或用乾坤为丹鼎之本象，加入药物、水火，得坎离之用，但目的只有一个，即：求阴阳混沌之本体，再造生命之辉煌。

2）水火匡郭图与三五至精图。在彭晓（唐末五代著名道士）所编《周易参同契分章通真义》旧本中，有水火匡郭图和三五至精图。

先说水火匡郭图（图4-8）。

此图式中，左半为离卦，右半为坎卦。就炼外丹说，此"谓药物，坎是金公，离是朱汞"（《周易参同契注》）。当中小白圈，指丹药。实际上，这是无极图之一变，乾升于坤为坎，坤降于乾为离。离卦（☲）谓太阳，谓火，是生命产生之必要条件；坎卦（☵）谓月，谓水，谓爱欲。坎离交合，生命便随之产生，大千开始活跃。

《参同契》中有个极根本的观点，即"易谓坎离，坎离者，乾坤二用"。作为纯阴纯阳，乾坤只是一种理想，象征天地与绝对。

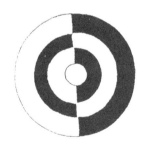

图4-8　水火匡郭图

而天地之间真正有意义的则是"坎离"。所以西汉京房《京氏易传》有言："乾坤者，阴阳之根本；坎离者，阴阳之性命。"炼丹术则再一次强调坎离象征一切事物的两端，象征魂与魄、性与命；象征铅与汞、青与白、雄与雌……"阴阳相饮食，交感道自然"（《周易参同契》），自然之道不是拒绝、摒弃，不是一味地反抗或毁灭，而是交感，氤氲化生。将朴素对立的能量熔炼成一个统一体，这便是炼金（丹）术哲学的核心。

"坎离匡郭，运毂正轴。牝牡四卦，以为橐籥"（《周易参同契》），将相对立的事物放置在乾坤宇宙之中，用毂、轴象征药物水火如车轮般运转不停；"橐籥"本指风箱，此处暗指事物相食、交感而产生的力量，如法轮常转，永不止息，不断地纯化，不断地"修丹返还"，最后"九转成丹"。

如果说水火匡郭图用龙虎相吸、雌雄交媾象征金丹形成的根本在于阴阳配合之理，那么三五至精图（图4-9）则强调的是金丹的至高无上性。"三五与一，天地至精"（《周易参同契》），利用五行相生、相克法则，"金水合处，木火为侣。四者混沌，列为龙虎"（《周易参同契》），中央一"土"为"黄芽"，最后融为一体，升华为丹药（最下小白圈）。这个象征系统是指炼丹术的提纯和修炼过程，生命由最初之混沌，经过

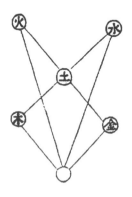

图4-9　三五至精图

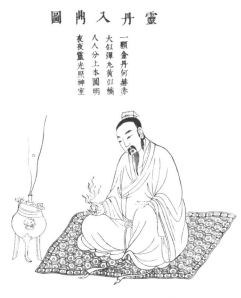

圖 鼎 入 丹 靈

一顆金丹何赫赤
大似彈丸黃似橘
人人分上本圓明
夜夜靈光照神室

图 4-10　　《灵丹入鼎图》

水火匡郭的运作，三五的融合，重又踏上一个新的台阶。

这是一个新的混沌之态，但比先前的那个更纯化、更精化。这便是炼丹家的哲学逻辑，强调金丹的至高无上性，即是强调人通过对自然规律的把握与运用达到对死亡的征服（图 4-10）。大千世界中所有刚性的（阳）和柔性的（阴）力量都活跃开来，并在自身中统一、完形。

炼丹术的哲学逻辑与核心就这样通过象征表达出来了。这是一种无意识表达存在的方式，生命的直觉从被遗忘的深渊中再生。通过炼丹家们的诠释，通过那些图形、那些假设与真实的炉火，生命不再是一团杂乱无章的阴影，秩序与新的整合由此而生，得道者必能享用生命的圣境，哪怕只是在寓言的意义上。

3）炼丹术中的隐名。也许意识到探寻生命的秘密是个冒险的行当，也许人性对永恒事物的敬畏使炼金术士们有所禁忌，所以他们在行文中并不平白直叙，于是隐名成为炼金术中的一大特色。

《周易参同契》的隐名系统为后来的内丹修炼法提供了许多类比语言。"推类结字，原理为证"，其精微大义，可以意会，难以言传，比喻性的语言比比皆是。《参同契》本是外丹之书，经内丹之学诠释，歧义更多。正如彭晓《周易参同契分章通真义》序说：

> 公撰《参同契》者，谓修丹与天地造化同途，故托易象而论之，莫不假借君臣以彰内外，叙其离坎，直指汞铅。……以乾坤为鼎器，以阴阳为堤防，以水火为化机，以五行为辅助，以真铅为药祖，以玄精为丹基，以离坎为夫妻，以天地为父母，互施八卦，驱役四时。分三百八十四爻，循行火候；运五星二十八宿，环列鼎中。

其中比较简单的隐名是炼丹的药物名称，如水火、坎离、铅汞、男女、牝牡、青龙白虎等，比较复杂的是它的操作系统和独特的时空观念。比如说，《参同契》将炼丹用火同月亮盈亏和五运六气相结合，以月亮的朔、弦、望、晦对应《周易》的卦象，就是有名的《参同契》纳甲法。无论如何，炼丹术繁复的隐名与《参同契》的"活子时"体系不无关系，"我变而不灭"，强调生命能量的运作无时无刻不在变化之中。这种变化与时间有关，与宇宙有关，与五行生克及"能量场"的转化相关。炼金术士本身就应是个全才，他应拥有极为丰富的星象学、数学、气象学及化学知识，他要制造一个"完美的永恒"，整个大千都包容在这场准确无误的运作中。"窥天地之窍，盗阴阳之精，识造化之根，辨符应之体，相生相克，进退诎伸，皆在乎掌握，故云易统天心也。"（《周易参同契分章通真义》）

（3）炼丹术的时空观念

神仙观的产生源于对社会灾难的逃避。在天地灾难中，产生了女娲炼五彩石补天的神话，以求天地的完整，这给了后来炼丹家们最好的启迪。人间的诸多困境，使他们产生了避世炼金丹的追求，以求人生的自由与完整。长生不死之神仙，即是飞升于灵界与人间的自由无羁的人。

这种对死亡观念的征服，首先意味着对时间与现实空间的挑战。既然他们深信人可以"上与造物者游，而下与外死生无终始者为友"（《庄子·天下》），那么在这种执着的观念中便强烈渗透了他们对现存时空的深刻而独特的反省。

中古的炼金术士们否定了人们惯常的那个现存的、有序的、线性的时空观。洞中方七日，世上已千年，当升仙的父亲依旧年轻俊美地返回人间时，人世已几经沧桑，面目全非。"洞中""炉中""壶中"是他们对那个独特空间的界定。在那里，时间以另一种方式在运作，它更像一种心理时间，可以延缓、停止、收缩或逆转。在这独特的时空里，仙人们享受着独特的自由和快乐的生活。生命也因此而重返极乐世界，亘古而绵长（图4-11）。

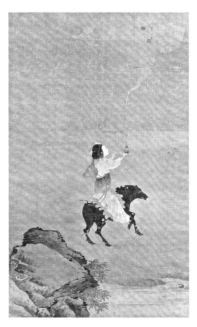

图4-11　北宋　徐崇矩《仙女炼丹图》

在这种时空观的支配下，炼丹家们对炼丹火候的"抽添"与日月星辰的运作有着严格的把握。"日辰为期度，动静有早晚""周旋十二节，节尽更须亲""月节有五六，经纬奉日使，兼并为六十"（《周易参同契》）……一切都计算得周密而细致，昼夜、节气、四季、日月等，一切都浓缩反映在炼丹炉火的运作上。在炼丹家们眼中，炼丹过程是一个非常神圣的过程，在炼丹之前他们有神圣和繁杂的斋戒仪式。《丹房须知》中即谈到有择地建坛、祭神开炉、服饰陈设等注意事项二十一条（图4-12）。实际上，这是他们从这一时空进入另一时空的准备阶段，是对他们心理、生理、智慧等的一场严峻考验。一切都必须符合"阴阳之道"与"五行之数"。首先是认识天地的法则；然后顺应它，利用它；最后便是借机而逃，也就是超越它，战胜它。借天地之运作，造生命之金丹，这就是炼丹者们的动机与结果。按理说，服一大丹了生死的

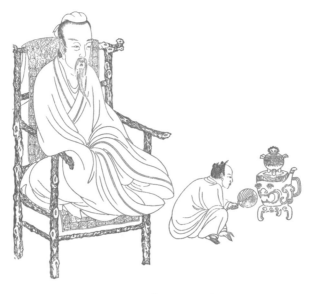

圖爐鼎小大

图4-12 《大小鼎炉图》

观念本身就有悖于自然法则，长生有信，不死难求。但从炼丹家们严肃认真而不乏科学精神的探索中，我们仍能感受到人之为人的那份神圣。

"我命在我不在天，还丹成金亿万年"（《抱朴子内篇·黄白》），掌握了自然界的法则，便可以改变自然界。至此，炼丹术由对支配表面事物相互关联的观察而导入对人生终极意义的追索。"每当天地交合时，夺取阴阳造化机"（陈楠《罗浮翠虚吟》），这是一种对待自然的理性态度，是典型的中国智慧；既不巧取豪夺，也不被动沉沦，而是借机而发，应时而动，把握机会，创造奇迹。金丹，犹如人类命运之中闪闪发光的一次机遇，千百年来，诱惑着我们这些生命的贪恋者、执着者。然而，"事之难者，为之者何必皆成哉"（《抱朴子内篇·论仙》）。事业是艰难的，但大炼丹家葛洪的信念却从未有过丝毫的动摇，在他看来，一切只是个时间问题，到那时，生命将以另一种方式长存。

在这个伟大的近乎荒谬的实践中，我们或许能学到些什么，感悟到什么。至少我们能感悟到那些坚韧不拔的追求永恒与完整的灵魂。那是一群勇者、梦想家、宇宙及生命模式的再造者，同时也是一群失败者。但这是一份丰厚的遗产，它关涉到我们生命的秘密与诠解。也许你会说他们远离真理的门径，但时至今日，我们并不比他们更有天才，我们依旧是宇宙生命秘密之外的游荡者、门外汉。但至少他们尝试过了，以一种方式，哪怕是以寓言的方式。

不管怎么说，追求生命的自由与轻扬，是我们人类永恒的理想。

二、道教生命观

（一）长生而非养生

道教生命观对中医学有着多方面的影响。它追求的是长生而非中医的养生，是以生为乐，重生恶死，以长生不老为目标的宗教。它认为生长、生命、生存是道的表现形式，因此长生不死、肉体成仙是其教义的基本点。可贵的是，其教义既有理论体系，又有操作系统，而不仅是对生命现象的泛泛而论。其中，内丹学对中医有关气的认识是一种深化；其外丹学对化学、中医制药等也有深刻的影响。

1. 何谓长生不老

首先，道教长生的概念不同于长寿，后者重量不重质，长生则是指高质量的生命、生活。其含义有三：

一是不死，不死并不是肉体真的不死，而是通过修炼，达到一种神明长存。清代道士李涵虚说："古有不死神，并无不死身；其神得不死，即是得仙人；人死则神亡，仙死神则存。"

二是不病，即长生久视，充满智慧。

三是新生，指自我超越。

可以这样说，道教是世界宗教中最重视肉体的一个宗教，并积极挖掘肉体能量的各种可能性，希望通过肉体能量的释放与吸收找到通向长生的门径。无论是服丹还是房中，他们都以无畏的精神，去进行一场关于生命再造的粗糙实验。如果说所有的文化都在讲修炼精神与境界，那么，道教则是传统修炼的一种反动，它在自信地、骄傲地、快乐地修炼肉体。

纵观我国的历史，不知有多少人在尝试一件事——"长生不老"。其中最著名的就是秦始皇派三千童男童女去蓬莱的故事。而我国历史上最著名的关于"长生不老"的著作莫过于葛洪的《抱朴子》一书，书中对长生不老、炼丹、成仙，皆有详细的说明，先撇开其真假不论，到底长生不老可不可能呢？让我们以西方医学的观点来看看。

目前，对于人类的自然年龄，在世界上有三种公认的推算公式。

第一种："自然系数"学说。这种学说认为，寿命系数是5—7年。一般哺乳动物的寿命等于：生长期（年）乘以寿命系数。人的生长期是

20—25 年，由此得出人的寿命是 100—175 年。

第二种："细胞分裂"学说。这种学说认为人的寿命与细胞分裂周期与次数呈正相关，人体细胞自胚胎开始分裂，平均分裂周期约为 2.4 年，常人细胞可分裂 40—60 次，由此推算人的寿命应为 96—144 年。

第三种："成熟期"学说。人类的性成熟期大致为 13—15 岁，哺乳动物的最高寿命为性成熟期的 8—10 倍，人的寿命应该是 104—150 年。

无论以哪种方式推算，人都应当活到 100 岁以上，而实际上，我们普通人只能活到 70—80 岁。

2. 谁能长生不老

人类是地球上的高级动物，然而，也是我们熟知的哺乳动物中唯一活不到自然寿命的动物。英国著名的生物学家巴风根据"自然系数"学说推算，牛的生长期为 4 年，其最高寿命为 20—30 年；马的生长期为 6 年，它的最高寿命为 30—40 年。按此推算，人的最高寿命是 100—175 岁。现实说明牛、马和其他动物大多可活到大自然赋予的自然寿命，而人却只能活到应得的自然寿命的一半多一点，这是为什么？

有些科学家总结出至少如下几种原因：

其一，人的呼吸方式的改变。除人以外，所有的动物均采取腹式呼吸。腹式呼吸的优点是可以充分发挥肺细胞的功能，增大肺活量。而人类只是在胎儿和婴儿时期以腹式呼吸为主，自从学走路开始，就改为胸式呼吸了。由于人类改变了呼吸方式，致使不少肺细胞长期闲置不用而失去了活性，使肺活量变小。而几千年前道教关于胎息的理论正是对这一问题的解决。

其二，人的运动姿势的改变。人类用双足直立运动代替四肢爬行，无疑是一大进步，然而，随之也带来诸多不利因素：站立姿势缩小了骨骼、关节、肌肉、韧带等全身运动系统的活动幅度，并使脊柱负荷过大；直立姿势使大脑极易缺血缺氧；平时双手使用不均匀，致使大脑缺乏逆向调节；由于心脏只进行一些极度缩小生理强度的慢性运动，使心脏的适应能力减退，这些都容易使大脑和心脏发生疾病。道教长生理论中的导引术就是从改变人体的运动姿势入手，并结合呼吸吐纳术来解决这一问题。

其三，人的消化功能的改变。人类与动物相比，其消化功能的萎缩十分明显，咀嚼能力下降，吞食能力丧失，以及胃肠道细菌构成的改变，使人类极易出现致命的代谢病、文明病等疾患。中医视脾胃为后天之本，道教则多采用矿物炼制成丹，并认为它们能够镇静安神，金粉、丹砂等的安神效应实际上源自肠黏膜的化合作用而产生类似脑啡肽类的东西（我们姑且称之为"肠啡肽"），因此，现代科学也许能够揭开丹药之谜。

其四，人的循环功能的改变。生活在大自然中的动物，为了适应四季气候的变化，保持了皮肤保暖和散热的功能，而人类生活在日益舒适的环境中，使血管逐渐壅塞硬化，加之不良生活方式的影响，使人类的心脑血管易硬化而缩短寿命。

此外，人类的神经系统高度发达，心理活动变化多端。由于人有喜、怒、忧、思、悲、恐、惊各种情绪的变化，这也成为导致疾患的重要因素。这也是影响寿命的因素之一。

除以上所说之外，还有许许多多的因素能影响人的寿命。人类在不断发展进化的过程中，得到了不少其他动物不能比拟的优势，然而也带来了不少负面影响，如文明病、城市病、性传播疾病等。

（二）具体操作是内修外炼

长生要诀不外房中、行气、服药三大要素。其中，最早的火化升天与"尸解"是成仙的"顿"法，但汉人不能接受此种做法，于是，服食大丹便成"顿"法，而其余便是成仙的"渐"法。

围绕着长生不老的宗旨，大致可划分为由里到外的三个层次：其最内层是汤液、针灸、本草等传统医学的基本内核，且和服饵、外丹相联系；其中间层次是导引、调息、辟谷、房中、内丹等自我锻炼方法，和今天的气功、太极拳相当，与广义的传统医药学相联系；最外层次是符箓、药签、禁咒、祭祀、斋醮一类方术，实质上是传统医学的扩展。

修道之要点有二：一是内修，二是外养。

1. 内丹要旨

内修提倡"守一"。"一"指"道""气"，完全是气一元论。"一"是《说文解字》中的第一个字，也是中国古代思想家及医家最爱的一个字，"天得一以清，地得一以宁，神得一以灵，谷得一以盈，万物得一以生"（《道德经》）；孔子云"吾道一以贯之"（《论语·里仁》）；养生家每每曰"抱一""守一"。

随着外丹术的没落，内丹术逐渐发展起来。内丹是道教炼养功夫的核心，是静功、气功、房中、服食等功夫的综合发展。内丹术的理论源自两大系统：一是中医的精、气、神理论系统，二是外丹术的隐名系统。它们共同为后来中国大盛之内丹修炼法提供了许多类比语言，如它将人体比作炉鼎，以精、气、神为内炼三宝，将人体能量流比作药物，将内丹修炼中元神与精气相合于任督二脉运转烹炼的过程比作火候等。

何谓内丹？有人说它是人体精、气、神三者的一种结合物，陈致虚说："其用则精气神，其名则云金丹。"（《紫阳真人悟真篇三注》）实际上，它可能是一种生命特质，是凭借特殊的技术，启动特殊的气机，形成特殊的气化过程而产生的一种特殊的生命物质。

内丹家之精、气、神指人体先天禀赋的元精、元气和元神，其中精是基础，气是动力，神是主宰。神为主，精、气为客。神为阳，精、气为阴。以神谓火候，以精、气为药物，以神御气，以神炼精，使精、气、神凝聚不散而结丹。他们又以易理、五行配五脏，认为心在上，属火，卦象为离；肾在下，属水，卦象为坎。炼丹的核心就在心肾相交，取坎中之阳，填离中之阴，而成纯阳之乾体。

炼丹火候在外丹本指烧炼药石过程中火力的旺衰调节过程，又以五日为一候，若干候为一转，至九转便成丹。在内丹，则指元神与精、气相合于任督二脉运转烹炼的过程。

火候涉及时间、方法、质量变化、"场"的转换等问题。因为人身能量流的运动是十分微妙的，既看不见，也摸不到，因而不可能用时钟、刻盘来计量，内丹术便借用了《周易》卦爻符号及有关的象数符号来表示，这种象征性比喻不仅形象、生动地标记了"火候"（图4-13），而且巧妙地解决了时空、质量、"场"的转换等问题。

比如，木、火、土、金、水在内丹术中不指五种元素，而是比喻为人体能量流。"土"是坎离药物的另一名称，表示人体总的能量流。木、火、金、水与东、南、西、北，青、赤、白、黑，春、夏、秋、冬一样表示能量流的质量、方位、时间变化、生克关系及"场"的转换。

"周天火候"不仅指时间，而且指方位。即，能量流运动的方位可以用时间表示，能量流运动的时间也可以用方位表示。例如，可用春、夏、秋、冬表示东、南、西、北，也可以用东、南、西、北表示春、夏、秋、冬；可用子、午、卯、酉表示北、南、东、西，也可用北、南、东、西表示子、午、卯、酉。

所谓内丹术"活子时"体系，是指人体能量流产生和运行周期的时间不是死的、绝对的、无条件的，而是活的、相对的、有条件的；不是不变的，而是可变的。它随炼养程序和人体内部机能的变化而变化。能量流在子时开始和午时开始所运转的方向完全相反，而这种相反的能量流运动必然导致"场"的转换。

东、南、西、北，春、夏、秋、冬，木、火、金、水，青、赤、白、黑等实为《周易》四象，即少阳、太阳、少阴、太阴，从少阳至太阳为量变，从太阳至少阴为质变，从少阴至太阴为量变，从太阴至

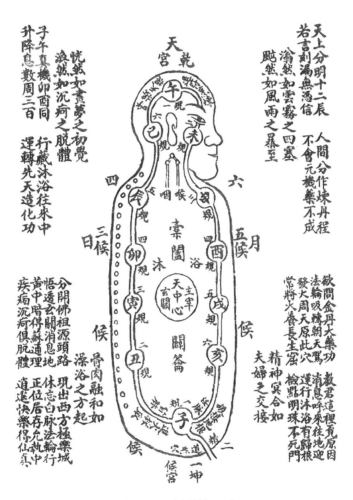

图4-13　《六候炼丹图》

少阳为质变。从太阳至少阴、从太阴到少阳又代表人体能量场的
转换。

内丹术体系中的时间不是顺流之波，而是可正可反、可顺可逆的。

时空的可逆性是生命科学的奥秘之所在。

2. 食气·导引·房中

外养手段是道教对中国养生文化的突出贡献，其中有精华，也有糟粕。其指导思想是顺逆论，即顺着"道"的外化而延则死，逆着"道"的外化而返则生。其具体操作为：食气；服丹药（最初是菌芝类，然后是五石散、丹、石钟乳等）；行气（包括吐纳、胎息、调息等）；导引；房中。

（1）食气

"食气"一词，较早见于《素问·阴阳应象大论》："精食气，形食味。"《素问·六节藏象论》则说："天食人以五气，地食人以五味。"食，此处音义均同"饲"。食气之法，即行气之法，也叫吐纳术或吐纳之道，呼吸之功，吞吐之术，以及气法、气术、气功等，义无不同，其实际内容是万变不离其宗的。战国时期镌刻的《行气玉佩铭》用四十五字铭文描述了气功修持的高深境界，是中国气功文献中的珍品（图4-14）。"气功"一词出现稍晚，始见于晋代许逊《净明宗教录》一书中，实即"行气之功"的意思。葛洪认为行气的具体方法是"初学行气，鼻中引气而闭之，阴以心数至一百二十，乃以口微吐之，及引之，皆不欲令己耳闻其

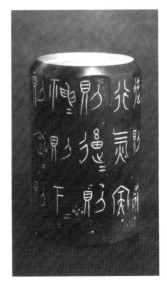

图4-14 《行气玉佩铭》，中国最早的气功文物，其文为：行气，深则蓄，蓄则伸，伸则下，下则定，定则固，固则萌，萌则长，长则退，退则天……

气出入之声""得胎息者，能不以鼻口嘘吸，如在胞胎之中，则道成矣"（《抱朴子内篇·释滞》）。但随着练功的普及，出偏时有发生，会出现一些头面赤热、精髓不固等症状，后世医家则建议辨证施用中药，如用黄芪建中汤、天王补心丹等调理。

（2）导引

一般来说，道教的外养手段都包含有意识、形态、呼吸的调整与配合，也就是所谓的"调心""调形"和"调息"。凡取坐、卧、站等静姿态而以运用意识为主、呼吸协调为辅的方法，统称之为静功；凡是以意识的运用结合肢体运动的调整皆属动功范畴。以此为原则，古代文献中的胎息、坐忘、守一等可划为静功；而导引（图4-15）、五禽戏、八段锦、易筋经等则归属动功。总的来说，动功的产生当在静功之前，其中最早和最先成系统的当属禹步和华佗的五禽戏，当今坊间最有名的则是易筋经。

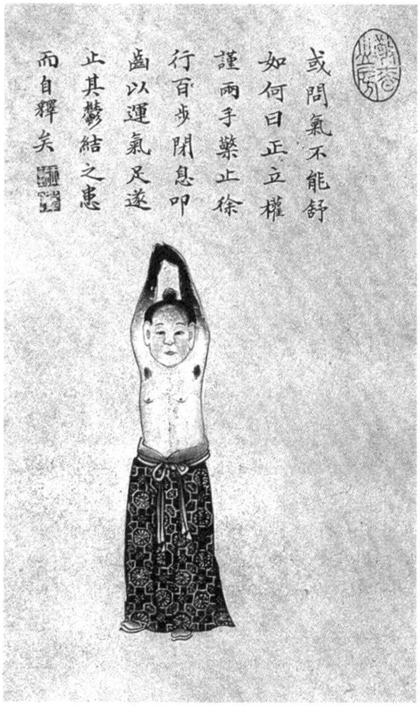

其实对医家而言，自有医书以来就已经把导引、行气等作为治疗方法。《灵枢·病传》中黄帝问：

图4-15　《导引图》

或问气不能舒
如何日正立椎
谨两手紧止徐
行百步闭息叩
齿以运气足遂
止其鬱结之患
而自释矣

"余受九针于夫子，而私览于诸方，或有导引、行气、乔摩、灸、熨、刺、焫、饮药之一者，可独守耶，将尽行之乎?"《金匮要略》中也曾提及导引、吐纳。后世吴鞠通在论及奇经八脉调治方法的重要意义时说:"医道通乎仙道者，此其大门也。"特别应该关注的是隋代御医巢元方所著《诸病源候论》，全书只讲各病的症候及发病原因，不提药物治疗。全书分 67 门，1700 余论，内容包括内、外、妇、儿、五官等科的各种疾病，在病因病理学方面，具有很高的研究和发扬价值。

（3）房中真谛

房中在古代又称为阴道、黄赤之道、混气之法、男女合气之术等，可以说是古代性生理、性病理、性疾病、性保健的医疗技术，其中对性交的契合、频数、时间间隔、姿势方法与禁忌等，都有完备的探究与记录，是中国古代性科学的一个总称。南朝时期，陶弘景在《养性延命录·御女损益》中对房中的评价是:"命本者，生命之根本，决在此道，虽服大药及呼吸导引，备修万道，而不知命之根本。根本者，如树木，但有繁枝茂叶而无根本，不得久活也。命本者，房中之事也。"

1）房中术的理论根基。为什么房中是生命之根本? 我看这不能不从《黄帝内经》说起。《素问》第一篇《上古天真论》中说:

> 帝曰:人年老而无子者，材力尽邪? 将天数然也? 岐伯曰:女子七岁，肾气盛，齿更发长;二七而天癸至，任脉通，太冲脉盛，月事以时下，故有子;三七肾气平均，故真牙生而长极;四七筋骨坚，发长极，身体盛壮;五七阳明脉衰，面始焦，发始堕;六七三阳脉衰于上，面皆焦，发始白;七七任脉虚，太冲脉衰少，天癸竭，地道不通，故形坏而无子也。丈夫八岁，肾气实，发长齿更;二八肾气盛，天癸至，精气溢写，阴阳和，故能有子;三八肾气平均，筋骨劲强，故真牙生而长极;四八筋骨隆盛，肌肉满壮;五八

肾气衰，发堕齿槁；六八阳气衰竭于上，面焦，发鬓斑白；七八肝气衰，筋不能动，天癸竭，精少，肾藏衰，形体皆极；八八则齿发去。肾者主水，受五藏六府之精而藏之，故五藏盛乃能写。今五藏皆衰，筋骨解堕，天癸尽矣，故发鬓白，身体重，行步不正，而无子耳。

　　这一段涉及人的生命的几个重大问题：人的生命节律、人的生理病变节律、人的生育根本、人为什么会死、人为什么会衰老等。黄帝的问题提得很好，是人的材力尽绝了，还是人的天赋自然之数就如此？材力在此指肾气，即归属于肾的生命运动方式。

　　岐伯说女子的生理周期与七有关，每七年都有较大的变化；而男子的生理周期与八有关，每八年都有较大的变化。多数注家以"数"的阴阳解。七为少阳数，女本阴体而得阳数，寓阴中有阳；八为少阴数，男本阳体而得阴数，寓阳中有阴。张介宾曰："盖天地万物之道，惟阴阳二气而已，阴阳作合，原不相离，所以阳中必有阴，阴中必有阳。"（《类经》）

　　此节在叙述男女生长壮老已的生命过程中特别强调肾气与精气的重要作用。肾为先天之本，生命之根。天一真元藏之于肾，所以该篇名"天真论"。《素问·灵兰秘典论》曰："肾者，作强之官，伎巧出焉。"伎巧即指生育能力，总之，一切生命活动的发生过程归属于肾。精气生于后天，藏于五脏。精气盛则五脏盛，精气衰则五脏衰。

　　岐伯以天癸的"至"与"竭"来解释人的生命生长发育及衰老。"天癸"指天一之阴气，天，天数一；癸，北方水，干支名，象水从四方流入地中之形。《针灸甲乙经》作"天水"。天一生水。天癸即天水，象征孕育生命的本能。马莳以"阴精"解"天癸"，沈祖绵以"月经"解。无论如何，天癸与性本能相关，这不仅是医家关注的要点，也是房中家及内丹家操作系统的出发点和切入点。内丹家的"复命归根法"无非就是企图延缓或停止生命的顺生发展，而所谓修炼成功的第一个标志就是第二性征发生改变：男子命本在肾在精，以炼气为要点，所以关键是"无漏"，当精气满盛，不下泻必上冲脑部，此时会出现耳闻风声、脑后震动、脐下潮涌等异象，丹道家称其为活子时或还精补脑；女子命本在肝在血，以炼形为要点，所以女子丹功首先是"缩乳"和"斩赤龙"（月经停止），丹道家认为乳房为血的本元，童女无乳是因为阳气内敛，女丹功当先守膻中，膻中为气海，喜乐出焉。又认为经血也是由清气所化，浊血越多，清气亦缺乏，所以女子应当练就不使清气变化浊血，月经自然断绝。这样便使生命因修炼而变成童体，或驻颜术，或"马阴藏相"，或长生不老……童体在内丹家那里就是阴阳和合，就是男子守住了元精至阳之气，女子守住了真血至阴之气。

实际上，西方直到20世纪初才由弗洛伊德以科学的方式将"性本能"的问题提出，没有弗洛伊德思想的传播，现代西方思想就不可想象。在把握和接触实在，使人类摆脱遮蔽实在和歪曲实在的幻想中，弗洛伊德达到了某种顶点。在此方面，康德、尼采、马克思等可以称作他的同路。

但在这些伟人当中，弗洛伊德受到的攻击最多，他的理论也分化得最为厉害，他的人生之途也最为曲折。

这无非是因为他触动了某种禁忌。他将本能分为两大类，即人类的两大需要——食物与性欲。几乎所有的异议都指向他以"性"为中心的看法。实际上在我国，伟大的孔子也就短短的一句"食、色，性也"，就指出了这一真谛，然后便不再深说。

相比之下，老子则敏锐直观得多，而且他似乎也喜欢用性的语言来描述宇宙的本质和生成，这对后来的内丹家的影响甚为深远。而且，道教内丹学派并没有停留在理论构架和阐述上，而是在操作系统上对其不断地深化。其中，对阴阳气血的认识，对人体生命结构的认识都对中医学有所贡献。

2）千年房中。房中术可以上推至远古时代。早在殷周时期，就有有关房中术的记载，如《周易·咸卦》就描写了性交前的具体爱抚动作。春秋战国时代，房中术作为四种方技之一，已经开始流行，《汉书·艺文志·方技略》记载方技四种，即医经、经方、房中、神仙。房中术作为神仙家创造的一种方术，成为神仙术三流派之一（图4-16）。至葛洪时"房中之法十余家，或以补救伤损，或以攻治众病，或以采阴益阳，或以增年延寿，其大要在于还精补脑之一事耳"（《抱朴子内篇·释滞》）。房中术将"房事"视为夫妻极为神圣的大事，强调夫妻合气就像天地交合一般，要谨守阴阳之理，使全身气血通畅，五脏六腑都获得阴阳补益，才能达到祛病延年的养生目的。因此，中国古代房中术理论的主旨，不只是在帮助人们享受性爱，更重要的是，它是一种健身、养生之术，甚至是一种长生不老之术。道教中的其他许多方术，如导引、行气、服食、辟谷等，都有相同的主旨，即以延年益寿、长生不老为最终目标。

3）七损八益。在房中文献中，臆测附会之说不少，这也是中国文化中屡见不鲜的现象，房中术的理论家们更易牵强附会。著名的"七损

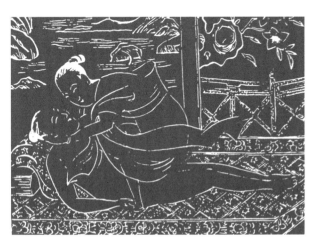

图4-16 房中术之"鱼接鳞"图

八益"悬案即是明证。

《黄帝内经》中十分明显地提出："能知七损八益，则二者（阴阳）可调，不知用此，则早衰之节也。"（《素问·阴阳应象大论》）可见"七损八益"对养生的重要性。但什么是"七损八益"，《内经》中却没有明说，似乎代指男女生长壮老的过程。《素问·上古天真论》中女子以七为纪，月经按时而下，为损；男子以八为纪，精气随时充盈，为益。又似乎有"扶阴抑阳"之意，七为奇数属阳，八为偶数属阴，故应为"损七益八"。在医家看来，阳常有余，阴常不足，所以"阴气自半也，起居衰矣"（《素问·阴阳应象大论》）。

1973年长沙马王堆汉墓出土了早已失传的医书10多种，其中包含房中术的就有六种：帛书《养生方》《杂疗方》《胎产书》，竹简《十问》《合阴阳》《天下至道谈》。这些著作介绍了房中术的知识，包括性交前至性交结束后男女的表情、反应、姿势、动作等，尤其详述了"七损八益"对人体的利害关系，还涉及男性阳痿、茎软等性功能疾病的治疗方法，收集房中补益的方剂，以及求子方法、女子胎产方法等。可以说"七损八益"集中体现了房事养生的根本方法和效果。

马王堆汉墓的发掘，结束了先前的争论。其"七损八益"为房中术，但是否为《黄帝内经》的确解，尚可质疑。

如果能用八益、去七损，则延年益寿，身利体轻，阴气益强，居处乐长。

参照有形之人精血形成、精子与卵子交合、受精、着床、妊娠、分娩、成长的范例，道教形成了一整套形而上的生命再造体系。内丹各家无论缘依何法，其核心都是进行性能量的培补、逆转、升华、激发。这种操作，是道家颇具特色的方法。

无论如何，道教房中术承认男女地位平等，承认女性的重要性，认为健康长寿需要两性的合作；不受禁欲主义的约束；显示了道教与儒家、佛教的不同。李约瑟评价道：道家的生理学纵然很原始和幻想，但

在对待男女、宇宙的态度方面，比家长统治严厉的儒家或冷淡出世的佛教要恰当得多。（李约瑟《道家与道教》）

三、道教与中医

古今世界上的宗教，几乎都和医药有千丝万缕的联系，我国古代的许多著名医药家，特别是宋以前的医家，多集医、道于一身，如葛洪、陶弘景、孙思邈、王冰等，葛、陶二位是典型的道医，孙思邈则兼有佛家思想，王冰不是医家而是信奉道家思想的注释家。至于受道家思想影响的古代医家，那就难以计数了，从这个角度看，医、道的关系是非常密切的。

（一）《太平经》与中医学

《太平经》是道教主要经典之一。内容以阴阳五行为主干，且多巫觋杂语。此经假托神人（又称天师）与六方真人问答，演说原始道教教义和方术，大抵以奉天法道，顺应阴阳五行为宗旨，广述治世之道与伦理之则，以及长寿成仙、治病养生、通神占验之术。

1. 《内经》重平衡，《太平经》重交感

阴阳观是《太平经》的自然观，世界无物不成阴阳，无事不成阴阳。虽然它也讲阳尊阴卑，阳寡阴众，阳善阴恶，但它更重视阴阳的交感和合，这一点使它超越了汉代经学及《内经》。它说"天地之性，阳好阴，阴好阳""阴阳相得，道可乃行。天须地乃有所生，地须天乃有所成。春夏须秋冬，昼须夜，君须臣，乃能成治"。故，"阴阳者，要在中和"，天地之气只有交感沟通为"中和之气"，才能"相受共养万物"。同时，这也是房中的理论基础。

为了说明由阴阳构成的世界的和谐性，《太平经》的作者把阴阳两大

基本概念扩展为"阴""阳""和"三个基本概念，认为宇宙间各种事物皆由这三个基本要素组合而成。凡事皆可一分为三："元气有三名，太阳、太阴、中和；形体有三名，天、地、人；天有三名，日、月、星，北极为中也；地有三名，为山、川、平土；人有三名，父、母、子；治有三名，君、臣、民。"三名同心相和就可以成就万事万物，并使世界臻于完美。三名同心相和反映在身体修炼上，则强调精、气、神的和谐。

2. 五行学说"尚火抑金"

《太平经》主张天地由四时五行构成，天以气为语言，表现为四时；地以五行为象。它的五行观，不推崇西汉的土德为五行之主，而是顺应潮流，以火为主："火能化四行自与五，故得称君象也。木性和而专，得火而散成灰；金性坚刚，得火而柔；土性大柔，得火而坚成瓦；水性寒，得火而温；火自与五行同，又能变化无常，其性动而上行。"

它的"天"是有感情、会愤怒的天，提倡灾异之说。在《太平经》看来，火为君，木是生养的征象，金象征兵器与战事，土象征后宫，水象征百姓，"金王则厌木而衰火""火不明则土气日兴，地气数动，有祅祥""水王则火少气"等生克之理，与《内经》七篇大论中的思想有某种相合。

3. 神仙系统的创立

道教自《太平经》始，开始创立自己的神仙系统，它发展了庄子等的神仙思想，编制出神仙的等级制度。"一为神人，二为真人，三为仙人，四为道人，五为圣人，六为贤人。""神人者象天，……真人者象地，……仙人者象四时，……道人者象五行，……圣人者象阴阳，……贤人象山川。"

4. 守五藏神法

《太平经》指出，具体的"守一"有两解，一指守各个事物的根本，如："头之一者顶也，七正之一者目也，腹之一者脐也，脉之一者气也，五藏之一者心也，四肢之一者手足心也，骨之一者脊也，肉之一者肠胃也。"能固守这些主要脏器使之充实，即可以延命，但无法长生。另一种"守一"即"守神"，百日小静，三百日大静，可以长生。其主要是通过感应"光"的变化来验证，"守一明法，明有正青，青而清明者，少阳之明也"；"守一明法，正白如清水，少阴之明也"；"守一明法，明有正黑，清若窥水者，太阴之光"。书中有一个存想五藏神以除百病法，指出五脏各有神，如肝神为青衣神吏、心神为赤衣神吏等，按时辰将五藏神吏之像"悬之窗光之中而思之，上有藏象，下有十乡，卧即念，以近悬象。思之不止，五藏神能报二十四时气，五行神且来救助之，万疾皆愈"。

《太平经》还对练功中出现的偏差做了探讨，指出常见的四种偏差：一是走神，念能致正，亦能致邪，意志不专杂念萌生，即"走神"。二是岔气，指出"一气不通，百事乖错"。"若大逆不正，五宫乖错，六府失守"，即"岔气"。三是走火，如练功时出现狂躁不宁，言语失逊的现象，则是失精的表现，此为"走火"。四是入魔，指喜怒无常，神志不清，当"急以方药助之"。

以上说明东汉时期我国气功已达到相当的水平。

食气服药指"不食有形而食气"，其寿可与天地并存。此气非指自然之气，而是如腹中胎儿所汲取的元气。其服药讲究用植物药和动物药，并将药分为帝王药、大臣草和人民草，无矿物药，不追求成仙、轻身之药。

5. "反向而行"的修炼原则

道家强调一个"逆"字，所谓"九返七返""返本还元"，提出了人体生化的可逆性原则。如果从"圜"的实质上考虑，逆向与顺向不仅不矛盾，而且恰好合而为一。一定牢记这个"圜"是指"天体"（《说文》），是立体而非平面。"圜"上任何一点互为顺逆、互为终始、互为因果，顺行向前与逆行向后只是视觉角度的不同，而没有本质的差异。如气沿任脉由上而下为"顺"、沿督脉由下而上为"逆"，两者相连，构成中轴圆。顺向是逆向的终点或始点，逆向也是顺向的终点或始点。

如何逆转人体的阴阳生化呢？历代丹家认为在这个问题上，人们的意志愿望、理论认识及种种有为，不仅无济于事，而且有碍于事。逆转阴阳生化的唯一途径，就是行至静之道。《道德经》说此道为"致虚极，守静笃"。《庄子》云此为"心斋""坐忘""无视无听，抱神以静，形将自正。必静必清，无劳女形，无摇女精，乃可以长生"。《胎息经》云："固守虚无，以养神气。……心不动念，无来无去。不出不入，自然常在。勤而行之，是真道路。"《阴符经》指出至静之道的重要性在于"自然之道静，故天地万物生""至静之道，律历所不能契"。历代丹家不厌其烦地反复告诫人们，内炼时应排除一切杂念和试图有所作为，应如魂魄已经离开形体一般恬淡虚无，让生命力自然发挥作用。《外经微言》总结这一内炼基本原理说："心死则身生，死心之道，即逆之之功也。"

固守虚无，相当于现代心理学中的无意识状态。近百年来，无意识状态的心理机制及其作用，一直是西方心理学界研究的热门课题，也是近年国外科学界联合攻关研究的前沿课题。如今业已发现人体在无意识状态下可以呈现许多反常的功能和超能力。如人体在被催眠状态下，对冰块的刺激可以呈现烧灼般的起疱反应；人在无意识的状态下，可以理解或讲述自己既往完全陌生的语言；可以在蒙眬中创作动人的乐章。现代心理学研究发现，无意识活动可以促进人们高效率地学习、自疗疾病、获得创造灵感，是人类潜在的巨大智能。当代人类一般只利用了大脑全部能力的4%，其余96%都处于休眠状态。无意识状态有可能激发大脑储备的智能。

对照现代心理学对无意识的研究，可见中国内丹学的至静之道，有着深刻的科学背景。当然，西方心理学采用催眠、暗示等方法制造无意识状态，远比不上经年累月习静所致的虚极静笃状态完美，后者完全有可能产生古代内丹家所执信不移的逆转衰老的生理变化。

由以上分析来看，古代内丹家修炼有着切实的依据，丹经道书所描述的内炼景象，也多非虚妄之语。

（二）葛洪的医学

葛洪字稚川，自号抱朴子，丹阳句容（今属江苏）人，东晋著名炼丹家和医药学家，世称小仙翁。少时博览多识，不求闻达，尤好神仙炼养之法。其从祖葛玄，是炼丹家左慈的弟子，世称葛仙公。仙公传郑隐，隐又传洪，洪更问学于鲍靓。葛洪的代表作是《抱朴子》，分《内篇》《外篇》，《外篇》论人事，《内篇》论神仙术。兹就其论神仙术略述如下：

第一，他认为神仙必有。"咸曰世间不见仙人，便云天下必无此事。夫目之所曾见，当何足言哉？天地之间，无外之大，其中殊奇，岂遽有限。诣老戴天，而或无知其为上。终身履地，而或莫识其下。形骸，己所自有也，而莫知其心志之所以然焉。寿命，在我者也，而莫知其修短之所至焉。况乎神仙之远理，道德之幽玄；仗其短浅之耳目，以断微妙之有无，岂不悲哉？"

第二，既有神仙，则修道自有成仙之法。葛洪认为修道之法有二：一为胎息与房中术，这是属于内的；二为服药，这是属于外的。在《抱朴子内篇》的《金丹》《黄白》二篇中，始详载药品的分量与制法，而集炼丹说之大成，后言炼丹者，无不本于葛洪（图4-17）。

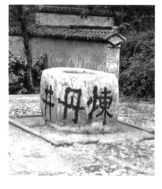

图4-17　杭州葛岭葛洪炼丹井

1. 葛洪的仙药

《抱朴子内篇》中所记载的仙药，据有关专家研究，大致可分为三类：

第一类是金石矿物类药。这主要涉及金丹术。前文已经介绍。

第二类是五芝。芝草在秦始皇时代就已经为方士们所看重，《说文解字》解为"神草"。现代医学证明，灵芝草确有益精神、强筋骨、健脑安神的功能，是治疗神经衰弱、慢性支气管炎和健身益寿的良药。汉末三国时，在神仙方士中流行饵芝之法，传说当时有人迷入深山，见仙人服食黄芝，便告诉了华佗，华佗以此教人，人皆高寿而强壮。从有关资料看，隋唐之前，修仙的道士们已开始人工引种灵芝草。除上述的菌芝外，五芝中还包括石芝、草芝、肉芝、木芝四种。石芝主要是石珊瑚、石笋、滑石矿、古动植物化石等天然矿物质；草芝为深山老林中世人罕见的一些奇花异草，如独摇芝、牛角芝等；肉芝则为万岁蟾蜍、千岁灵龟、千岁蝙蝠、千岁燕子等类稀有动物；木芝，有的是树脂类树的分泌物如飞节芝等，有的是树干和树根的寄生物如木渠芝等，有的是一些珍奇植物如参成芝的稀有蕈类。

第三类是一些具有滋补作用的草本药。这类药在今天中医健身补脑、益寿延年的方剂中还经常采用，如茯苓、地黄、黄连、石韦、枸杞、黄精、甘菊、麦门冬、松柏脂、五味子、石菖蒲、桃胶、胡麻、槐子、远志、松实等。在方士的传说中，这类植物常常有神奇的效果。《抱朴子》中就有许多这方面的记述。如有一位叫韩终的人，他坚持服菖蒲十三年，以至身生毛发，一天内读书万言皆可过目成诵，寒冬腊月袒胸露臂也不觉冷。诸如此类的传说在有关医药方术的著述中比比皆是。实际上，这些传说只不过是方士们为了广告效应而故弄玄虚，制造神秘。不过，从现代中医药学的角度来看，被方士们称作仙药的这类草本药对人身的确有着一定的滋补强壮作用。

2. 葛洪论辟谷

在世界宗教史上，虽然佛教、伊斯兰教等也都有"饿斋""戒斋"之类的名目，但与我国古代道家辟谷的目的、方法和要求不尽相同。《云笈七签》卷三十九《说戒》载道教戒律《老君说一百八十戒》中的第一百四十九戒为："常当勤服气、断谷食，为不死道，不得贪于饮食。"而我国医家则历来认为，人身赖天之五气和地之五味以生存，所以，除某些疾病必须禁食断谷以外，原则上是不赞成像道家那样辟谷的。如《周礼·疾医》就已指出："以五味、五谷、五药养其病。"《素问·藏气法时论》更具体地说："毒药攻邪，五谷为养，五果为助，五畜为益，五菜为充，气味合而服之，以补精益气。"这都明白地指出：药物是用于攻邪治病的，而补益精气还必须依靠日常的五谷等饮食。

葛洪不相信单独辟谷就可以长生。他肯定地回答问者说："断谷，……不以独令人长生也！"又说："问诸曾断谷积久者，云：'差少病痛，胜于食谷时。'其服术及饵黄精又禹余粮丸，日再服，三日，令人多气力，堪负担远行，身轻不极。"此句中"术"指白术，说明辟谷须得力于多种药物，否则体力就不济了。最后葛洪认为："道书虽言：欲得长生，肠中当清；欲得不死，肠中无滓。""食谷者智而不寿，食气者神明不死。""此乃行气者一家之偏说耳！不可便孤用也。"（《抱朴子内篇·杂应》）不过，葛洪并不是否定人之可以长生不死，而是主张"藉众术之共成长生"（《抱朴子内篇·微旨》）。他最强调丹药的作用，如《抱朴子内篇·金丹》说："升仙之要在神丹也。"《抱朴子内篇·金丹》更引《黄帝九鼎神丹经诀》说："虽呼吸道引及服草木之药可得延年，不免于死也；服神丹令人寿无穷已，与天地相毕。"这里也看出葛洪迷信神丹的程度。

3. 葛洪论胎息

"胎息"一词的起源，按葛洪最初的论述，是因人处在胎息状态下，像胎儿在母腹中那样，能不以口鼻呼吸而得名。后人对胎息的论述，虽然五花八门，但胎儿在母腹中不以口鼻呼吸这一点，认识则是共同的。《养生四要》云："儿在胎中无呼无吸，气自运转。"《摄生三要》云："人在胎中，不以口鼻呼吸。"而"脐息""踵息"，均不以口鼻呼吸。因而我们可以明确地对胎息下定义：不以口鼻呼吸谓之胎息。这是胎息最主要的特征。

"呼吸绵绵若存"说明呼吸得细、慢、匀长，说明呼吸极其微弱而已，虽然对养生能起作用，但非胎息也，其实际感受与"胎息"相距甚远。

不以口鼻呼吸有可能吗？《苏沈良方》中曾记述了苏东坡的练功感受："一息自住，不出不入。或觉此息，从毛窍中八万四千云蒸雾散。无始已来，诸病自除。"这是对胎息景象的真实写照。

胎息虽然能不以口鼻呼吸，但人在胎息状态下，并非不与外界交换气体。由于全身毛孔、穴窍张开，内外气体交融，氧气进入体内，二氧化碳排出体外，从而实现了呼吸功能，这种人与外界交换气体的方法，科学上称为体呼吸。这仅仅是指气体交换而言，非指一般的呼吸活动。人通过皮肤与外界交换气体，已为近代科学所证明。正常人在用口鼻呼吸时，也通过皮肤与外界交换气体，这一途径一旦受阻，人将得病甚至死亡。而气功锻炼，有可能强化体表的呼吸功能。一旦从体表进入的氧气，与细胞呼吸（广义的呼吸，科学上称为内呼吸）相结合，皮肤、穴窍的呼吸作用便会强化，进而就可以完全不以口鼻呼吸，胎息就开始了。

中医理论认为，肺主气，司皮毛的开合，足太阳膀胱经至一身之表，也司皮毛的开合，认为皮肤毛孔是人体气化的门户。胎息的实践，实乃中医这一理论的证明。

4. 葛洪论房中

葛洪在《抱朴子》中，对前人有关房中术的观点做了系统阐发，认为房中与服药、行气是健康长寿的三个条件。人不可绝断房事，阴阳不交则"幽闭怨旷，多病而不寿"（《抱朴子内篇·释滞》）。但亦不可纵欲，要节制房欲，还精补脑，得"节宣之和"（《抱朴子内篇·释滞》），如房事过滥则如冰盆盛水，羽苞包火，十分危险。葛洪还详细阐述了房事的方法、注意事项，为东晋房事养生学说的集大成者。

（三）《黄庭经》与中医学

《道藏》所收《黄庭经》分内、外两篇，全名为《太上黄庭内景玉经》（简称《内景经》）和《太上黄庭外景玉经》（简称《外景经》），全书用七言韵文写成。它以人身脏腑有主神之说为义理基础，结合秦汉医学的脏腑学说，阐述道教神仙养生的理论和方法。

其要点有二，一是三田九宫说，二是脏腑有主神说。

1. 三田与九宫

《黄庭经》认为长生关键在于存思黄庭，炼养丹田。首先解释"黄庭"二字，黄为土色，土位中央，庭为台阶前的空地，因此，"黄庭"表示中空之义。具体到人身，以脐为中，脐上如植物之干，生机向上；脐下如植物之根，生机向下。因此，生理的总机关在脐，脐内空处即是"黄庭"。《内景经》说：黄庭"上有魂灵下关元，左为少阳右太阴，后有密户前生门，出日入月呼吸存"。上有魂灵指上有心神，密户指命门，生门指脐（针灸家名为神阙，又名气舍）。呼为出，吸为入，如日月往来，指胎息。因此道教视胎息为长生之秘。

黄庭之外，《黄庭经》更细致地将人体的五脏六腑系统扩展为八景二十四真，与之相联的为"三田"，《内景经》说："玄泉幽阙高崔嵬，三田之中精气微。"三田即上丹田（脑，为精髓聚集处）、中丹田（心，为神能聚集处）、下丹田（关元，为精气聚集处）。其中以存想上丹田最为重要，即重视修持大脑神真。三田学说是传统养生学的重要理论基础，三田被认为是精、气、神能量转化的重要场所。"田"，与医家的"穴"有很大的不同，"穴"是点，而"田"是面，"田"可耕种，并可养育生苗成熟（图4-18）。

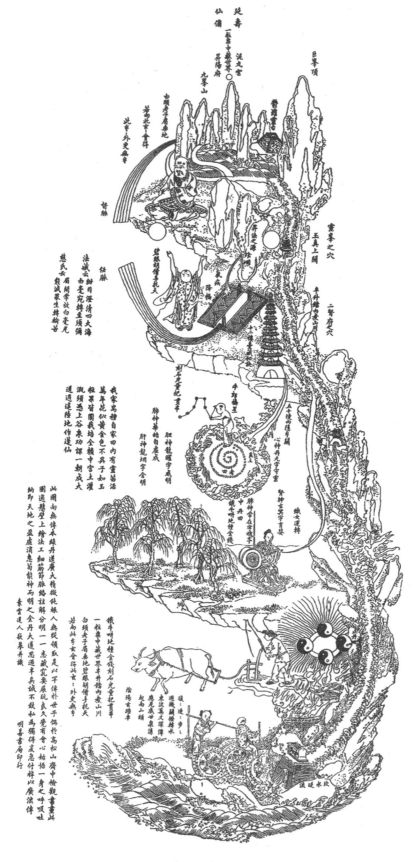

图 4-18　《内经图》（缩微示意图）

九宫是道教对头部的人为划分，"宫"也是立体的、中空的，包括明堂宫、洞房宫、丹田宫（泥丸宫）、流珠宫、玉帝宫、天庭宫、极真宫、玄丹宫、太皇宫共九种。此说始于《黄庭经》。《内景经》："一面之神宗泥丸，泥丸九真皆有房，方圆一寸处此中……非各别住俱脑中，列位次坐向外方。"脑中有九真（神），所居之"宫"各径一寸，神皆面向外坐。《黄庭经》认为九宫之中都有神明，九宫为四方四隅加中央之神，中央之神为居于丹田宫的泥丸夫人，名为夫人，实是指脑属阴性，宜静不宜动，静则安，动则伤。这与中医的"脑为诸阳之会"相反相成。

《内景经》原文及各家注释，对脑部诸宫、诸神之说皆仅指陈大意，并无具体内容，而陶弘景《登真隐诀》一书中则详载存思九宫神之具体方法。按陶氏理论，守头部九宫神法称守寸或守一。头部九宫的位置依次为：自眉间入内一寸为明堂宫，二寸为洞房宫，三寸为丹田宫，四寸为流珠宫，五寸为玉帝宫；明堂上一寸为天庭宫；洞房上一寸为极真宫；丹田上一寸为玄丹宫；流珠上一寸为太皇宫。守一即存思宫中之神。《登真隐诀》中详述以守明堂宫为主，仅此一法就可以有祛除恐惧、思渴得饮、思饥得食、祛恶辟兵、命危得生、还童不死等作用。《云笈七签》卷四十三亦载有思修九宫法。其他道书中亦有类似记载，但内容略有出入。

道教中人非常重视对大脑的保护、修持，认为这是延年益寿的关键。无论是存神内视，还是房中行气，最根本的目的是维持大脑功能的最佳状态，这在丹经中叫作"还精补脑"。

脑为五脏之主，得其运用，则易为功。现代科学发现：

第一，虚静态可以使脑电波稳定而有节律。

在入静的状态下，大脑一方面很平静，同时又可保持非常清醒而高度集中的意识状态。因此，对声音、震动等外界刺激有敏锐的反应。但是，最重要的是这种反应极其冷静，脉搏的节奏也很平静。

第二，入静能减少能量消耗。

现已证实，人练气功到入静时，比休息和睡眠时消耗的能量竟少达20%。

第三，入静能降低血液中的乳酸盐浓度。

乳酸盐是人体疲倦的根源，它是由于血液中氧气不足而产生的。在练功入静中，把人从不必要的紧张状态下解放出来，毛细血管充分舒张，血液循环改善，从而使得作为疲劳素的血中乳酸盐水平明显下降。更令人吃惊的是，即使入静结束以后，这种效果还能持续很长时间。

所以说，"虚心静气"是人类控制自己精神的天然法，这一功法使我们能够最有效地养护大脑。

2. 脏腑有主神说

《黄庭经》将人体分为上、中、下三部，每部有八景神，共有二十四真（神）。诸神的名号根据该脏器的形状和功能而取意，或根据对这些脏腑生理功能的认识而相应撰造，对研究和深化中医脏腑理论有重要意义。

《内经》把生命之神按五行类属分为五神：魂、神、意、魄、志，藏于肝、心、脾、肺、肾，类属于木、火、土、金、水。肝、心、脾、肺、肾为体，魂、神、意、魄、志为神，神体合一为生，神去体亡为死。

《内景经》认为五藏神各有名号："心神丹元字守灵，肺神皓华字虚成，肝神龙烟字含明，……肾神玄冥字育婴，脾神常在字魂停，胆神龙曜字威明，六府五藏神体精，皆在心内运天经。"

肾藏志，为先天之本、五神之原、生命之根。属于非自我意识所能感觉和控制的，为生命的自在之神。王冰说："肾受五藏六腑之精，元气之本，生成之根，为胃之关，是以志能则命通。"（《黄帝内经素问补注》）

脾藏意，为后天之本。指思维、意识，为能对客观存在进行反映的主观世界。属于自我所能感觉和控制的生命之神。《灵枢·本神》曰："心有所忆谓之意。"现代所谓"精神"往往指这一生命过程，而古代的"精神"则指精气与心神。

心藏神，为生命活动的主宰。静通神，在入静状态下，忘记自我意识，进入无我无物之境，就通于神明。

肝藏魂，魂为阳神，运行不休，魂上行。肝为木，魂的强大将有利于心神的生发（木生火），理性与智慧就会昌明。

肺藏魄，魄为阴神，肺为金，魄下行，属欲念。魄的强大则会有利于肾气、肾志的生发（金生水），主耳目之聪明。肾志属先天，不可控，而且金克木，魄的强大对魂将有克制作用，削弱魂的力量，使它不能发挥作用。就如同一切物欲、情欲都会干扰、影响我们心灵与良知。

道教最早研究发现，普通人的五脏（心、肝、脾、肺、肾）之间都存在着一种"气"，散居于五脏（五行）所属之位，没有能够聚而为一，形成统一的聚合能量。道教内丹家经过长时间的实践与体验，提出了五气朝元说（图4-19）。就是要促使五脏分散之气汇通聚合，"攒五簇四会三合二而归一"。《性命圭旨》有云："盖身不动则精固而水朝元，心不动则气固而火朝元，真性寂则魂藏而木朝元，妄情忘则魄伏而金朝元，四大安和则意定而土朝元。此谓五气朝元，皆聚于顶也。"该书总结了前人的诸多论述，说明了修行之人合炼五气使之朝元的可能与方法门径。达到五气朝元而聚于顶这种境界之后，身心内外，天地人物，无一而非安于"中和"的本位。

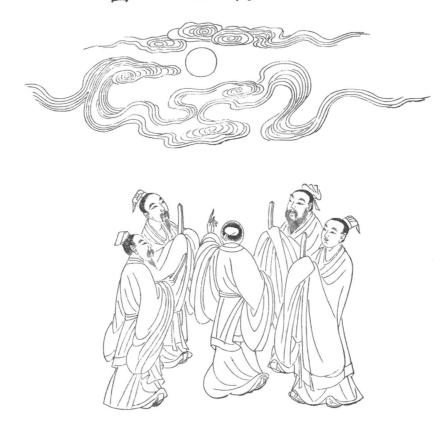

图 4-19　《五气朝元图》

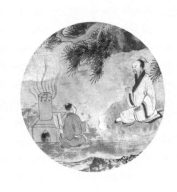

第五章 中国佛学与医学

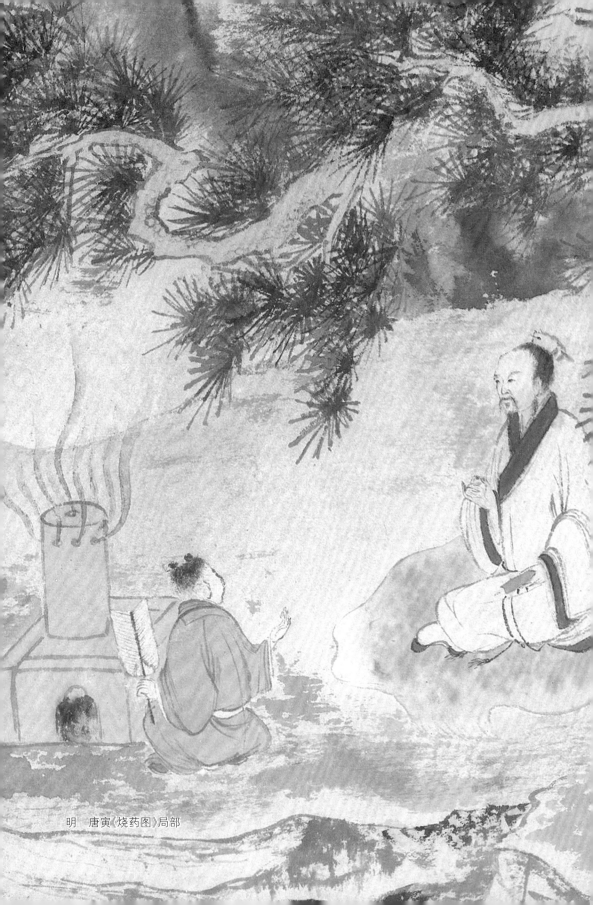

明　唐寅《烧药图》局部

之所以冠以"中国"二字，是因为中国的佛学不是印度佛教的纯移植，而是嫁接，是接受外来思想又参酌传统思想而消化融合的产物。如果从"宗教就是精神治疗体系"（荣格）这一角度讲，它的理论丰富了中医学说的理论，但更多的是对医生的影响，这种影响主要体现在哲学层面而非在宗教层面。作为宗教，它不曾动摇过中医学的理论根基。中国在魏、晋、南北朝时期，原始儒学—天人文化的奥义已经蜕变为博取功名及从事学问的工具，并消沉到了极点，除了老庄思想借玄学的面目大盛，学术界差不多成了凝固状态。但是，自佛教输入并经过一定阶段的消化、发展以后，中国学术界却出现了一个激变。以后我们讲到宋明理学的时候，便可以看到理学受到佛教的影响是怎样的深入。不但如此，在文学、建筑、雕刻、绘画、音乐、宗教各方面，也因佛教的影响，而产生了变化。我们可以说：中国学术界几百年来的僵冻状态，竟因佛教的影响而苏醒过来。这是中国学术思想史上的一大关键，研究中国学术思想史的人，决不可看轻这个问题。总之，南北朝的佛学，融合了中国儒道两家文化，奠定了隋唐以后中国文化与中国佛学的兴盛。

一、中国文化为什么会接受佛教

中国文化接受佛教，原因有三：

（一）中国文化的兼容性

佛教进入中国是中国文化史上的一件大事，它意味着不同文化的碰撞，并由此产生了一系列的冲突、反馈及新生。在此之前，中华文化也有过不同民族文化碰撞的历史，如黄帝战蚩尤和武王伐纣，不同文化的整合在血雨腥风中完成。但佛教的进入却是静悄悄的，先是僧人，然后是佛像、寺庙及经文。随后，它带给中国人的是一场持久的、强烈的风暴。史书记载的"三武一宗（北魏太武帝、北周武帝、唐武宗、后周世宗）之厄"短短500余年就有过四次灭佛事件，对佛教的打击不可谓不大，这是中国文化对外来文化最强烈的反抗。但从深度的心理层面上讲，中国文化从来不怕外来者，四次灭佛也只是对当时过于汹涌发展的佛教丛林形式的一种打击。中国文化的兼容性和巨大的包容性很快就让佛与老子、孔子并肩而坐了，中国神殿的座位永远不会客满，中国人的实用精神随时随地可以接受任何"有用"的神明。

（二）中间环节起了减压的效果

事实上，中国历史有两次大量吸收外来文化的机会，一次是佛教的进入，另一次则是清末民初西方欧美文化的进入。但不可忽略的是，这两次异域文化的进入都经过了一个中间环节：佛教由中亚西域而来，而非直接从印度传入，到中国来度化的，西域地区的僧侣、出家众居多；清末的西方文化则主要由日文翻译而来。西域与日本本来就与中国文化有着数不清的纠葛与渊源，所以它们犹如变压站，经过了它们的筛选与诠释，自然衰减了佛教及西方文化原有的强烈与尖锐，使得它们中的思想成分容易被中国所接受。再加之，中国人有利用外来文化经由再诠释而产生新理论的随机性，例如，人们既可拜佛求来世，也可伪托弥勒佛降生而造反，因为佛虽戒杀，但从不排斥降魔。再看看现在的中国人是如何过圣诞节的，我们就知道，西方文化经过中国文化的诠释，已经与其源头大相径庭。

（三）佛教在中国发展有内在条件

众所周知，佛教发源于印度，在中国和日本大盛，但中国的佛教已不是印度的佛教。中国四季分明，地大物博，其文化的特质是乐感文化，它无从领悟佛陀那发自内心的痛彻与悲悯。中国普通百姓由于敬畏接受的只是佛教的因果报应、轮回转世等观念；知识分子则对无常、无我、缘起性空等佛教哲学思想予以中国式的诠解，大谈涅槃与佛性。而日本的佛教自中国传入后经过本国文化稀释，已经既不是印度的佛教，也非中国的佛教，而是另有一番景象。这三个国家的共同点有三：一是三国的文化传统都不具备近代资本主义商品交易中的"平等"观念，印度讲种性，中国讲究门第与尊卑，日本重等级；二是三国的文化传统都有自居为大的特性；三是三国的文化传统都有着善于吸收并融合外来文化成为自己的文化的特性。

就这样，佛教来了，并进入我们的生活。

二、佛教生命观

（一）佛陀觉悟到了什么

要想了解佛教，就不能不从佛陀说起。佛陀本名乔达摩·悉达多，意即事业成就者，由于他成就的伟大事业，人们称之为佛陀，意即觉者或智者。与其说他是觉醒了的追求大自在的人，不如说他是曾经抗拒并且战胜了诱惑的人。当时在印度流行的是古老的耆那教和婆罗门教，佛陀的真正意义就是他摆脱了任何宗教的迷信，坚持靠自己的努力证得真理。他坚持做自己的明灯，只皈依自己；坚持以真理为明灯和皈依处，靠自己的力量冲破黑暗、打破无明。他最大的贡献也许不是智力方面的贡献，而是他坚信与直觉有关的某些精神状态的真实性和乐境，这些状态是知识、自由与乐境的新生命，与神祇无关。在这一点上，他与老庄有些类似，但他对人类的苦难同情更深，思想也更广大。

面对生、老、病、死无处不在的世界，佛陀从未想过做老庄那样的智者，实践是他思想体系的基础，他深入痛苦的中心，走向每一个渴望真理的人……他也不是孔子那种汲汲于世的、满怀政治理想的救世者，如果他坚信"王道"可以救世的话，那么，没人比他可以更快、更有效地实现这一理想。他主动放弃了王位，放弃了帝王的尊荣，因为他明白政治权力并不能从根本意义上解救这心灵之苦和肉体之痛。无常每时每刻都发生在我们身上，因为心比身体更不持久，身体尚可维持百年之久，而"所谓心、思想或意识的东西，昼夜变化，生灭不已"，他更像是一个医生，勇敢地行进在引导人们觉悟的征程上。

（二）佛教的生命层次论

佛教著述中常常把生命和情欲比作疾病，而佛法就是治愈这疾病的药。它认为生命存在共有十个层次，即十界。这十界不是指人死后进入的某种有差别的世界，而是生命在现实中感觉境界的断与续。

从某种意义上说，佛教不是用物理学的方法研究心理现象，而是采取内觉式的心灵证悟。这不仅超出了迄今为止西方所有的心理分析，而且它似乎更接近真理。

这十界从痛苦的一端排列如下：

地狱：指受生命原有的魔性冲动所支配，痛苦最深重。

饿鬼：指人受欲望支配的状态，欲望达不到，痛苦得不能自已。

畜生：是指在比自己强大的事物面前恐怖、战栗、被奴役的状态。

阿修罗：是为斗争和竞争心所驱使和胜利骄傲的心理状态。

人：指在光明与黑暗、善与恶中拼搏向上的状态。

天：指理想实现，充满欢乐的状态，但这种满足还是物欲及荣誉心的满足，还只是阶段性的幸福。

从"地狱"到"天"叫六道，是我们人类生命的常态，是生命原本就具有的，也叫作"六道轮回"。而终止这六道轮回、超越生命的虚浮无定性，追求永恒的幸福则是佛教实践的目标之一。于是便有了以下人类心态的更高目标。尤为可贵的是，这种努力并不建立在虚妄的解脱的说教上，而是建立在现实世界的行动之中。

声闻：就是学习先哲的教导，渴望了解人生真理的状况，并由于学习永恒真理而感到喜悦，即由"听声音"而了悟"真理"。即"人身难得，佛法难闻"。生而为人是一个不可估量的机会，生而为人者，至少有机会闻听真理和获得觉悟。

缘觉：即因缘而觉悟，这是一种开悟的生命状态。生命开始与宇宙、自然朴素印证，融为一体，并因此而喜悦。

以上这两种生命状态还只是自己喜悦，缺少"利他"即拯救他人的慈悲的性质，在这种生命状态中，人还是一个小我，还只是觉悟了部分真理。下一个境界"菩萨"则是把个人心胸开拓得更为广阔，把精神扩展为宇宙的自我，普遍的自我。

菩萨：因利他而喜悦，甚至自觉地放弃神性，自觉地推迟进入涅槃，并亲自随人体验最大的精神及肉体上的痛苦，如同地藏菩萨和基督的经历。这里有一种"我不入地狱，谁入地狱"的大无畏精神，以及因大众饱尝痛苦而生起的广大的自觉的爱与慈悲。如果说耶稣为了救济人类而放下了神性，承受肉体作为人来到世间，并被残忍地钉在了十字架上，那么菩萨的怜悯则更为深重，连人类之外的有情众生也加以救济。这也正是千百年来宗教弥久不衰的原因之一，它以其真、善、美而直指人心，努力去唤醒人类内心深处的那份崇高与自觉。

最后则是绝对的幸福境界。

佛：指由修行而达到的最高境界。它穷尽了宇宙和生命的"终极真理"，是一种彻底的觉悟，觉悟到生命的永恒和绝对的幸福境界。但"佛"的境界绝不是离开现实的人生去寻求，他存在于每一个人的生命之中，每个觉悟了的人、与宇宙永恒的光明存在合一的人、破除了"我执""断见"的人、为全人类的幸福自觉奋斗的人，他就是佛，佛的梵文原意就是觉悟者，在这个时刻，宇宙之法与我的本质合为一体，克服了欲望和自我保存的本能。它并不否定"小我"，而是要完成从"小我"到"大我"的跃升。由此，生命开始变革，开始形成超越时空的那种极致的美感。

"十界论"并没有将生命割裂，反之，它主张生命本来就包含全部十界，即所有的生命里都潜藏着"佛"的境界。菩萨式的自我牺牲也是一种高尚的本能，只要我们肯努力实践，并将这种努力持之以恒，我们就可以摆脱生命的灰暗痛苦，甚至最终可以达到"佛"那种生命的辉煌境界。

（三）佛教医方明

学佛者当学"五明"，五明分别指：

声明，即语言学，声音是人类的情感表达，所以洞悉音声、音调，将使我们了解人的欲望所在，甚至是疾病所在。中医曰：闻而知之谓之圣。

因明，指因缘法，就是因为……所以……，因为有生，所以有老死，是我们认识生命根本的一种方法。有了这种根本方法，我们便可逃离生命的轮转。

工巧明，指工艺学，指动手能力，手巧心灵。

内明，指宗教学。

医方明，指医药学。包括医论、医术、方药、卫生保健、咒禁等，它们都对中国医学产生过或多或少的影响，主要表现在如下五方面。

其一，医论：有《佛说佛医经》《佛说胞胎经》《佛说医喻经》。

《佛说佛医经》，主讲"四大"学说。《佛说五王经》说："人由四大和合而成其身，何谓四大？地大，水大，火大，风大。一大不调，百一病生。四大不调，四百四病同时俱作。"《佛说佛医经》云："人身中本有四病，一者地，二者水，三者火，四者风。风增气起，火增热起，水增寒起，土增力盛。本从是四病，起四百四病。"

晋陶弘景首先援佛入医，将葛洪《肘后备方急》原 86 方改为《补阙肘后百一方》。

孙思邈在《备急千金要方》中说："地、水、火、风和合成人。凡人火气不调，举身蒸热；风气不调，全身强直，诸毛孔闭塞；水气不调，身体浮肿，气满喘粗；土气不调，四肢不举，言无音声。"

隋巢元方在《诸病源候论》中将四大与五行结合："凡风病有四百四种，总而言之，不出五种，即是五风所摄。一曰黄风，二曰青风，三曰赤风，四曰白风，五曰黑风。"

《佛说胞胎经》主讲胎儿的发育周期。

《佛说医喻经》讲良医知病识药的四个表现。

其二，医术方面：主要是外科，有金针拨障术、接骨法等。《隋书·经籍志》载有《龙树菩萨药方》四卷、《龙树菩萨和香法》二卷、《龙树菩萨养性方》一卷等 11 种，佚失。

其三，方药方面：《备急千金要方》有 10 余方，如耆婆治恶病方、耆婆汤等。《外台秘要》有 20 余方，如酪酥煎丸、青黛散等。

其四，卫生保健方面：主要是佛家静功，如静坐→入定→观想→达到某境界→出定。

其五，咒禁方面：《大藏经》说凡病有六种。①四大不调。②饮食不调。二者医师治之。③坐禅不调。④业病。二者以忏悔罪障功治之。⑤魔病。⑥鬼病。二者以神咒治之。故有《佛说咒时气病经》《佛说咒目经》等，且唐太医署首次设立咒禁科。

（四）密宗脉轮说

我们通常讲的人类进步是指社会行为的进步，如马克思的共产主义和儒家的大同思想，但常忽视人类生理上有进化或跃升的可能。其实，这是密宗及仙学（中国道教内丹学）给人类的一个极为重大的贡献。佛与仙是那种不仅从精神上已超越自我，而且从肉体上也已完成了重要的进化的人。在他们眼中，现阶段的人类心灵状态并不是终极状态，日常意识层次只不过是一种有局限的层次。他们所要做到的，如同现代克隆技术给我们人类的震撼：动物或人体的每一个细胞都可独立繁殖成一个动物或人的全体。也就是说，每一个细胞都具有动物或人的全部智慧和才能，千百年前佛说的"亿万化身"已不再是天方夜谭，孙悟空的"七十二变"也不再是神话，而是我们的生命可真实经历的某个简单事实。

　　人类的进步存在着飞跃的可能，密宗及仙学修炼的过程实际上就是人类战胜时间、征服死亡的过程。

　　脉轮说（图5-1），是佛教密宗的根本理论。

　　密宗气脉理论认为，人体主要的气脉有三脉七轮。三脉是中脉、左脉和右脉。中脉是最重要的一条脉，蓝色，在脊髓中间，由海底至头顶。海底即肛门前的一片三角形地带，相当于会阴穴，又称为生法宫。如果是女性的话，海底就是子宫。在中脉的两边，有左脉和右脉，与中

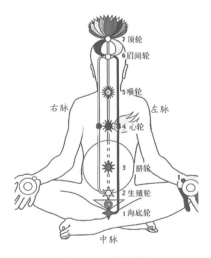

图5-1　三脉七轮图

脉平行，距离极近。左脉为红色，右脉为白色。左脉下通右睾丸、右脉下通左睾丸，女性则通子宫。因为气脉是交叉的，它的路线与神经有关，所以右边病时则左边痛，左边病时右边痛。三脉是肉眼看不见的，只有在静定时，气脉通了，自己才会看见它们。

七轮是海底轮、生殖轮、脐轮、心轮、喉轮、眉间轮和顶轮。此外还有一个梵穴。

海底轮——在脊柱下之根部，肛门二指之上，所在地约四指宽，相当于男性会阴穴，女性子宫口之上，又名基础轮，因其余之轮皆在此轮之上。此轮为所有轮之力量与精神的供应处，其形有四叶。印度古瑜伽认为，有灵蛇（又称拙火、灵力、灵热、军荼利）呈三蜷半之形，其头向下垂落，在此中睡眠。此轮对应人体机能，与性腺、肾脏有关。中医的命门与天癸之说与此相类。

生殖轮——在生殖器根处，其形有六叶，主管性腺、卵巢、睾丸、前列腺等。

脐轮——在肚脐处，其形有十叶，乃一极重要的中心点，相当于道家的下丹田部位，主管脾、肝、胰和肾上腺等。

心轮——位于心窝处，有十二叶，主管胸腺、心脏、肺脏等。相当于道家中丹田。

喉轮——位于喉根处，有十六叶，主管甲状腺、扁桃体和唾液腺等。

眉间轮——位于眉心处，有两叶，主管脑下垂体，相当于道家祖窍。

顶轮——位于头顶内，形如千叶莲花，即喻有一千气脉由此轮发出，相当于道家泥丸穴。海底轮之灵蛇（拙火）醒觉，经各轮上升到此轮，便与明点（又称大自在）会合，修持者可享无上之大安乐，故又名大乐轮，主管松果体。

梵穴——位于两颅顶骨与后头骨之间，即初生婴儿顶门跳动极软之处；另一说在顶轮处四指外上方，离开头顶。在这里人体放出光芒，中脉以此为出口。

密宗七轮的学说，与近代科学家发现的七个主要查克瑞人体辉光的学说，在位置和作用上基本一致，并与解剖学所知道的内分泌腺的分布位置相似。

密宗又认为，人体的气以其走向及功能，分为命根气、下行气、平等气、上行气和遍行气五种。

密宗深密修气法，主要是唤醒在海底轮沉睡之灵蛇（性能，即拙火），逐轮上升，最后到达顶轮，与明点相会合，进入三摩地（入定），流下甘露（又名圣酒、醍醐），滋润全身，得大安乐境，借以治病、强身、延年、产生人体的超能力。

三、儒、释、道三家比较

关于人类潜能，在西方先是神或上帝的特权，然后是科学的特权。在东方，则是每一个普通人有可能实现的未来。

那是人类最辉煌的时刻，一个坐在菩提树下仰望星空的王子（释迦牟尼），一个避世者（老子），一个传道者（孔子），所有人类精神的彻悟都在那一瞬间完成，如同群星闪烁，照亮了我们的夜行之路（图5-2）。

如何驱逐、消除我们生活中的一切阴影，是无论东方人还是西方人都希望解决的，"认识你自己"与"天人合一"已成为最响亮的两句格言，在驱策着我们的生活。西方文化用宗教使人们去感受神性的生活，东方则将神性融于日常生活当中。阅读、倾听、冥想、忘我……光明由此而显现，生命由此而加强，人类由此而辉煌。

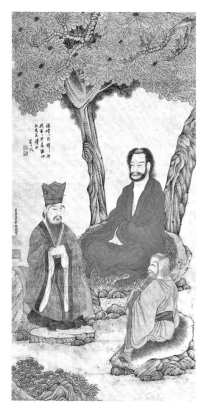

图 5-2　明　丁云鹏《三教图》，所
绘为儒、道、佛的祖师孔子、老子和
释迦牟尼

（一）人文观

在某种意义上，中国文化是儒、释、道、医互补的文化，正是儒、释、道、医四者的文化合流，奠定了中国传统文化的基础构架。更为重要的是中医的一些思想还对儒、道、释、易产生过反影响或产生过修补作用，如天人观念、阴阳五行学说、气学说等。

在东方，在中国，人被看成活生生的生命，人被赋予了灵性。早在远古时代,《尚书·泰誓》就提出"惟人万物之灵"。人为万物之灵的思想奠定了中国人学的理论基础。虽然中国古代典籍中很少直接对"人"下定义,但人学思想却是很丰富的。

1. 儒家——人为仁

儒学被当代一些学者称为人学,原因就是儒学的奠基人孔子不是把探索自然本原的问题作为核心,而是把修己、安人的问题作为他的核心问题。孔子提出了一个著名论题:

> 仁者,人也。
>
> ——《中庸》

这个命题提示了人的本质是"仁",是等差之爱,是礼乐精神的高度概括。孔子的修己之道就是求仁之道,就是"克己复礼"之道。孟子提出"存心""养性""反身而诚"的自我扩充修养法,强调修己求仁之道的自律方面;荀子提出"化性起伪""礼义法度""道贯"的外在制约改造法,强调修己求仁之道的他律方面。在对待人性问题上,孟子主张"性善",荀子主张"性恶"。"性善"意在强调人向善的本性,"性恶"意在强调人的本能;"性善"则自律,"性恶"则他律。

儒家从来未如道教那样把修炼实证经验作为人格层次的划分依据,而主要以心性觉悟程度和道德标准为基础,因此儒家从未形成明确而统一的理想人格系统。但总体来看,儒家以境界分人为三个层次:至高无上、难以达至的理想人格为圣人;在现实可实现的完美人格为君子;与君子之道相悖的人格为小人。

被列入圣人之列的共有三批人物:第一批为远古之时的尧、舜、禹、汤、文、武、周公;第二批为春秋之际的儒家代表人物,以孔子、孟子为最;第三批是宋明道学的代表人物,以二程、朱熹为最。这三批人物的圣人地位均与统治者的官方行为直接相关。

君子则是中国宗法制度下社会人格的优秀代表，是与专制王权社会相适应的人格典范。孔子认为君子所具备的优秀品质包括：仁、智、勇的统一；正直与诚信兼具；明义利之辨；有中庸之德；肯于内省，见贤思齐；等等。

用现代人的眼光来看，君子与小人的分野，大致体现着脑力劳动者与体力劳动者在精神生活追求上的差异。总体而言，"小人"的人格内涵包括三层：第一，一切为君子所不齿的品行均为小人所属；第二，集中体现了体力劳动者的价值取向；第三，以形而下的追求为人生根本。

2. 道家——人由道生

道家建立了以"道"（天道、人道）为核心的思想体系，就"人道"而言，包括人性、人伦、人生，以及人天关系。老子将人看成是与天、地、道并列的"四大"之一，人是由"道"产生的，人应当顺应自然之道。庄子将"道"看成是宇宙运动的过程，将"无"看成是宇宙万物的本体，人是"无"和"道"相互"为偶"的产物，人与"天"是合一的，人与物是等同的。宇宙天地是"大炉"，自然造化是"大冶"，人只不过是在大炉中被冶炼的金属。老庄主张人性的返璞归真、纯净自然，反对智欲、仁德。

《庄子·天下》篇对"天下之治方术者"进行了全面概括，不仅对道家的"圣人""至人""神人""天人"进行了总括，而且也把儒家"圣人""君子""百官""民"归入同一体系，实际上完成了对先秦儒道两家人格分类的系统化。这一系统包括两个部分：

第一部分为内圣之事，分为四层，依次为圣人→至人→神人→天人。其划分依据为：①"不离于宗，谓之天人"；②"不离于精，谓之神人"；③"不离于真，谓之至人"；④"以天为宗，以德为本，以道为门，兆于变化，谓之圣人"。

第二部分为外王之事，也分为四层，依次为圣人→君子→百官→民。其划分依据为：①"以仁为恩，以义为理，以礼为行，以乐为和，薰然慈仁，谓之君子。"②"以法为分，以名为表，以操为验，以稽为决，其数一二三四是也，百官以此相齿。"③"以事为常，以衣食为主，蕃息畜藏，老弱孤寡为意，皆有以养，民之理也。"

上述两个部分中，"圣人"为连接两个序列的纽带。这种人格划分方法已将道家原有的浪漫憧憬与儒家的现实关怀有机结合，同时包含了远古神仙梦想与社会伦理秩序的内容，是对先秦人格思想的总结。

道教以阴阳为人定性，"纯阴而无阳者，鬼也；纯阳而无阴者，仙也；阴阳相杂者，人也"（《钟吕传道集》）。

3. 释家——无我

相对于道教的"有我"，佛教的"诸行无常，诸法无我，涅槃寂静"三法印是其宇宙人生的根本教义。它从根（生理，指眼、耳、鼻、舌、身、意）、尘（环境，指六根的六种对境，即色、声、香、味、触、法）、识（精神）三缘和合的角度观察人的存在，强调心为法本。"凡所有相，皆是虚妄"，一切认识活动都是依"根"缘"尘"而发"识"，"心生则种种法生，心灭则种种法灭"。疾病也由心的无明所导致；反之，"心清净故，血则清净；血清净故，颜色清净"。《摩诃止观》中说，不良的心境会导致不良的行为，而使五脏五根病起，例如，杀生可致肝、目病，妄语能致口、舌病，淫邪能致肾、耳病等。

4.《周易》——人由乾坤化生

集先秦天人学之大成的是《周易》，《周易》论述天道与人道，人的产生、人的本性、人的道德等问题始终与天地之道相联系。

《周易·系辞》说：

> 《易》之为书也，广大悉备。有天道焉，有人道焉，有地道焉。兼三才而两之，故六。六者非它也，三才之道也。

《周易》哲学实际上就是生命哲学，就是揭示天道与人道化生、变易规律的哲学。

《周易》认为化生人和万物的根本是乾坤，而乾坤就是阴阳。乾为阳，坤为阴，"一阴一阳之谓道"，乾阳坤阴就是生成万物的门户，就像两个巨大的生殖器，这两个生殖器的交合就产生了万物。乾的功能是"其静也专，其动也直，是以大生焉"，坤的功能是"其静也翕，其动也辟，是以广生焉"（《周易·系辞》）。乾坤好比世界万物的二元。

乾元可以启始万物，"万物资始，乃统天"。坤元可以生成万物，"万物资生，乃顺承天"。乾和坤只有相互交合才能化生万物，乾的机能是启始、开始，坤的机能是生成、生出，两者缺一不可。乾（天男）、坤（地女）的交合《易传》称为"氤氲""构精"，即"天地氤氲，万物化醇；男女构精，万物化生"。"氤氲"是乾坤交合、男女构精的状态，是阴阳二气互纠的状态，因而化生万物的乾坤实际上就是阴阳二气。

人的化生同样也是乾坤二元交合的结果，《周易》将乾看成父，坤看成母，乾坤父母的第一次交合生得震、巽，第二次交合生得坎、离，第三次交合生得艮、兑，这样六子就产生了。

《周易·序卦传》说：

> 有天地然后有万物，有万物然后有男女，有男女然后有夫妇，有夫妇然后有父子……

"天地"即是乾坤，是生成男女的本原。

《周易》将人与万物的本原归结为乾坤、天地、阴阳……这一切又都可以用"▬""▬▬"两种符号表示，"▬""▬▬"又是"气"的符号、"象"的符号、"理"的符号。由此派生出后世气本论、象本论、理本论等不同学派。

5.《黄帝内经》——人以天地之气生

《内经》是一部先秦两汉时期的经典，虽以医学为主，但却汇集了当时哲学、人文学、天文学、气候学、历法学、音律学等内容，体现了道家、儒家的某些思想。其主要论述人的生命活动（包括生理、心理、病理等），因而在人的本原、人的生命规律、人与天的关系等方面有着深刻而独特的观点，称得上是一部难得的人学著作。

《内经》认为"人以天地之气生，四时之法成"（《素问·宝命全形论》），人禀受天地之气而产生，又依靠天地四时之法而成就。如果称天地之气为先天，那么四时之法则为后天。无论是先天天地之气，还是后天四时之法，都离不开阴阳，"生之本，本于阴阳"（《素问·生气通天论》），"阴阳"是宇宙万物和人的本源。

阴阳其实就是阴气、阳气，阴阳为人的生命本原就是气为人的本原。《内经》认为人体由"气"构成，"气"是生命的本质，这种"气"是精微的、具有特殊生命力的、物质和能量合一的东西。"气"的生命力不仅表现在决定人的生成上，而且表现在人生成以后的所有生命活动上，包括人体的强与弱、健康与疾病、寿与夭、生命的运动过程等。与其他经典不同，《内经》在先秦儒道哲学思想基础上，提出了元气、真气、宗气、营气、卫气、正气、邪气、五脏六腑之气等概念，创立了气化生命学说，从而极大丰富了"气"学理论。

在人与天地的关系上，《内经》提出"人与天地相参""人与天地相应"的观点，这与《周易》及先秦各家的基本思想一致，在此基础上，《内经》做了发展，在人与天地是怎样相应的问题上提出了一整套学说——这就是"四时五脏阴阳五行"学说。将天地类分出三阴三阳六气、五行之气等，将人体类分出六经之气、五脏之气等，然后将它们一一对应起来。（见下表）

天人相应对照表

天地	人体
阴阳六气	六经之气
四时五行之气	五脏之气
十二月	十二脉
三百六十五日	三百六十五节
九州、九野	九窍、九脏
十二经水	十二经脉
日月	二目
东南西北四海	髓、气、血、水谷四海
东南西北四方	手足耳目

可见《内经》不是泛泛而谈天人相应，而是做了一一落实，这种落实不仅体现在生理现象上，而且体现在人的病理变化上。

（二）生死观

东方源远流长的"死生之学"令西方震惊。总体而言，在死亡的观念上，西方大多抱有悲观的态度，如死亡是人生"黯淡的旅伴"（尼采），"死亡是人生计划和希望的总失败"（萨特）。也有积极的，如死亡是"灵魂离开肉体的监狱而获得释放"，研究哲学是"死亡的练习"（柏拉图）。相形之下，东方关于生命的理念则明显乐观，它牢牢掌握因循自然的原则，对生与死有着大无畏的态度，甚至在传统的中国，从来都不曾有过地狱的概念，至多是鬼界，在那里有阎王或恶鬼，但也有栩栩如生、娇媚如常人的好鬼。道教索性另造仙界，生命不是向下，而是向上变形。佛教更为博大精深，死亡之学更为博大，甚至成为一种可操作的学问，在那里，死亡也成为一种艺术，成为一种具体的经验，是"活的艺术"或"生的艺术"的补充与圆成。

1. 儒家生死观

对痛苦的人生而言，死亡或许是一种解脱，但人性的贪婪还要为灵魂找到一个归宿。"灵魂"两个字可以说是人类尊严与梦想的一种体现。它使人类有别于处于生物链上的可悲的动物，它使人类不再局限于四季与风花雪月的轮换，而是去思索永恒。时空也不再是毫无意义的伸展与延续，它关涉到人的生命理念的日益成熟，我是谁？我从哪里来？我往哪里去？人类文明的历史始终饱含如此这般的焦渴。人们寻寻觅觅，上下求索。肉身与灵魂，现世与来世，人们试图超越和战胜那个令人痛苦的死亡的界定，优游于此岸，如同太阳每日照常升起，我们能够不断地逃脱、进入，而不是死亡那没有时间的永恒死寂。

但这太难了，如果说这边温暖、明亮，那么另一边则是无穷的寒冷与黑暗，无法想象，死与生，由于它的不可重复性，而成为人类认识生命的一个盲点、一个秘密，无法言说。于是孔子这伟大的圣人便教我们将人生的重心放在此岸，强调生命的本质不在来世，而在现世，能够善始善终，生命的价值就在其中。"人死曰鬼"，"鬼，归也"。魂属阳，属气，归于天；魄属阴，属形，归于地，人的生命就这样化解。人的生命本由天地和合而成，最终又归于天地本源。"生于天地之间者皆曰命。"（《礼记·祭法》）万物都在此规则中，但孔子并没有就此否定死亡于人生之意义。招魂与祭祀是人类的"尽爱之道"。人们扶柩而哭，披麻戴孝，袒衣散发，都是人类爱心及敬神的体现。他一方面教导人们厚葬尸体，让人的肉身在土地本源中得到深深的慰藉；另一方面，又鼓励人们用思念和牌位来保佑那逝去的灵魂归于正途，永远不要迷失于这来去之路。魂兮归来，永远不要忘了，你的生命曾在这里驻足。

2. 道家生死观

相对于儒家的理性平实，道家及道教则将死死生生推衍得有声有色。死亡不再是一场令人震惊、无法理喻的噩梦。庄子妻死，他鼓盆而歌，一个新的、乐观的死亡哲学就以这样惊世骇俗的方式登场。不以生为喜，不以死为悲，人生不过是从无气到有气，从无形之气到有形之气，从无生之形到有生之形这样一个生命的有序过程，而死亡则是这种演化的回归。这比儒家的魂魄说更辽远，更空灵。生死齐一，方生方死，方死方生，生命的辩证就在其中，自然之"道"超越一切，人永远无法与造化之功抗衡，"生之来不能却，其去不能止"（《庄子·达生》），生死皆为人生问题的极限，最好还是看开一点，有情便是痛苦，"无情"方能"悬解"和自由。究其深处我们还是感到其乐观的背后刮着对人生悲观、无奈的风。

但后来的神仙境界就此产生，道教高人并没有停留在庄子相对论的玄谈上，而是开始了一个真正的、使历来生死观为之改观的对生命的实践工程，死亡成了生命流程上有待突破的一个关键点，而不再是生命的某种极限。"魂"与"魄"由含有"鬼"气的缥缈之物变为可有所作为的"形"与"神"，由虚化神→神化气→气化精→精化形→形成人这个万物生成程序，推衍出一个怡神守形、养形炼精、炼精化气、炼气合神、炼神还虚这样一个逆修返源之道。在洞府仙境之中，时空开始变得富于弹性，可以逆转或回流，金丹的光芒遮蔽了生死的界限，别处相逢，古人与今人可以在生命的真境中，在独特的气场中往复交流。

3. 佛家生死观

公元前 6 世纪，印度一位得道的王子宣称："我将在此世间的黑暗之中，打击永生之鼓。"从那以后，人生不再是杂乱无章的阴影，"缘起"将是说明今生及以后一切生中的普遍性原则，"轮回"一词美丽得令人晕眩，生命的种子可以迁往另一肉体不断再生，而"业"就是决定再生的出现和性质的法则，更确切地说，并没有可以转生的灵魂，除业以外，一无所有。生命告终之时，其行为的总和——业作为一个整体产生效果，并且决定另外一群"蕴"——一个再生者的性质。即每一个生命的性质及境遇都是今生和前世预先所做行为的结果。由此，在一切有机与无机世界中，没有单纯的、自我存在的、自我决定的永恒事物。一切都是合成的、相对的、暂时的。人的存在亦如是，虽有幼年、中年、老年这一相对稳定的流程，但死亡并不一定就是这个存在的终点，如果不能证得涅槃，诸蕴仍能聚合，死亡不过像割除野草，而草根依然存在，仍会重新生长。

死亡对于已经证得涅槃的人固然无足轻重，但对大多数人而言，还是无法摆脱世间生死这无有终了之期的流浪，如何才能安然渡过肉体崩解时的可怖境相？如何才能把握再生？如何在死亡的刹那与转生的时刻均保持清醒？最后如何求得生命的觉醒，不再陷入轮回？关于这一切，佛陀给我们的，既有教导，又有体悟。

当佛陀默察生死轮回之时，用苦、集、灭、道"四圣谛"，系统地讲述了他的理论和实践成果。第一谛为"苦"，生存包含有痛苦，而最令人痛苦的则是生命的无常。第二谛为"集"，为苦的根源，痛苦源于生命的欲贪，欲贪又由感受而生，感受因触觉而生，以此类推，便是"十二因缘法"。我们生到这世界中来，是由于我们前世的无明，以及我们临终时有再生的愿望，一切咎由自取。第三谛为"灭"，是解脱涅槃，是苦的止息，是十二因缘法的否定形式，完全无贪欲，"则无明灭，无明灭则行灭，行灭则识灭"……第四谛为"道"，即是苦灭之道路——"八正道"，即正见、正思惟、正语、正业、正命、正精进、正念、正定。这是唯一的解脱之道，是不朽的法则。生活中能够终止痛苦的东西，不是现成潜伏在人性中的东西，而是经过有意努力而悟出来的，它的集合名词便是"般若"。如果说基督教的地狱意味着对人的罪恶的永远的惩罚，"今生来世总不得赦免"，那么佛陀的教义便是给人以机会。这种机会必须与每个人的努力相关，你努力一丝，就得到一丝，悟到一点，生命就成功一点。如此证得解脱之人，自知生死已了，轮回已断。心灵与肉体充满清净与安宁，往世与来生，便如一池净水，清澈透明。

就这样，儒、释、道三家分别从不同的角度，完成了关于生与死的界定。无论是儒家的畏天命、修身以俟，还是道家的不信天命、勇猛精进，以及释家的根尘幻化、业不可逃，都为我们对生命的认知与参悟提供了可贵的帮助。即便是现代的生物学也还无法肯定死亡究竟是一切生物不可逃避的命运，还是仅仅是一生之中规律性的然而却可以避免的事件。但无论如何，人身难得，真法难闻，只要我们珍爱此生，上下求索，即便生与死的阴影无处不在，人类也会获得某种意义上的解脱。

（三）三家"性"论

庄子言人生如"白驹过隙，忽然而已"，将人生之美、之明亮、之疾逝、之飘忽写尽。人类的欲望与热念就在此短暂的瞬间升腾、幻灭，生命力也随着这升腾与幻灭而不断地爆出新的火花，照亮我们人生全部的欢愉与忧愁。在诸多欲望中，长生与爱情的欲望尤为强烈，强烈到我们可以因爱恋而求永生，也可以在求永生之中尝遍那痛失所爱的悲伤与痛苦。因此我们说，除却生与死对话的那种严峻的时刻，我们漫长人生之中更多地要去体验生死夹板中的那一段时光，只有在那时，我们的痛苦与抉择方能显示出我们人之为人的本色……而性爱作为一种人生真境，我们精神与肉体的追求与向往无不投射其中。对性爱不同方式的取舍使我们的存在更为丰富，它不仅关涉到人类整体的繁衍绵延，而且关涉我们每一个个体的身心健康、生命力的充分发挥和体现。

原始初民在情感上并没有更复杂的困扰，那是一种群居的生活，生存是第一位的，婚恋显然无足轻重。私有制产生的一个显著明证就是把某个女人据为己有。随着人类精神的不断进化，人类更走向某种极端：禁欲或纵欲。男女两性的关系由最初的阴阳混沌如一而变为水火不容、相互利用的冲突的双方。一分为二，"二"则意味着分歧、混乱与邪恶。人性变得不可捉摸。于是人类的精神生活也开始了痛苦的抉择：要么禁欲，要么纵欲，要么结婚。而任何一种生活方式的选择都可能将我们引入更深的歧途。彷徨与困惑：精神与肉体在较劲；人的社会性与个体的孤独感在冲突；心灵在撕裂；男女在异化……我们不知道，我们无从把握，哪方才是我们真正的人性。

1. 生命的觉悟（释家）

在古老的印度，最有名的诗是艳情诗，歌颂肉体的美和情欲的快乐。最著名的行为则是离群苦行、鞭笞肉体等惨毒的自虐行为。这样看来，无论是古代文明还是现代文明，人们都在同样的困境中备受煎熬。就这样，在公元前 6 世纪的一个深夜，一位伟大的王子离开了王宫，抛弃了荣华和沉睡中的妻、子，开始了他伟大的人生实践和禁欲的生活。据说魔王波旬曾派出美女来诱惑他，但这位王子是个意志坚定的人，他扫除了这个魔障，并最终进入了自己的清净之途。

在他看来，人生的一切都是幻境，绝不可靠，肉体也不过是一些渣滓，唯有内心的觉悟才是真谛。女性一旦不再作为异己的力量存在，不再作为男性欲望的对象，她们便得到了释迦的尊重。历来出家的大多数人虽能在思想上作如是观，但肉体的困扰并不就此完结，于是佛教徒为了压制这种自然的需求，依旧强调禁欲。

西方人一向惊讶于东方人在享乐上的克制情绪，尤其是当东方人把禁欲生活当作一种自觉的人生选择的时候。禁欲的动机通常有二：一是人生痛苦，爱欲便是其中之一；二是自我禁欲可以比世俗生活获得更有智慧、更快乐、更有力量的生命。自觉地放弃一种快乐以加强另一种快乐，牺牲掉恩爱的感触以保持一颗清醒的心灵，以期最终达到一种与神性结合的快乐……从凡夫俗子的混乱心境演变为自制的圣人。就这样，佛陀的说教成功地使我们摆脱了贪欲与情欲的蒙蔽，而不是由于缺乏精神力量而变得无能，我们应该自觉地生活在圣洁当中。

2. 生命的迷途（道家）

女性对于宗教始终是个微妙的话题，要么它是个大魔障，要么它是个大拐杖，中国的道教尤其作如是观。道教内丹、房中术的全部主旨就是通过性、消灭性、超越性。如果说，"人的躯体结构就是人的命运"（拿破仑），逃避肉体就是逃避做人、就是逃避精神，那么，道教关于肉体的态度则始终是一个难以逾越的高度。

从老子《道德经》起始，就强调女性的力量和阴柔的无坚不摧性。从某种意义上讲，老子是个女性崇拜者，这种崇拜的心境到了后来道教的一些派别之中，有了更深的变异：女性成了得道成仙的大拐杖，然后便有了黄帝御女三千，白日升飞的神话，帝王般的糜烂生活在"审夫阴阳""和平寿考"等养生理论的修饰下变得更加有恃无恐。男女性爱变成了性与自爱，性不再与爱相关，不再与激情甚至是本能相关，它成了一门纯粹可操作的技术，飘忽在人性之外。"过犹不及"，纵欲比禁欲给人类带来更大的灾难，正常的情感湮没在无度的男女采战之中，宫廷由此变得疯狂而更加荒诞。

但其中也有重要的启示：人们不再将自己封闭在孤独的精神境界中，而是开始充分挖掘肉体能量的各种可能性，并希望通过肉体能量的释放与吸收找到通往长生的门径。

这确实是对以往传统禁锢思想或情感泛滥的一种反动，是一场关于生命再造的精致实践。它使我们从以往对肉体鄙视或恐惧的态度中解放出来，并试图开始对肉体的操控。但由于它完全摒弃了情感的介入，使得这场实践缺乏人性。它在医学上的意义至今我们无从判定。但从社会意义上讲，它强调一种轻松、欢乐的人生观，强调男女阴阳之融合，而不是分离，承认妇女在事物上的重要性，认为健康长寿需要两性的合作，不受禁欲主义和阶级偏见的约束，这些都显示了道教与儒、释两家的不同之处。

"玄牝之门，是谓天地根。"从某种意义上讲，它抓住了我们人性当中某种根本的、致命的东西，但由于精神力量的软弱无能而缺乏一种更广大、更慈悲、更深刻的爱，所以很多人并没有因为掌握了部分真理而得救，相反地，他们陷入了更大的迷乱自残当中……

3. 生命的尊严（儒家）

如何才能选择一个恰当的方式，使我们的精神与肉体都趋于稳定？如何使观念与存在保持同一性，并且附带有快乐？如何求得一种人性的成熟与圆满？于是一种仁爱的学说应运而生并更源远流长。

卢梭曾说："生理方面的爱是人人都具有和异性结合的欲望，精神方面的爱，则是把这种欲望确定下来，把它完全固定在唯一的对象上。"正是这种人为的情感使人类发明了婚姻。婚姻制度和它所带来的情欲节制，使失去控制的自由归顺于职责。人类社会也开始因此而有序。

婚姻使人们摆脱了禁欲背后对异性的恐惧和纵欲行为中对异性的剥削与利用。一个男人和一个女人在神的面前结合，并表示生死与共，终身厮守。这是人类最感人的发明，它通过人的忍耐，人的无所畏惧，以及人的爱情将人提高到至善的境界。

但婚姻带给我们的困惑并不比禁欲或纵欲给我们的更少。在一种相对稳定和舒适的环境中，两性都开始失去一部分强悍性和气力。他们更善于合作、容忍、屈从，但他们要共同承担的东西更多；他们要对整个家庭负责，对人类的繁衍负责……性爱被生命之外的东西所拘束，人们精疲力竭，渐渐地，性爱的狂热消融在生命相濡以沫的悲伤与欢愉中……就这样，失去乐园的人们在理性之光的照耀下，重新去寻找生命的峻厉与尊严。

人类已经古老，但人始终幼稚如初，每一代人都从同样的起点开始，都在同样的困境前踟躇……

到底什么是性爱的理想状态？那将取决于我们精神和肉体的共同判断与共同抉择。任何单项的选择都将意味着失败。只有同时促进身心健康的作用，才能帮助人们在自然和社会两种环境、两种规律中游刃有余。而一个健康的人首先意味着对自己诚实，性爱尤其是一种真境，容不得半点虚假迷乱。在这种真境中，诚实与静心将使人们沉醉于那个生命的暗示：任何精神的历程只有汇合肉体的历程才更完满，而任何肉体的历程也只有升华成灵性的历程才更高贵。

这是一个新的契机，不再将性停留在肉体的层面。当两个身体的结合成为两个空冥灵性的结合时，爱与性便成为神创生的土壤（每个人都有神的种子）。这是一种深刻的从阴阳交合到阴阳突变的交融，哪怕只有一次，这种过程也意味着永恒。

无论是禁欲、纵欲还是遵守法律的婚姻，如果不能使我们摆脱肉体官能色欲的折磨，那它都是劳而无功，是一种能量的巨大浪费，是人生苦恼的源头，是无法痊愈的病态的伤口……只有当你充满喜悦而又心性空灵时，你才能体会那种真正的结合，你性别的局限性已深深地臣服在那片纯粹的光芒之中……就这样，你从生命的黑暗之中挣脱而出，结束了你生命之中的欲望的焦渴。爱、静心与神圣使你变得强健有力，并完成了自我的飞跃：从祭坛走向神坛；从乞讨者变为给予者；从被创造者变为创造者。

（四）静坐论

随着时代的发展和社会进步，历史摆在我们面前的一个重大课题便是：如何在文化的选择中去粗存精，完善社会与人生。我们当今所处的时代是一个固有观念失常的时代，西方悲观主义早在 20 世纪初便惊呼西方之没落；而古老的东方也已无法再沉溺于往日的荣耀。东西方文化之碰撞早已在所难免：一方面是西方思想及生活方式对东方的大举侵入，人们在西方精神及物质的凌厉攻势下既兴奋又不知所措，心灵难免产生强烈的错位和危机感；另一方面则是西方的悲观主义与理想主义开始强调对东方的回归，回归东方平静、沉思、顺从自然的生活方式，从而摆脱西方的危机，重新找回生活的方向。这是世界思潮的一次大探险，一次微妙的东西方文化的大回环。世界不再沉默，不再固执己见，开始呼唤和回应。从国家的角度讲，世界正从政治和实践的角度出发，谋求各种思想的妥协与调和。对我们个人而言，心灵的冲突是如此不堪重负，我们对传统既憎恶又依赖使我们的价值观是如此混乱，因此我们每个人在做出明确的人生选择前，都应对自己以往的价值观与人生观有清醒的认知与反省，否则我们对新与旧都无法承受。

我们必须清楚东方文化这个概念的内涵，东方思想的渊源有二：一是古代印度的宗教思想，二是中国的传统思想。两者既有会通，又有极大的不同。作为世界上最古老的两大文明，它们都直觉而综合地（非理性地）对宇宙现象做了静的把握，而这种思维方式的相似又导致了他们生活方式的某种认同：即是沉思和顺从自然、遁世而又积极地体会大千。宗教仪式是人类生存方式、生存理想的最有意味的表征，如祈祷仪式通过语言给我们心灵以安慰；基督教之洗礼给人类灵魂以再生的感觉，东方人内向孤僻的性格及禁欲的传统，使印度宗教和中国都不约而同地选择静坐的方式，即靠个体的内在体验证得光明。但二者在具体的实践中又有很大的不同：印度教与佛教以出家苦修禅定的方式达到觉悟或"即身成佛"，强调终极的精神上的平静；而中国，则强调在普通平凡生活中体悟平静与满足。

1. 瑜伽——一种精神和肉体的锻炼

"瑜伽"是古印度宗教中最为典型的一种哲学实践，即通过肉体上的克制与锻炼达到超自然体验的一种精神状态。这种锻炼的目的不在于享乐，而在于净化人的肉体部分，使非物质的灵魂通过锻炼达到一种幸福的极致或解脱。这是人类关于肉体与灵魂的最初的反省与努力，这种努力就如同 yoga（瑜伽）一词的词源学含义：给牛上轭，目的在于最后对人性枷锁之解脱。在瑜伽行者们看来，精神的纯粹，如果没有它得以发挥机能和接受影响的肉体的纯粹是不可能有的，因而有必要对人类最低层次的最粗糙的肉体进行深刻的修正。他们强调肉体的可塑性和呼吸控制，强调苦行与苦修。

瑜伽的实践主要有以下八种：禁戒、持戒、坐势、调息、制感、持摄、静虑和三摩地。前五种锻炼是为静坐而进行的身体方面的准备。其中坐势，也称"阿沙那姆"，即通过连续的舒适的坐姿来分散思想以达到身体上的一种净化。实际上，注重实际和爱惜发肤血肉的中国人对瑜伽中的各种坐姿望而生畏，因为它的一些坐姿须经过长期艰苦的训练才能忍受。另一个重要的实践就是"普罗纳耶摩"，即调节和控制呼吸，延长呼气与吸气之间的静止以消除蔽遮他内在光明的障碍，并因此而获得新的生命的能量。这一点与中国的气功颇为相似，只是气功更有它的中医理论作为理论基础。瑜伽的坐势及呼吸法等都旨在增强人类的意志力、自我控制力和集中力，完善肉体并使它置于精神的支配之下，继而促进品德及精神的进化。瑜伽实践的后三个方面则是指精神方面锻炼的三个阶段：由精神专注于某一特殊物体（如天空，或身体的某一部分），到不受其他思想干扰的一种静思，最后便是心识与物合为一体，达到入定。在此期间，自我"蛇力"从沉睡中苏醒，一级级地上升，精神的层次也一个接一个地被开启，当她与湿婆（神）结合，便产生不可言状的乐境与解脱……但所有熟知瑜伽这种严酷的苦修并获得各种神通（如天眼通、他心通、宿命通等）与解脱之感的人，都不能无视瑜伽修炼中某种潜在的危险，瑜伽师们虽然通过静坐与苦修向我们昭示了关于肉体与精神的某种真理，但由于刻意追求狂喜、幻觉等精神状态，其结果也许是一场生命的冒险。

2. 释迦牟尼的静坐观

相传佛陀二十九岁出家之后也曾尝试过瑜伽苦修，他对肉体的克制几乎超越了极限，绝食、静坐、停止呼吸、同腐尸睡、入定……试图通过种种苦行而获得觉悟。而他曾拜过的两位老师正是瑜伽行者。但后来他发现这是危险的错误之路，因为宗教历程不仅是宁静性逐渐增加，而且也应是理智能力与活动逐渐增加的过程。于是他又开始进食，并试行更自然的方法，后终于在菩提树下成道，成为真理觉悟者。首先，他认为瑜伽行者们的理论不圆满，静坐虽可导致禅悦和超人的智慧，但终不能证得涅槃。但他并不排斥这种实践，实际上，佛经中多次提到他成道后在菩提树下结跏趺坐，七日不动，悟出十二因缘法，并安享解脱之乐。这足以见静坐于我们人生解脱之意义。其次，他指出入定之后所得之神通虽可使人在一般世俗生活中获得成功，但却是禅定和精神修行的障碍，他所追求的是终极的人生："我勇猛精进认真端坐之时，得到第三种知识：无明已破，光明已生；黑暗已破，光明已生。"智慧或知识，即"般若"之境，是三摩地的喜悦之外的更佳境界，这是一种拥有直接无限的知识，以定境证得涅槃的解脱之乐。因此，他看重并强调的由禅定导致的神通应是陶冶心胸，普度众生。

3. 中国之静坐观

当印度僧侣们在恒河大地上云游、沉思、冥想、苦苦修炼的时候，中国的哲人们也在对生命哲学做着深刻的反思与探索。与印度强烈的宗教倾向不同的是：中国人把智慧集中在医学与普通生活。印度宗教强调通过对生命的否定、专心实行极端的自我克制、逃离世俗人群、出家等来达到对人的命运的彻底摆脱；而中国则从贵生、重生、及时享受生命的角度而达到对人的命运的调整，强调普通生活的可贵性，强调对普通生活中利害得失的超越，因此中国人之静坐不只是僧侣们的专利，而是每个人的事情。它的自我克制是有限的，而非极端的；是养生的，而非害生的；是生活中某个审美的超脱的瞬间，而不是像印度僧人那样是生活的全部（图5-3）。

中国之静坐观，源于老子和他的《道德经》。老子无为尚静，和印度僧人一样，他主张清除杂念，对万事万物深入静观，但他反对用极端的方式来体悟人生，"圣人去甚、去奢、去泰"。他也强调对外部世界的一种内心体验式的认知方法，但此方法比后来的印度宗教更为直觉，印度宗教还讲眼、耳、鼻等六识，而老子则蔑视眼、耳、鼻、舌的感知，主张："不见可欲，使民心不乱。""无为，而无不为。"由此可知静坐是老子的一种生活方式，而不是一种宗教仪式；不是印度那种精神

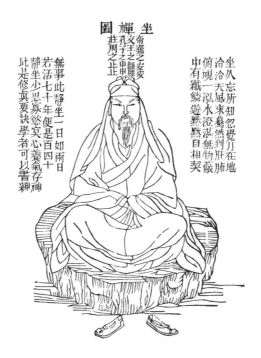

图 5-3　《坐禅图》

与肉体艰苦卓绝的锻炼，而是恍恍惚惚与自然融为一体的精神状态："不出户，知天下；不窥牖，见天道。其出弥远，其知弥少。是以圣人，不行而知，不见而名，弗为而成。"他顺其自然，只是静静坐着罢了，动也不要动，说也不要说，在恍惚与混沌中体悟那"道"，那"虚空"。

生生不息，万物与生命。顺应它，尊重它，静思它，这，便是老子教给我们的虔诚。

"战国时庄列学起，南郭子綦隐几而坐，嗒焉丧我，为静坐观空之始。"（李塨《论宋人白昼静坐之非经》）静坐至庄子则不再如老子般的空灵。他开始摒弃老子的"枯坐"而具体代之以"心斋""坐忘""真人之息以踵""缘督以为经"，开始强调静坐精神上的审美体验于我们养生之意义。而《黄帝内经》的出现也标志着中国式的静坐观有了医学上的理论依据。内气在任督二脉的运行理论将静坐带入一个新领域，静坐由初始的对宇宙本体的认识作用变为养生学中的一个重要方法和概念。同样是静坐，在印度则是瑜伽，是一种浃髓沦肤的苦行；在中国则成了气功：在静寂之中感受经脉的循回与颤动，聆听血脉的巨大轰鸣，在调节呼吸的大、小周天中保身养生……这是中国人在普通生活的嘈杂之中为自己的心灵和肉体开辟出的一片净土。由此，印度佛教中的绝欲、弃世和中国道家的寡欲、忘世成了东方人对生命与世界做出的两种相似而又截然不同的选择。

毕竟，像印度宗教那样追求人生之终极意义太苦太难了。佛教传入中国之初，人们也曾尝试过那种"住心看静，举心外照，摄心内澄，凝心入定"般长期坚韧不拔的苦苦修行，但这与中国人重生命，重自然，重感性的情趣太相忤逆了。如何既能拥有精神上的愉悦，又能尽可能长久地享受生命？达摩面壁九年，只履西归，佛教一变而为中国之禅宗。六祖慧能不识文字，"以心传心""即心即佛"的顿悟说彻底解放了蒲团上枯坐的僧人，在北宗的禅定与渐修之外另辟蹊径。从此，出家在中国也成为乐事，既然磨砖不能成镜，坐禅不能成佛，那么就"云在青天水在瓶"，禅法自然，"饥来吃饭，困来即眠""无念""无心"，"心""境"两忘，参禅悟道。就这样，佛教仪式中的静坐与辩论变成了禅宗中的"棒喝"公案，"问：如何是佛法大意？师曰：春来草自青"。苦修与隔绝尘世的静坐与冥想不再是必需，放开眼界，大千世界处处是禅机。

好像一切都已经解决，但中国人的这种快乐并不持久。人们很快又从禅宗的独立不羁中陷入深深的反省。《周易》之"终日乾乾""自强不息"，孔子对宰我昼寝的批评，使人们无法走得更远。孔圣人只在《论语·先进》一篇中表现出悠游的心态，"吾与点也"，但赞赏与感慨并没有使他在历史的使命感前停滞不前，终其一生他都在为其理想而苦苦奔波。这是中国人永恒的困境：动与静、出世与入世。于是，宋明理学重又大倡静坐，并赋予静坐以新的内涵："圣人定之以中正仁义而主静，立人极焉。"（周敦颐《太极图说》）这是一种理性的、自律的生活，它既不同于佛之求寂灭，也不同于道之求长生。而是"用白昼静坐以为存心立本"（《论宋人白昼静坐之非经》），主静，无欲之谓也。将规律、程序、目的等从物质世界中抽象出来作为人们感性现实世界的主宰，"存天理，灭人欲""不以嗜欲累其心，不以小害大"（《近思录》）。"于是舍彼之繁，求吾之约，惟在静坐。久之，然后见吾此心之体，隐然呈露……体认物理，稽诸圣训，各有头绪来历，如水之有源委也。于是涣然自信，曰：作圣之功，其在兹乎！"（陈献章《复赵提学金宪》）朱、程、陆、王（朱熹、程颢、程颐、陆九渊、王阳明）不仅身体力行，而且递相传授，不仅阳明洞中静坐，更有卧棺而"致良知"。由此，静坐与宋明理学、心学成为通往"内圣"之路。在此之前，"佛法以有生为空幻，故忘身以济物；道法以吾我为真实，故服饵以养生"（道安《二教论》）。宋明理学则不然，它首先肯定的是人的感性生存，并由气一元论认定人的生命的有限性，然后由"天人合一"达到对宇宙本体及先天理念的认知，追求在有限的人生中有"治国平天下"的成功。动、静有致，"内圣外王"，这是东方两大思潮最实际和最成功的融合。以佛之梵静之心求《周易》之变动，以静坐、自律之身求世间之成功。虽不再有"浴乎沂，风乎舞雩"（《论语·先进》）之飘洒美感，也不再有老庄"坐忘"灵魂出窍般的痛快淋漓，但毕竟叩响了心、性、宇宙本体论之门，有了中国哲学理性之厚重。"位我上者，灿烂星空；道德律令，在我心中。"（康德墓志铭）这，便是宋明理学于静坐中为我们平凡生活领悟出的庄严与神圣。

多少年过去了，也许我们的心灵对自然的感悟正在退化，也许我们又要试图寻找一种方式，一种重新解放自己的方式，平静自己的方式，感受生命之喜悦的方式。我们重又在毫无意义的历史的奔跑中停下脚步，仰望灿烂的星空。我们静静地呼吸、放松，放松我们习惯战斗的臂膀，放松我们戒备的眼睛，放松我们疲惫的心灵……我们坐下，就这么坐着，等待着，刮了几千年的古老的风再次掠过我们的面颊，我们等待新生。

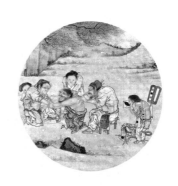

第六章 《黄帝内经》天道观

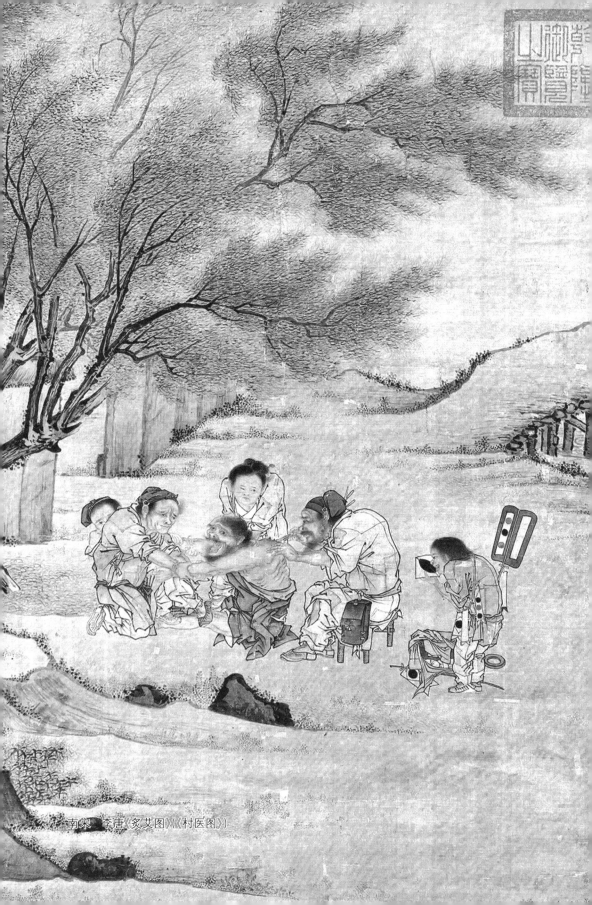

南宋　李唐《炙艾图》(《村医图》)

天文学与人类一样悠久。上古时代，包牺氏通过仰观天文、俯察地纪取得生存所需的知识与智慧，仰观天文是古代文明产生和发展的重要途径。

中国的所谓"文明"正是发源于"经天纬地"，天的现象的重要性从来就没有被忽略过，人们始终认识到一个事实：他的全部生活都依赖于某些普遍的宇宙状况。"仰观天文"与"俯察地纪"始终是古代思想家掌握世界、认识世界的重要手段，也是中国古代文化最关心的主题。

一、《内经》与古代天文

中国古代，医学与天文学的关系相当密切，不像现在这两门学科被拉开得那么遥远。"三代以上，人人皆知天文"（图6-1）。对远古的中

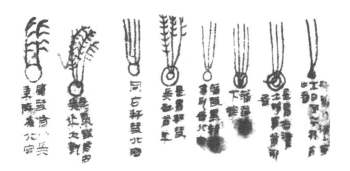

图6-1　《帛书彗星图》，1973年湖南长沙马王堆汉墓出土，共二十九幅彩绘彗星图，绘有三种不同的彗头，四种不同的彗尾，观察精确，分类科学，反映了我国汉代天文学的极高成就

国人来说，最重要的知识是星占历算，祭祀仪轨，医疗方技。星占历算是把握和探索宇宙的知识，祭祀仪轨是整顿人间秩序之学，医疗方技是洞察人类自身生命的学问。天文与地纪相互作用的顶点，则是后世医家提出的五运六气学说。五运六气学说是通过对地之五行与天之六气的相互作用来推演时空的普遍的气运法则，并由此扩大了对生命意义的探讨。而人在其中既是气运的观测者，又是整个事件的中心。其中天地人三才密切相关，息息相通。正是远古文明在大方向上给予我们把握与引导，才开始了东方文明游历几千年的伟大历程。

但无论如何，古代与现代这两门学科的距离发生了巨大的变化，并由此反映了一种观念的演变，即由古代天人合一或天人相应的观念，演变为今日医学领域中将天文学排除在外的天人相分的观念。这种裂变不仅妨碍了我们对传统医学的深层审视，而且使传统医学偏离了其原始轨道。因此，我们必须重新审视中国古代医学中的传统的天人合一或天人相应的观念，并使之得到充分的诠释，才能为传统医学在世界医学领域中找到其合理的位置。

（一）天的含义

1. "天"字考

《说文解字》释天："天，颠也，至高无上，从一大。"其中有三层意思：一是天为人之巅顶之上的物质的天；二是至高无上的人格的天；三是从字形分析上释天。如果说"大"是人体正面的象形，那么，"一"就代表人之上的天，通过对"一"的解读，我们或许能读出一个全新的"天"——哲学的天。

《说文解字》训"一"为"惟初太极，道立于一，造分天地，化成万物"。这十六字将中国哲学宇宙发生论的观念系统尽显其中。那么"一"作为哲学理念是如何产生而又如何具有其神圣而神秘的形而上意蕴的呢？据今人叶舒宪考，"一"在神话思维中并不只是单纯的数目字，而是喻指创世之前的混沌状态。神话在描述这种状态时常常使用各种异形而同质的象征意象，如混沌、鸡卵、元气、葫芦等。如果我们今人从"一"字中难以看出其原始混一的宇宙论语境，那么从另一个"壹"字中则不难参悟其原始表象。《说文》释"壹"曰："壹，专壹也。从壶，吉声。"从古字形上看，正像一有盖之壶的表象。上古"壶""瓠"二字相通，瓠即葫芦（图6-2）。由此看来，"壹"字取象实为葫芦，而葫芦正是宇宙混沌未剖之时的象征，这正说明了"壹"与"一"的宇宙论意蕴源自葫芦剖判型创世神话。由此，我们可知，养生家的"守一"实为守混沌，"天"之"一大"实指"混沌的大"或"最大的混沌"。而古代炼丹术士之丹鼎也取象于此。天人合一的"一"也是喻指此混沌的无差别状态，而不是简单的天人相合或单纯的天人感应。

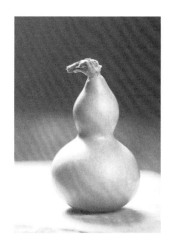

图6-2　葫芦药瓶（瓠）

实际上，许慎释"一"的十六字包含了古代思想家对"天"的所有解读，从原始混一的深融状态到"元气剖判，乾坤始奠"，始终是一种有机的自然主义。"它完全不牵涉什么超越人类之上的造物主或超越自然的神灵的概念，而同时又给最高级的人类经验以充分活动的余地。"（李约瑟《四海之内》）这种将宇宙视作一个有机整体的观念，使得一系列的矛盾得以建设性地解决。而西方文明则从一开始就陷入一种二元论的困扰中，并始终在神学的唯心主义和机械的唯物主义之间摇摆不定，在无法调和的矛盾中不断挣扎。

2. 先秦文献的天论

（1）天与帝

天，最早出现在甲骨文中，是中国古代哲学的一个重要概念。一般认为，夏商之际鬼神观念大盛，天帝的观念开始出现。天作为最高的神，主宰宇宙万有之本体，或称"皇天"，"肆皇天弗尚，如彼泉流，无沦胥以亡"（《诗经·抑》）；或称"上天"，"明明上天，照临下土"（《诗经·小明》）；或称"帝"，"胡然而天也，胡然而帝也"（《诗经·君子偕老》）；或称"上帝"，"有皇上帝，伊谁云憎"（《诗经·正月》）。事实上，这种主宰宇宙万有的人格化的天帝的观念也许产生得更早，当是原始思维的产物。因为原始思维与文明思维的差异就在于人格的扩大。在原始人看来，自然界的一切现象都有其人格及威力，孔颖达在《礼记注疏·郊特牲》中将天、帝分而言之，称其体则曰天，称其德则曰帝：

> 据其在上之体谓之天，天为体称，故《说文》云："天，颠也。"因其生育之功谓之帝，帝为德称也，故《毛诗传》云："审谛如帝。"

这时的天（帝）是有意识的人格神。郭沫若认为，古文中的"帝"字为"蒂"之初字，则帝之用为天帝义者，亦生殖崇拜之一例也。与此"帝"相对应的是"地"（后土，为地神，也称地祇），"地"字从"土"从"也"，"土"为地之体，"也"为地之德。《说文解字》说："也，女阴也。"这正是上古生殖崇拜信仰的结果，也是阴阳观念的最根本的来源之一，故《素问·阴阳应象大论》曰："天地者，万物之上下也；阴阳者，血气之男女也。"在生殖崇拜信仰中，"帝"之生育之功隐而不显，如阳气（气）之化育万物；"地"之生育之功具体而微妙，如阴气（血）之养育万物。故"天为阳，地为阴""阳化气，阴成形"。《黄帝内经》中虽无明确的人格神的天的意味，但在对阴阳观念的解读上却不无原始思维特征。

总之，上古人格化的天（帝）能生育万物，为民立君（君为天子），所以我们要尊崇天，敬事天，以得天佑。后世天坛、地坛之祭祀活动即是此种观念之遗留。

西周末年至春秋战国，人们对人格神的天产生了怀疑。

　　浩浩昊天，不骏其德。降丧饥馑，斩伐四国。

　　　　　　　　　　　　　　　　　　——《诗经·雨无正》

　　子产曰：天道远，人道迩。

　　　　　　　　　　　　　　　　　——《左传·昭公十八年》

春秋战国时代的诸子百家，特别是儒、道两家，对"天"提出了新的见解。

（2）道家自然之天

老子直接用"道"来取代"天"。他认为天是自然，将天与地并称。

　　无名天地之始。

　　天得一以清，地得一以宁。

老子认为天地是无为的，既然天道无为，那么人也应该无为。

　　天地不仁，以万物为刍狗。

> 有物混成，先天地生，寂兮寥兮，独立而不改，周行而不殆，可以为天下母。吾不知其名，字之曰道，强为之名曰大。
>
> 人法地，地法天，天法道，道法自然。

老子的天道观是对原始宗教天道观的解放，为后来的宇宙自然天道观开辟了道路。

庄子认为"无为为之之谓天"（《庄子·天地》），彻底否定了人格化的天的存在。

> 天无私覆，地无私载，天地岂私贫我哉？
>
> ——《庄子·大宗师》

庄子强调天地自然的客观性，天对人根本没有特殊感情。庄子又认为人的行为丝毫也不能改变天。主张人应顺应天而无为。

庄子的兴趣并不在于去探究或论证宇宙的本体是什么，也不在于去论证自然是如何生成与演化……他之所以讲"道"，讲"天"，讲"无为"等，都只是为了要树立一个理想人格的标本，突出人的本体存在与宇宙自然存在的同一性。

> 何谓天？何谓人？北海若曰：牛马四足，是谓天；落马首，穿牛鼻，是谓人。故曰：无以人灭天，无以故灭命，无以得殉命。
>
> ——《庄子·秋水》

所以，他的"天"是"道"，是"一"，是自然天成，是"混沌"。而一切"有为"都是对"道"的损害，都会对无知无识的"混沌"造成致命的伤害。只有从美学的角度去理解庄子，才能把握他哲学的整体实质。

（3）儒家释天

孔子重视人学，主张"畏天命"。他承认天的权威性，但更多的是以"天"为"命"，这种天命支配着自然、社会和人类，社会的治乱与否也是由天命决定的。

孟子给"天"下的定义是："莫之为而为者，天也；莫之致而至者，命也。"（《孟子·万章上》）他强调知性的能动作用，主张"尽其心者，知其性也；知其性，则知天矣"（《孟子·尽心上》），将心、性、天统一起来，提出天人合一的思想。

孔孟儒家虽然承认天命的权威性，但是并不主张人面对天而消极被动，而是主张尽人事而知天命。强调人的主体地位是以孔孟为创始人的儒家学派的根本的一贯的观点。

而荀子作为儒家的集大成者，他的天论对春秋战国以来的天人之辩做了辩证的综合，他的理论及《周易》中的天论可以说是先秦天人理论的高峰。

荀子一方面克服了孔孟天论思想中残留的意志之天，吸收了道家天道自然无为的思想，认为天就是客观存在的自然界；另一方面又克服了道家否定人为的消极态度，吸收孔孟强调人为、强调人的主体性的积极因素，提出了"制天命而用之"的光辉思想。

荀子坚持以自然释天。

> 星坠木鸣，国人皆恐。曰："是何也?"曰："无何也。是天地之变，阴阳之化，物之罕至者也。怪之，可也；而畏之，非也。"
>
> ——《荀子·天论》

他认为无论是正常的自然现象，还是像"星坠木鸣"这种异常现象，都不是鬼神在暗中操纵，而是阴阳之气异常运动变化的结果，如果因为这些情况很少发生而感到奇怪是可以的，但认为是鬼神作祟而感到恐惧则是错误的。

因此，荀子的"天"是与人无关、自身也没有价值与意义的"天"。即，他的"天"不是神秘、主宰的"天"。荀子口中的人也不是先验道德的人，而是现实生活活动中的人，人"最为天下贵也"（《荀子·王制》），人由于"积学"而成为万物之长、宇宙之光。正是这一观念，为儒家由孔孟的道德论过渡到易、庸（《周易》《中庸》）的世界观再到汉儒的宇宙论，提供了一个不可或缺的中间环节。可以说，没有荀子，就没有汉儒；没有汉儒，就很难想象中国文化会是什么样子，中国医学会是什么样子。从某种意义上说，《黄帝内经》基本秉承了荀子的思想，即，以人为中心和出发点来观察天，以自然来解释天。

总的来说，先秦的天论基本有两种，一是自然的天，一是人格的天。前者源于天文，后者源于宗教。这时的自然的天还没有太多的科学含量，只是思想家们的一种理念，而人格的天则有其神秘的主宰性、意志性和目的性。即便是荀子，也没有致力于对自然的天做实证的科学探索，而仅仅是一种在对自然采取常识的经验立场上的实用理性。

这种实用理性也体现在《周易》中，但因为《周易》的特殊性质（其主要是以天象卜人事），它开始建构一个宇宙自然与人类存在的和谐整体，并赋予"天"以新的哲学内涵，也为汉代及以后的宇宙论铺平了道路。

首先，《周易》赋予自然的"天"以肯定性的价值与意义。

> 天地之大德曰生。
> 生生之谓易。

其次，《周易》将天类比于人事，把"天"看作有道德、有感情的天。

> 昔者圣人之作易也，将以顺性命之理。是以立天之道曰阴与
> 阳，立地之道曰柔与刚，立人之道曰仁与义。
>
> ——《周易·说卦传》

> 观天之神道，而四时不忒，圣人以神道设教，而天下服矣。
>
> ——《周易·观卦》

它的天是情感的，它把"人道"与"天道""人生""世界""历史""自然"结合起来，并赋予后者以活跃的生命性质。

它之所以是哲学，在于它把天道、地道、人道一统于乾坤、阴阳、刚柔的交感作用中，即两种矛盾而又互补着的力量的渗透、推移和运动。

> 夫大人者与天地合其德，与日月合其明，与四时合其序，与鬼神合其吉凶。
>
> ——《周易·乾文言》

《周易》正是要用天道与人道的相合来包罗万象、一统天下，建构世界秩序图式。如果说老子是从人而天，从"人道"推出"天道"，那么，《周易》则是从天而人，由"天道"推演出"人道"，并主张"人道"应主动参与"天道"。虽然二者都追求事物的均衡、和谐和稳定，但《道德经》是以守雌、贵柔、主静来达到这一目标，《周易》则以行健、重刚和主动来完成这一目标。后世哲学（包括医学）正是从这两种不同的认识论与方法论出发，完成自己的哲学体系构建的。

3. 汉代天论

汉代天论的最大特色是它不再是零碎的哲学论述或道德论，而是建立在汉代自然科学基础之上的宇宙系统论。这个宇宙系统的建立和形成

主要与以下三者相关：

第一是《淮南子》。《淮南子》构造了一个相对完整的解释宇宙的总间架，同时它囊括了汉代天文学、地理学、医学、气象学等新见解。

第二是《史记》。《史记》以其"天学三志"（《律书》《历书》《天官书》）形成我国古代天文学的基本骨架。

第三是《春秋繁露》。董仲舒建构的天人宇宙图式。他把天时、物候、人体、政制、赏罚统统分门别类地列入一个异事而同形、异质而同构的五行图表中，组成一个相生相克的宇宙——人事结构系统，并以之作为一统帝国行政的依据。

汉代自然科学的进步和天人感应宇宙系统的建立，无论是从思想上，还是从理论建构上都深刻地影响了《黄帝内经》，并赋予了中国医学不同于西方医学的一个特色，即，它始终把人类的生命历程与宇宙的生命历程合而为一，为人体生命的"生生之道"寻找依据。

（1）《淮南子》论"天"

《淮南子》主要是从宇宙生成的角度论"天"，指出"天"是元气气化的产物，认为世上一切物类事象，无不是阴阳气化的结果。

其宇宙的总间架的模式是：

$$\text{虚廓—宇宙—元气} \left\langle \begin{array}{c} \text{阳（天）} \\ \text{阴（地）} \end{array} \right\rangle \text{四时—万物}$$

另外，《淮南子》的"天"还是天人感应的天，"天之与人，有以相通也。故国危亡而天文变，世祸乱而虹霓见"（《淮南子·泰族训》）。

总之，《淮南子》的所有努力都是力图对世界的形成、运动、发展、变化做出符合当时认知水平的解释。

（2）《史记》论"天"

在汉代，我国的天文学科有了长足的进步，在天人感应思潮的统治下，汉代人对各种天象、气象的观察与探索更加系统而缜密，并形成了我国古代天学的基本骨架。其主要文献有《淮南子·天文训》《史记·天官书》《汉书·天文志》《汉书·五行志》等。我们必须清楚的是，天学在古代主要不是作为一种自然科学学科来归类的，而是带有极其浓重的政治色彩。在上古，它是王权得以确立的基础，后来则长期成为王权的象征。所以它关于天文、天象的描述方式与现代天文学有很大不同。

天学三志发端于《史记》，是史书中的志书，基本与天学有关，其中包括：①天文志，专载恒星观测资料、天象记录、天文仪器、宇宙理论、重要天象活动等。②律历志，专载历法沿革、音律理论及数据。③五行志，专记各种天文"祥瑞"或"灾异"。

《史记》八书中有《天官书》《律书》《历书》。《汉书》有《天文志》《律历志》和《五行志》。它们都试图用当时流行的阴阳五行学说对天文历法做出类似于现代自然科学的解释。

《史记》关于天象的记载有如下几个方面：

北极：又称北辰。北辰是天体的中心，是天体方位的中央，是主导天体运动的核心，星占学则将其视作帝王统治的象征。古人认为此处"含元出气"（《史记索隐·天官书》）。

三垣：又称三公，为太尉、司徒、司空之象。主变出阴阳，主佐机务。

七耀：日月五星。张衡云："日者，阳精之宗；月者，阴精之宗；五星，五行之精。……在野象物，在朝象官，在人象事。"（《史记正义·天官书》）

二十八宿：天上众星，为日月之舍。

律历的作用则在于："建律运历造日度，可据而度也。"（《史记·律书》），是对天文、天象、日月运行规律的运算、把握。

《史记》以其天学三志形成我国古代天学的基本骨架，对中国古代天道观的形成、发展影响深远。

（3）《春秋繁露》论"天"

汉代大儒董仲舒学说的基础就是"天"。他以阴阳五行（"天"）与王道政治（"人"）互相一致而彼此影响——即"天人感应"作为理论轴心，并一切围绕此核心而展开。

他的释天可以说最为丰富、全面。共分为以下几点：

1）天为宇宙人间最高主宰。天为万物之本："天者，群物之祖也，故遍覆包函，而无所殊。"（《汉书·董仲舒传》）

天为最高之神："天者，百神之大君也，事天不备，虽百神犹无益也。"（《春秋繁露·郊语》）

天为道本："道之大原出于天。天不变，道亦不变。"（《汉书·董仲舒传》）

但在其体系中，"天"又并未停留在单一的人格神的意义上，它更多是一种与其他许多因素相联系配合的结构体。

2）天是自然的天。董仲舒指出："天有十端。"

> 天有十端，十端而止已。天为一端，地为一端，阴为一端，阳为一端，火为一端，金为一端，木为一端，水为一端，土为一端，人为一端，凡十端而毕，天之数也。
>
> ——《春秋繁露·官制象天》

这十端，共同构成了"天"。它实际上是三种文化因素的整合：五行文化；天地人三才中庸文化；阴阳文化。它们分别源于不同的占卜文化：钻龟；陈卦；枚占。

钻龟源于殷人龟卜，卜有五兆，殷人居中央之地，尚五，信有中央之帝与四方之帝，这是五行思想的发端。周人居西土，用蓍占，八卦三画，中画为中行，尚中庸思想。阴阳观源于楚人枚占，"一俯一仰为圣笏"（叶梦得《石林燕语》），正是"万物负阴而抱阳"，崇尚自然天道思想的具体体现。而这三种文化的会通则充分体现了中国文化的兼容性和巨大的包容性。

因而，董仲舒的"天"是文化融合的产物，是文化一统的最高表征。他同时也强调了天地人同样重要，是最根本的因素。

> 天地人，万物之本也。天生之，地养之，人成之。
>
> ——《春秋繁露·立元神》

天之十端相组合而为阴阳、四时、五行：

> 天地之气，合而为一，分为阴阳，判为四时，列为五行。
>
> ——《春秋繁露·五行相生》

3）人格的天依赖自然的天来呈现。董仲舒认为，人格的天依赖自然的天（阴阳、四时、五行）来呈现。"人"对"天"的服从，即是对阴阳、四时、五行之道的顺应，"天"的意志力量和主宰作用与客观现实规律（阴阳、四时、五行）相合一。

从某种意义上说，董仲舒的天论与《黄帝内经》的陈述有着时代精神的一致性。

以董仲舒为代表的"天人感应"学说成为官方哲学后，统治汉代学术数百年，弥漫在几乎全部意识形态领域，对在汉代结集成书的《黄帝内经》影响深远。这不是一个偶然的历史现象，而是一种时代潮流。这个把种种天上人间所接触到、观察到、经验到的对象扩而充之到不能接触、观察、经验到的对象，甚而把社会、政治、生活、个体生命的理想与现实，统统纳入一个齐整的图表中的作为，对董仲舒等人而言，是神秘的教义；对《黄帝内经》而言，则是对经验知识的客观的概括、组织和整理。

（4）《黄帝内经》论天

《内经》的"天"主要是指独立于人的意志之外的、不以人的意志为转移的客观存在，是不断运动变化的物质世界，是客观存在的自然界，是物质性的自然。

《黄帝内经》论天与先秦及汉代论天所关注的焦点有所不同。

首先，它不同于殷周时期的意志之天、主宰之天、神灵之天。虽然《内经》中有一些"天"从表面上看是指有意志、有目的的"天"，但实际上往往用在反诘问句中，是为了否定有意志、有目的的"天"的。例如："黄帝问于少俞曰：……夫同时得病，或病此，或病彼，意者天之为人生风乎，何其异也？少俞曰：夫天之生风者，非以私百姓也，其行公平正直，犯者得之，避者得无殆，非求人而人自犯之。"（《灵枢·五变》）少俞认为疾病的发生不是天的问题，天是"公平正直"的，无私于百姓，疾病是由于不善养生的结果。至于《灵枢·本神》对精神疾患的病因所发出的"天之罪与？人之过乎"的追问，其中的"天"也不能简单地看成有意志的神、万物的主宰。《灵枢·阴阳二十五人》曰："余闻之，得其人弗教，是谓重失，得而泄之，天将厌之。"这是用天的权威来规范医家的医学行为，只是一种强烈语气的表达，并无他意。

其次，它既不同于老庄的有超验意味的、无为的天，也不同于孔孟的道德之天。它虽然同《周易》或《春秋繁露》一样都有建立一个宇宙模式的企图和作为，但与它们不同的是，《黄帝内经》始终站在生命系统的视角看待宇宙世界。作为医学著作，它基本上剔除了古代天学的神秘因素，而更强调其自然的特性及实证性，并由此形成了《黄帝内经》天道观的两大特性：一是具有以人为中心来观察天、以自然来解释天的哲学特征；二是具有综合天文、历法、气象、物候、医学等理论为一体的自然学科的特性。

（二）中医基本概念与天文

《黄帝内经》天道观是建立在中国古代哲学、古代天文学和古代医学基础之上的关于宇宙本体、宇宙演化、天地结构，以及天人关系的系统观。其特征为宇宙天地与人体生命同构互动，其思路是以自然法则为基础、以生命法则为归宿，其核心是天人合一学说和五运六气学说。其论述散见于《素问》《灵枢》各篇而集中见于七篇大论中。

《黄帝内经》的天道范畴不仅是"天""天地"，还包括阴阳、五行、气、动静、象数等。其并没有停留在秦汉天道观的哲学思辨上，而是始终强调天道与生命之道的相合，强调天度与气数的相合。五行、六化、六气等作为《内经》建构的宇宙天地阴阳二气相互作用的模式，广泛应用于说明天体的运行、四时的变迁和人体与天道的相应。这种具有阴阳五行特性的天地之道，不是老子"玄而又玄"的超感觉的"道"，而是具有丰富感性的自然辩证的"道"。

研究《黄帝内经》天道观的意义在于，从发生学的角度揭示《黄帝内经》理论体系形成与流变的文化基础，从哲学与天文学角度揭示《黄帝内经》理论体系的实质与内涵，从生态学角度揭示《黄帝内经》以天论人、以自然论生命的医学特色。《黄帝内经》对宇宙及生命本体的系统建构是以宇宙万物及生命本体为出发点和立足点，其天度与气数的相合不仅对中国古代天道观有重大意义，而且对中国传统医学体系的形成有决定性的作用。

1. "气"学说的天文内涵

天道内涵的六气理论实际上涵盖了《内经》关于气、阴阳、五行、象数等范畴。从某种意义上说，五运六气是《内经》天道观的核心，而六气理论则是五运六气学说的理论基础。六气是指将一年大气分为三阴三阳六气，又演化为风、寒、暑、湿、燥、火六种气候要素。天之六气与木、火、土、金、水五行五方之气的结合，构成了《黄帝内经》用以解释宇宙与人体生命运动变化规律的天道的基础。

（1）天之六气理论来源于"天六地五"说

中国古代有"天五地六"与"天六地五"两种不同的说法。这两种说法实际上是古代术数表达的两种方式。

《素问·天元纪大论》一再强调"天以六为节，地以五为制"。此"至数之机，迫迮以微，其来可见，其往可追。敬之者昌，慢之者亡，无道行私，必得夭殃。谨奉天道，请言真要"。对五六之数的认知关系到对天道至数的理解与认知。

《周易·系辞》说："天数五，地数五，五位相得而各有合。天数二十有五，地数三十，凡天地之数五十有五，此所以成变化而行鬼神也。""天之中数五，地之中数六，而二者为合。"（《汉书·律历志》）"天数五，地数六。五六者，天地之中数（合）也。五为五行，六为六气，阳性阴质。"（《皇极经世理数钤·原数论》）"河图之数五十五，而总其数为天五地六，分其数为天五地五。天五，一三五七九，五奇也；地五，二四六八十，五耦也。奇以五乘五，五五二十五。耦以六乘五，五六三十。此所以天五地六也。"（《内经博议》）此乃"天五地六"说。有学者认为马王堆汉墓《足臂十一脉灸经》之足脉六条、臂脉五条也是取"天五地六"说。（谢松龄《阴阳五行与中医学》）

《周易》"天五地六"是按照阳倡阴随，天施地受，单为阳，双为阴来划分的。

《黄帝内经》天道观的"天六地五"是按照阴阳周期划分的，其理论根基与《易》理无关，而是古代天文学中的干支概念的反映。干支是一个顺序符号系统，天干有十，依次为甲、乙、丙、丁、戊、己、庚、辛、壬、癸。地支有十二，依次为子、丑、寅、卯、辰、巳、午、未、申、酉、戌、亥。

"天六地五"来自古代天文学中的干支概念的证据有三：

第一，天干与地支两两搭配，由六轮天干和五轮地支构成六十个循环周期，称为六十甲子。六十甲子有六甲，六十甲子有五子，故天六地五。韦昭注《国语·周语下》云："天有六甲，地有五子，十一而天地毕矣。"

第二，地之五运与天干同序，所以用天干纪运；六气与十二支同序，所以用地支纪气。天有六气，地有五运，五运六气随纪年干支而变迁，故天六地五。《素问·天元纪大论》曰："应天之气，动而不息，故五岁而右迁；应地之气，静而守位，故六期而环会。"张介宾注曰："应天之气，五行之应天干也。动而不息，以天加地而六甲周旋也。……应地之气，六气之应地支也。静而守位，以地承天而地支不动也。"（《类经·天元纪》）

即，与天之六气相应的地之五运偏于运动不息，每五年自东向西环转一周；与地之五运相应的天之六气偏于静守其位，每六年环转一周。天之六气与地之五运的相互作用是万事万物的变化根源。

《素问·天元纪大论》有"鬼臾区曰：天以六为节，地以五为制。周天气者，六期为一备；终地纪者，五岁为一周"。

即，天有三阴三阳循环推移，故以六数为一周；地有木火土金水循环流行，故以五数为一周。

第三，天有君、相二火司气，地只有相火主运，故运有五而气有六。风、火（君火）、暑（相火）、湿、燥、寒，是天之气，三阴三阳与它相应，谓之司天六气。木、火、土、金、水是地的阴阳之气，生长化收藏的变化与它相应。主运之气的火运，因为君火主宰神明，是有名而不主令，相火代君宣化火令。故地运中不用君火，只有相火主运，所以运仅有五。张志聪谓："君火以明而在天，相火以位而在下，盖言地以一火而成五行，天以二火而成六气也。"五运行六周，六气行五周，五六相合，为六十甲子周期。

因此，我们在理解《黄帝内经》及其天道观时，应时刻牢记其天文学背景。

（2）天之六气理论成就了五运六气学说

天之六气理论是《黄帝内经》天道观的理论基础，也是《黄帝内经》天道观对中国古代天道观的贡献。《黄帝内经》论天道不是空泛地描述一个玄之又玄的道理，不是泛泛地论述阴阳之道，而是将自己的理论落实到一个具体的层面——即天度与气数的相应（图6-3）。

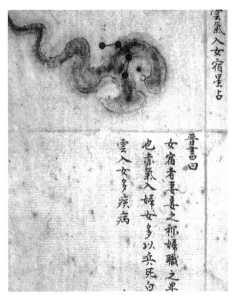

图6-3　《占星测病图》，图上写道：白云入女多疾病

（3）六气理论强调天度与气数的相应

《黄帝内经》天道的具体体现就是强调天度与气数的相应。《素问·六节藏象论》曰："夫六六之节，九九制会者，所以正天之度、气之数也。天度者，所以制日月之行也；气数者，所以纪化生之用也。"

天度，即天文学意义上的天，指天体（日月星辰）的运行，其运行以六六为节。即天干始于甲，一个甲子周期六十日为一节，六个甲子周期为六节，计三百六十日为一年。

天度"制日月之行"是指"日行一度，月行十三度而有奇焉。故大小月三百六十五日而成岁，积气余而盈闰矣"（《素问·六节藏象论》）。古历以回归计年，朔望计月，一月计29.53日，节气以地球绕日15天计算，每月相当于两个节气。因此，月份常不足，节气常有余，积其余而置闰。

具体测量天度的方法是"立端于始，表正于中，推余于终，而天度毕矣"（《素问·六节藏象论》）。其中始、中、终，表示推算天度的初、中、末三个阶段。就是首先确定岁首的节气，然后表明斗纲所指的方位，最后推算月行相差的盈余，如此，日月运行天度便清楚了。

气数，指根据气的阴阳消长来推算一年中大气的变化。《黄帝内经》将一年天之大气分为六步，直接称为六气。每一步占四个节气即六十天，表面上看这是为了利用六十甲子纪日的方便，实际上是将太阳在天球上的视运行转化为气的运行。

2. 阴阳学说的天文背景

（1）阴阳配日月

《说文解字》释阴阳说："阴（陰），暗也，水之南，山之北也。""阳（陽），高明也。"造化阴阳之气，本不可象，假借日照山水，以见其义而已。在古人看来，天体的运动是以太阳的运动为主宰，阴阳的物质基础就是太阳光的运动形式——阴（暗）阳（明）的内涵，而阴（暗）阳（明）则是光的运动形式的表现。所以说："立天之道曰阴与阳。"（《周易·说卦传》）"阴阳之义配日月。"（《周易·系辞》）

天道阴阳最原始的表象就是日与月，日月是天地阴阳之道的具体表现。阴阳配日月的具体表达有二：一是昼夜之道（日月的周日运动），昼为日，为阳；夜为月，为阴。二是寒暑之道（日月的周年视运动），人们从天象观测中看到，一年之中太阳在正午达到最高点（夏至点）时，月亮在中天为一年的最低点。反之，一年之中太阳在正午达到最低点（冬至点）时，月亮在中天为一年的最高点。故得出结论：日南至，月北至，则寒；日北至，月南至，则暑。

（2）阴阳与四气

在中国古代，阴阳之气的量化有两套系统，一是阴阳与四气，二是阴阳与六气。

阴阳与四气的表述与《易》的四象相关：少阳（对应春季）、老阳（对应夏季）、少阴（对应秋季）、老阴（对应冬季）。此四象不涉及五行，纯粹以太阳的运行为准，"阴阳之分，以日为纪"（《汉书·魏相传》）。冬至、夏至测准了，四时八节的次序就确立了。

天文学上《易》之阴阳四象为北温带共有的天象，二至二分将黄道圈（太阳的周年视运动）分为四气：从冬至点—春分点为少阳；从春分点—夏至点为太阳；从夏至点—秋分点为少阴；从秋分点—冬至点为太阴。二分点阴阳（明暗）平均，二至点则是阴之极与阳之极。

少阳、老阳、少阴、老阴虽是一种阴阳的量的分别，但不如《内经》三阴三阳理论细致完备。

（3）三阴三阳六气的天文内涵

阴阳之气量化的第二套系统则是医道的三阴三阳理论。阴阳作为中国古代哲学的重要范畴，已有诸多讨论，但大多集中在阴阳定性研究以及阴阳观的流变探讨。对中医的三阴三阳学说往往重视不够或语焉不详。实际上，在阴阳学说的发展史上，三阴三阳的问题至关重要，它不仅是中国传统医学对中国哲学范畴的重大发展，而且是阴阳学说的一个质的改变。它从对阴阳的定性研究，转而为对阴阳双方具体的定位、定量标定，而阴阳的由三到一、由一到三又指明了疾病的传变方向，由此三阴三阳本身就具有定位、定量、定性、定向四种含义。因此，研究中医理论中的三阴三阳问题对重新认识中医理论框架有重要意义。

在医道中，天之阴阳的表现是三阴三阳。医家从天文节气中看出冷暖燥湿等的变异，并由此直觉到太虚大气中阴阳有偏性，"阴阳之气各有多少，故曰三阴三阳也"（《素问·天元纪大论》），而对此阴阳之气比例不调的区分，则形成对气的量化，具体讲，就是形成三阴三阳的观念。

医道的宇宙观提供了一种新的可以用阴阳观点对一年中的大气进行推步的方法，《内经》正是在此基础上进行推步并最终形成了五运六气学说。它将一年中变化的大气依"天气右行"分为六步，在推步过程中对大气的阴阳和五行特性都做了其特有的说明。

1）阴阳与六气。首先它有观测根据和实际需要。如果说阴阳四气是北温带所共有的现象，那么，阴阳六气则是我国黄河中下游实际气象需要。"冬至一阳生"，从冬至一雨水为一阳，从雨水一谷雨为二阳，从谷雨一夏至为三阳，这就是三阳气。"夏至一阴生"，从夏至一处暑为一阴，从处暑一霜降为二阴，从霜降一冬至为三阴，这就是三阴气。从一阳到三阳为阴消阳长；从一阴到三阴为阳消阴长。其观测根据的要点在于太阳视运动与六气的关系。《内经》中三阴三阳的秩序是：从夏至起为一阴厥阴，二阴少阴，三阴太阴，到冬至止。然后从冬至起，为一阳少阳，二阳阳明，三阳太阳。

2）厥阴与阳明的来源。阴阳六气是在少阴、太阴、少阳、太阳的基础上加入了厥阴与阳明二气，《灵枢·阴阳系日月》中对此二气的解释是："辰者三月，主左足之阳明。巳者四月，主右足之阳明。此两阳合于前，故曰阳明。……戌者九月，主右足之厥阴；亥者十月，主左足之厥阴。此两阴交尽，故曰厥阴。"这实际是指左右三阴三阳十二地支，所谓地支，是大地的支撑，岐伯曰："地为人之下，太虚之中者也。""大气举之也。"（《素问·五运行大论》）所以十二地支指天之三阴三阳六气一分为二后对大地的反映。在方位上，九月、十月之中，以及三月、四月之中，应于天体戊己之位，是上文所讲天门地户之处，左右三阴三阳就在这里分开。

3. 五行学说的天文内涵

《内经》只在一处有涉及五行概念的文字："五行者，金木水火土也。……而定五藏之气间甚之时，死生之期也。"（《素问·藏气法时论》）但这仅仅回答了"五"是什么，没有回答"行"是什么。从本原上看，五行当指天体南北东西中五个方位星阵（星阵，指围绕北极星运转的赤道圈上的二十八宿）的运行。

在中国古人看来，北极星是天体的中心，是天体方位的中央，是主导天体运动的核心，星占学则将其视作帝王的统治。"为政以德，譬如北辰，居其所而众星共之。"（《论语·为政》）

众星即二十八宿，是"天所以通五行八正之气，天所以成熟万物也"（《史记·律书》）的根本所在。"宿"在甲骨文中为人躺在席子上休息之义，二十八宿即月亮的休息站，朔望月需时 29.53 天，恒星月需时 27.33 天，平均 28 天。于是，月亮的运行每天有一休息站。事实上，古人这样设计主要是用来观测太阳与二十八宿的关系，因为满月的对面是太阳的位置，而满月所在的星宿是可以用肉眼看到的。通过与满月同在的星宿，便可间接观测相对星座和与之同在的太阳的位置，并由此观测天球的周日运动及建立太阳和恒星的坐标系等。

将二十八宿四分之，每方七宿，自东向西依次形成了黄道东西南北四方、四宫、四象（图 6-4）。

"井、鬼、柳、星、张、翼、轸"七宿定位于南方，形成鹑鸟之形，称南方朱雀，为南方一象；"斗、牛、女、虚、危、室、壁"七宿定位于北方，形似乌龟，称北方玄武，为北方一象；"角、亢、氐、房、心、尾、箕"七宿定位于东方，形似龙，曰东方青龙，为东方一象；"奎、娄、胃、昴、毕、觜、参"七宿位于西方，形似老虎，曰西方白虎，为西方一象（图 6-5）。

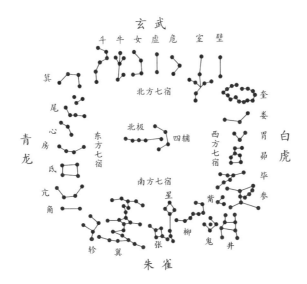

图 6-4 星宿图

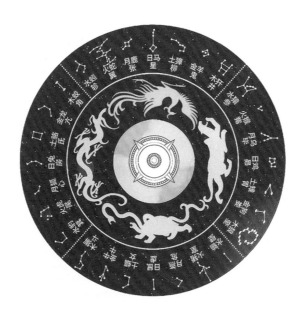

图 6-5 二十八星宿的四象分布图

　　四象既成，加之北斗七星绕北极星所做圆运动代表中央，由此，五方之内各有七星，五方七星的有序运动就是五运行，简称五行。用《史记》的话说，就是"斗为帝车，运于中央，临制四乡，分阴阳，建四时，均五行，移节度，定诸纪，皆系于斗"（《史记·天官书》）。

　　形是形质，象是气象、现象。天之四象加中央，是天体五象，象应于大地，便是地之五行。天球赤道有四方、四象，地平与地球赤道也有东西南北四方与木、火、金、水四象与之对应。

　　五行怎样"行"？

　　《逸周书·武顺解》说："天道尚右，日月西移；地道尚左，水道东流。"古代人们观测天空，认为天上星体诸如日月星辰都是东升西落从东向西运行，当时人们并不知道这一现象是地球自转的反映，只能认为天体向西运转（即顺时针方向）。同时，生活在中国这块土地上的人看到大地上的主要河流皆自西向东流，因此"天与水违行"（《周易·讼卦》）。用神话解释这一现象，则是共工撞不周山："天柱折，地维绝，天倾西北，故日月星辰移焉；地不满东南，故水潦尘埃归焉。"（《淮南子·天文训》）

　　以上所说只是天地表象的直观表达。事实上，地球绕日公转，是自西向东，故地气左行（逆时针向）。五行的运动自地上观之，是"地气左行"的方向，但是从二十八宿本身的排列秩序来看，是按"天气右行"的方向排列的。

　　（1）天象五行与十天干（天之门户）

　　天体五行各自一分为二，分为十部，为十天干。

　　从赤道平面看，所谓十天干，实际只有八个。即天体四象分为八象：东方青龙分为甲乙两部；西方白虎分为庚辛两部；南方朱雀分为丙丁两部；北方玄武分为壬癸两部。戊己代表中央分为两部分，居于奎壁两宿之间和角轸两宿之间，但只占有一条线而无弧度，故不主时。

这正是《内经》所强调的"天地之门户"，春分奎壁两宿在戊方，司启；秋分角轸两宿在己方，司闭。这是医家阴阳观的要点。天不足西北，源于共工撞不周山之神话，天倾西北，故西北天象阳气不足；地缺东南，故东南地运阴气不足。

（2）地形五行与十天干（土不主时）

天象四象青龙、朱雀、白虎、玄武绕天体中心轴的代表北辰旋转，称之为天象五行；大地四形木、火、金、水绕地球中心轴的代表北极旋转，叫地象五行。木火土金水各自一分为二，配十天干，则是东方甲木乙木，南方丙火丁火，西方庚金辛金，北方壬水癸水，中央戊土己土，与天象十干完全对应。其中，戊土己土同样不占有弧度，所以戊土己土同样不主时即"土不主时"。

二、本原与演化

汉代天文学的历史地位突出地表现在它建立了一整套宇宙理论，这主要有四个方面：天地本原论，天地生成论，天体结构学说，律历一体思想。

第一点相当于现在的宇宙本原论，第二点相当于现在的宇宙演化论，第三点相当于现在的宇宙结构论，第四点是我国特有的。律学本是声学的范畴，与天文学原不相干，但由于二者都需要计算，并且从黄钟律数开始按三分损益法依次求出其他律数的这个过程，很容易使人联想到天地生成、万物化生的过程，于是这些数字就被赋予了一种天文学的意义。

这四个方面的研究意义在于：用自然科学为当时的"天人合一"哲学提供理论依据。

（一）《黄帝内经》宇宙本原论

1. 关于宇宙本原

"宇宙"二字最早见于《尸子》卷下："天地四方曰宇，往古来今曰宙。"包含空间和时间两项。《墨经》中"（久）宙，弥异时也；宇，弥异所也"也包含有时空之义。《庄子·庚桑楚》也说："有实而无乎处者，宇也；有长而无本剽者，宙也。"汉代张衡更进一步提出："宇之表无极，宙之端无穷。"（《灵宪》）扩展出宇宙无限的思想，这种无限时空的概念成为现代科学中"宇宙"一词的东方渊源。

由此可见，"宇宙"二字代表时空的无限广延及其所包含的万事万物。中国古籍对自然的描述多用"天地"二字，但天地与宇宙的内涵是不同的，天地主要指日月星辰天空与山河大地，只是宇宙的一部分，天地有成毁过程，属于宇宙的有形之"器"的层面，而宇宙还有无形之"道"的层面，所以不能把天地的生成与毁灭过程推广到宇宙本体上来。

所谓本体有如下含义：①本体是万理之源、万德之端、万化之始。②本体不变，有亘古恒一性。③本体是无始无终的。本节所用"本体"特指本原之义。

关于宇宙本原，中国古代实际上有两种说法，一个是将"无"作为宇宙的本原和源头，一个是将"有"（气）作为宇宙的本原和源头。

这实际上源于中国古代宇宙演化理论的两套系统，一是老子的"无生有"（道）论，《周易》之"道""器"论与老子同。其后的《淮南子》《易纬乾凿度》和张衡的《灵宪》是对这种学说的系统概述。它们都在宇宙生成之前安排了一个"无"的阶段，作为宇宙产生的本原。二是从"有"展开对宇宙生成的历程描述，主要是管子的"精气"化生万物说。

具体而言，前者从"无"开始关于宇宙的描述，《易纬乾凿度》曰："有太易，有太初，有太始，有太素也。太易者，未见气也。太初者，气之始也。太始者，形之始也。太素者，质之始也。"大致把宇宙生成分为四个阶段，太易（无气、无形、无质的状态）——太初（产生气）——太始（气成形）——太素（形成质）。其中的"太易"就是宇宙的本原，指无气、无形、无质的状态。太初则从"气"开始关于宇宙的描述。太素之后，才进入物质世界，才有天地万物的变化。

事实上，关于"气"的理论的发源始于《管子》。在《管子·水地》中，管子提出"精气"化生万物的学说，指出正是精气的作用产生了宇宙万物。

《庄子》外篇和杂篇反映的思想与《管子》相似，庄子认为无形的道，实质就是气，指出"通天下一气耳"（《庄子·知北游》）。气的凝聚构成万物之形，万物的离散又返归于气的原始状态，明确指出了气为无限多样性的统一。

荀子发挥了《管子》四篇和《庄子》外篇和杂篇的思想，认为气是世界万物的本原。《荀子·王制》曰："水火有气而无生，草木有生而无知，禽兽有知而无义，人有气有生有知亦且有义，故最为天下贵也。"指出从宇宙万物本原来看，水火、草木、禽兽、人类无不由气构成，无不统一于气。

其后，《吕氏春秋·大乐》将阴阳与精气结合，认为"万物所出，造于太一，化于阴阳"，又说"太一出两仪，两仪出阴阳。阴阳变化，一上一下，合而成章"。《吕氏春秋·圜道》说："精气一上一下，圜周复杂，无所稽留，故曰天道圜。"由此可知其阴阳是指精气。

《淮南子》则提出元气论，并将元气视作道生万物的中间环节。

《内经》秉承了秦汉诸子的"气"（道）观念，释"气"为万物的本原。同时，发展了秦汉诸子关于"气"的理论，使之进一步系统化，将"气"的理论应用到医学、天文学、气象学等方面。

2.《黄帝内经》气本论

《黄帝内经》没有出现"宇宙"一词，而是采用"太虚""天"

"天地"等词语，通过对"太虚"与"气"的论述，表达了对宇宙本原的看法。

《黄帝内经》宇宙本原论的基本特征是轻"无"而重"有"，轻"体"而重"用"。其中，太虚为"无"，气为"有"；太虚为气之体，气的运动为气之用。由于"气"是介于有形、无形之间的一个特殊存在，它的无形的特性体现了"气"作为宇宙本原的抽象的无限共性，同时，又在客观实在性的基础上同万事万物有限的具体个性统一起来。作为宇宙本原，《黄帝内经》强调的既不是"精气"，也不是"元气"，而是"太虚大气"。

《黄帝内经》关于宇宙本原的看法来自其特有的"太虚说"。

《内经》多次提到"太虚"，并认为太虚即气。而现代的注释多为"太空"或"天空"，是将"太虚"降到"品物咸章"的层面。王冰以"虚空"解，张介宾以"太极"解，马莳以"无极"解。清代的张志聪说："太虚，谓空元之境，大气之所充，神明之宫府也。"其实，太，大也；虚，无也。当以"无极"解最为合适。无极生太极，太虚指宇宙生成之前的状态，是"气"的本然状态。

> 太虚寥廓，肇基化元，万物资始，五运终天，布气真灵，总统坤元，九星悬朗，七曜周旋，日阴日阳，日柔日刚，幽显既位，寒暑弛张，生生化化，品物咸章。
>
> ——《素问·天元纪大论》
>
> 太虚寥廓，五运回薄，盛衰不同，损益相从。
>
> ——《素问·五常政大论》
>
> 寒临太虚，……阴凝太虚……太虚深玄……太虚埃昏……太虚苍埃……太虚肿翳。
>
> ——《素问·六元正纪大论》

所谓"太虚寥廓"，寥，寂寥沉静；廓，空阔无边。此形容太虚寂然不动、无形无象的状态……指"气"的本然状态，即虚静为气之体。《周易·系辞》说："易，无思也，无为也。寂然不动，感而遂通天下之故。"寂然不动，即"太虚寥廓"；感而遂通，而"肇基化元"……指"气"的运动状态，即聚散为气之用。

《内经》认为天地都是由"太虚"中的大气生成的，天地只是整个太虚的一部分。但《内经》不强调太虚寂寥沉静的特性，而重视太虚中运动着的大气。在《内经》看来，太虚中的大气才是宇宙的本原。

首先，天地万物之生源于气。它指出太虚是充满了具有生化能力的气的宇宙，一切有形之体皆由气的化生而发生、生长、发展，并由此生生不息。

其次，天地万物之构成本于气。它指出太虚大气分为两类：阴气、阳气。阳动而散故化气，形成天；阴静而凝故成形，形成地。阴阳中和之气化生万物，《素问·宝命全形论》曰："天地合气，命之曰人。"

再次，天地万物的变化也由于气。《素问·阴阳应象大论》说："积阳为天，积阴为地。"天地形成有一个演化过程，是由太虚中阴阳二气逐渐积累而成，故《素问·六微旨大论》说"物之生，从于化"。

最后，万物之毁灭复归于气。幽为气，显为形，形气转化是气的基本形式。《素问·六微旨大论》曰："出入废则神机化灭，升降息则气立孤危。故非出入，则无以生长壮老已；非升降，则无以生长化收藏。是以升降出入，无器不有。故器者，生化之宇，器散则分之，生化息矣。"即，阴阳二气相互作用形成天地万物后，其以升降出入继续作用于万物，聚而成器，器散又复归气。因此，一切有形类的物质，包括天地，都有从生长到灭亡的过程，都有生有息。这就是《黄帝内经》关于宇宙中一切物体演化的根本看法。

由此，气在《黄帝内经》中即是亚里士多德所说的"万物由它构成，开始由它产生，最后又化为它"的世界本原。

（二）《黄帝内经》宇宙演化论

所谓宇宙演化，是指宇宙万物生成演化的历程及其规律、秩序、规则。在中国古代，关于宇宙演化的理论有盘古化生说、道生宇宙说、虚廓生宇宙说。很少有人提及《黄帝内经》中的"气化生宇宙说"。事实上，《黄帝内经》将宇宙本原的要点放在"气本论"上，将宇宙演化的要点放在"气化论"上，并由此形成了统一而完整的天道系统，这不仅对中国传统医学体系的形成有决定性的意义，而且对中国古代宇宙演化理论的形成也有相当大的意义。

1. 盘古化生说

在谈论宇宙演化问题时，人们往往从老子的"道生一"开始，而忽略了远古神话对宇宙从何而来的描述与解释。

在本书第二章所述盘古神话中，我们可以捕捉到一些重要的信息，它几乎包含了中国古代关于宇宙生命的所有重要观念，如混沌、时空、阴阳、变化等。尤为重要的是，它与西方《圣经》所表述的创世相比，有着本质的不同，主要体现在以下两点：

（1）中国宇宙生成的特点是"化生"，西方是"创生"

在神话学研究中，盘古开天辟地的神话与西方的《圣经·创世纪》都被称为"创世神话"。但事实上，二者有着根本的不同。《圣经·创世纪》中的上帝说："要有光，就有了光。"这是第一日。上帝说："诸水之间要有空气，……上帝就造出空气，……上帝称空气为天。"这是第二日。然后，上帝在第三日创造了地，第四日创造了星空，第五日创造了飞鸟、鱼和走兽，第六日按自己的形象创造了人……西方上帝创造世界全凭感觉和命令，且只用了六天就创造了世界。而中国的盘古却经历了两个"万八千岁"才分开天地。按照西方的教义，上帝是宇宙的创造者，也是宇宙存在的根据和主宰。而中国的盘古只是天地分化的始作俑者，而非宇宙的主宰。用哲学的术语说，这种宇宙生成论的特点是

"化生"而非"创生"。

（2）盘古是献身者，上帝是主宰者

关于盘古，还有一个"垂死化身"神话。

> （盘古）气成风云，声为雷霆，左眼为日，右眼为月，四肢五体为四极五岳，血液为江河，筋脉为地理，肌肉为田土，发髭为星辰，皮毛为草木，齿骨为金石，精髓为珠玉，汗流为雨泽，身之诸虫，因风所感，化为黎氓。
>
> ——《五运历年纪》

这个神话的意义有二：

一是盘古功成身退，没有因为自己的开创之功而谋求像西方上帝那样做宇宙的主宰。他是一个完全的献身者，为宇宙的生成奉献了全部身心，并化身为"无"而成就了宇宙的丰富多彩。

二是这个神话的诗意背后是原始初民对万事万物皆源于生命的一种肯定。盘古这个巨人用垂死之躯化生万物，这是充满人性的对宇宙的生成的解释。它的生命观是人的而非神的，既包括了人对物质世界的还原，也包含了人的生命的升华。人与宇宙万物原本就有着一种深刻的联系，二者共同生成，同形、同构，宇宙同人类一样，有呼吸，有成长，有兴盛及衰败。

2. 道生宇宙说

对宇宙层次的简单区分，分为有形之"器"与无形之"道"。细分之，则有五个层面，其依据是老子《道德经》中的"道生一，一生二，二生三，三生万物"和《周易·系辞》中的"易有太极，是生两仪，两仪生四象，四象生八卦"。

其中，"道"与"易"（宋儒称之为无极）是第一层面，即是"无"。其体"寂然不动"，其性"感而遂通"，其用"生生不已"。

"一"与"太极"是第二个层面，是指元气而言。"太极谓天地未分之前，元气混而为一。"（《周易正义》）元气与道，乍看似同，实则有异。元气是从道衍化而来，其体性较道更为具体，是产生事物的根本动力。"二"与"两仪"（或阴阳）是第三个层面，从元气衍化出的阴阳二气，阳者动而流行，阴者静而凝聚，并在运动中产生"三"。"三"与"四象"是第四个层面，"三"指阴阳和合而形成的和气，是由形而上之"道""气"转化为形而下之"器"的一个中间环节，而非万物。四象是太阴少阴太阳少阳，少阴（☵）、少阳（☳）正是阴阳二气的和合，故名为四象，实为三气。最后一个层面是万物与八卦，是指具有形、气、质三种特性的"器"世界，万物是通指，八卦是对万物的类分。

老子的"道"具有本体论与生成论相结合的趋势，其作为宇宙万物的本质而言，便是本体，为"无"，为本。

3. 虚廓生宇宙

我国宇宙演化系统性理论应该说是从《淮南子》开始形成的。如果说盘古开天辟地的传说只是以神话的形式反映了中国古人对宇宙生成的蒙眬认识，那么，《淮南子》则是古人从哲学的立场对宇宙起源及生成进行的自觉探讨。其后是纬书《易纬乾凿度》等。这个观念认为，宇宙天地有个开始，有个从混沌到明朗的逐步形成和逐步演化的过程。他们不仅创造了一整套太初、太素、太始等概念来描述它的开始状态，并对每一状态都做出了说明。所谓虚廓生宇宙，表述的是一种"无生有"的宇宙生成模型。

《淮南子》的宇宙生成间架结构成为以后整个中国王权时代宇宙论的传统格式。《淮南子·天文训》说："道始于虚廓，虚廓生宇宙，宇宙生气，气有汉垠。清阳者，薄靡而为天；重浊者，凝滞而为地。""道"作为世界原初状态，经历了"道""虚廓""宇宙""气"四个阶段，其共同点是浑一无形象。"气"是重要的过渡阶段，它开始向轻清

（阳）和重浊（阴）两个方向分化，最后形成天地。

《易纬乾凿度》的宇宙生成论的基本思想也是从无生有，但与《淮南子》相比，有其细节的不同。

张衡《灵宪》说："太素之前，幽清玄静，寂寞冥默，不可为象。厥中惟虚，厥外惟无。如是者永久焉，斯谓溟涬，盖乃道之根也。道根既建，自无生有。太素始萌，萌而未兆，并气同色，混沌不分。……如是者又永久焉，斯谓庞鸿，盖乃道之干也。道干既育，有物成体。于是元气剖判，刚柔始分，清浊异位。天成于外，地定于内。……埏郁构精，时育庶类。斯谓天元，盖乃道之实也。"他将宇宙演化分为溟涬（道根）—庞鸿（道干）—天元（道实）三个阶段。

这几段言论所表述的都是带有汉代特色的宇宙生成论，所不同的是，张衡的宇宙演化论属于自然科学的范畴，《淮南子》属于哲学的范畴，而《易纬乾凿度》则属于宗教神学的范畴。

4. 《内经》气化论

《黄帝内经》认为，宇宙万物的生成、变化与死亡，都是气本原由混一到分离，由分离复归混一的气化过程。正如后人张载在其论著《正蒙·太和》中所言，"由太虚，有天之名；由气化，有道之名"，即太虚大气是天之本原，气化是天道运动演化的实质。如果说西方医学的理论根基在于解剖，那么中医的理论根基则在于气化，气化之道才是《内经》的要旨所在。因此，"气化论"是"气"成为本原的原因，是《黄帝内经》关于宇宙运动的根本性描述，同时也是《黄帝内经》天道观中的重要理念。

（1）气化的原因在于阴阳

引起气的运化的原因不在外部，而在于气的阴阳属性。《素问·阴阳应象大论》说："阴阳者，天地之道也，万物之纲纪，变化之父母，生杀之本始，神明之府也。"即阴阳是变化的根源和内部力量。

具体到天道观中，《内经》指出，太虚大气形成天地万物，天

（阳）和地（阴）支配着人和万物的生化变异。《素问·阴阳应象大论》中说："天有精，地有形；天有八纪，地有五里，故能为万物之父母。"八纪指四立二分二至，即立春、立夏、立秋、立冬、春分、秋分、夏至、冬至。五里即五行之理，指与五行相配的东西南北中五方。正由于天有八节气候之异，地有五方气候之不同，于是就有"天地合气，别为九野，分为四时，月有小大，日有短长，万物并至，不可胜量"（《素问·宝命全形论》）。天地合气就是天的八节气候与地上五方地势不同的情况相结合，天地合气的结果就是地有九野，岁有四时，月有大小，日有短长，万物生化不息。所以天地之气（阴阳）为万物变化之父母。

（2）气化的形式在于形气转化

《内经》不仅认为每一具体的物体都是形气转化的生化之宇，并且认为形与气的相互转化是生化万物的基本形式。

首先，形气转化为阴阳之用。《素问·天元纪大论》曰："夫变化之为用也，在天为玄，在人为道，在地为化。"在《内经》看来，阴阳为体，变化为用。体为隐，用为显，所以变化显于天、地、人，而为天道、地道、人道。

其次，天地形气交感，气候及物候呈现规律性变化，这给我们如何理解气、观察气提供了最现实、最可靠的依据。

> 夫变化之用，天垂象，地成形。七曜纬虚，五行丽地。地者所以载生成之形类也。虚者所以列应天之精气也。形精之动，犹根本之与枝叶也。仰观其象，虽远可知也。
>
> ——《素问·五运行大论》

气在天为精气，在地为形类，"形气相感而化生万物矣"（《素问·天元纪大论》）。气有三阴三阳多少的差别，形有盛衰的不同，"上下相召，而损益彰矣"（《素问·天元纪大论》）。这也是《内经》重视天道的原因所在。

最后，形气转化依据的原则是大气的升降出入。《内经》强调天地之气相互升降，天地之气升降互为因果，天之气与地之形在升降相因的运动中实现互相转化，这种过程被概括为"动静相召，上下相临，阴阳相错，而变由生也""物生谓之化，物极谓之变"（《素问·天元纪大论》），地之五行之气上升到天就是终天之五运之气。这五行、六化、六气作为《内经》建构的宇宙天地阴阳二气相互作用的模式，广泛应用于说明天体的运行、四时的变迁和人体与天道的相应。

（3）气化的规律在于五运六气

形与气交感是宇宙万物生化不息的依据，无限的运动方式在其相互作用的过程中发生了无限的变化，在无限的变化中又有相应的数、序、术的规律可循。其中，五行的圜道特征侧重于整体联系；阴阳的消息理论侧重于运动变化。阴阳消息生出五行，五行按顺序发生作用，而生出四季。阴阳五行交互配合，生成宇宙万物。万物又生生不已，变化便无穷无尽。

1）阴阳五行的圜道特征是宇宙演化的基础。圜道即循环之道，是从观测天象入手对天象周期性运动规律的一种描述。《素问·天元纪大论》说："在天为玄……玄生神。"如果说天有神明，那么，天体运动的重复性规律就是它的"神机"，周而复始即是"神"。《素问·六节藏象论》说："五运之始，如环无端。"《素问·五常政大论》说："太虚寥廓，五运回薄。"这都是对五行圜道的形象表述。五行循序而生，相间而克，终而复始。终而复始的圜道是天道的纲纪，是宇宙万事万物的普遍形式。

而推动五行周期性循环的正是阴阳盈虚消息，盈虚消息的具体体现就是圜道。所谓消，指的是阳长阴消；所谓息，指的是阴长阳消。"盖黄帝考定星历，建立五行，起消息，正闰余。"（《史记·历书》）大抵古人对季节气候的推衍，不像今天我们可以用地球公转原理进行解释，而是用阴阳消长理论进行诠释，即制定历法既要注重日月星辰的运行，又要结合气的阴阳消长，将天度与气数的相应视为历法的关键。五行与消息的结合，使得古代消息论因五行这个内在机制的推动而显得更加圆活。（见本章《黄帝内经》与宣夜说一节）

2）五运六气是《内经》对宇宙演化规律的总结。《内经》天道观的重点体现就是五运六气学说。五运六气学说是一种把天文、历法、气象、物候、医学等理论综合成一个推理逻辑的系统学说。

气化运动规律在五运六气学说中是指五运和六气是互为化生的。六气自上交于下，六气化生五运。五运自下交于上，化为经天之六气。这种化生关系，《内经》称之为"在天为气，在地成形，形气相感而化万物矣"（《素问·天元纪大论》）。正是五运六气的上下相交产生了天体间的万象变化和大地上的万物生化。

> 寒暑燥湿风火，天之阴阳也，三阴三阳上奉之。木火土金水火，地之阴阳也，生长化收藏下应之。天以阳生阴长，地以阳杀阴藏。
>
> ——《素问·天元纪大论》

寒暑燥湿风火以其无形无象之气，称天之阴阳；木火土金水火以其物质性，称地之阴阳。三阴三阳的消息为天之阳生阴长，生长化收藏则为地之阳杀阴藏。自然界的气候变化，取决于五运六气的运动；人的生理、病理变化，取决于五脏六腑、六经之气的运动。

阴阳五行的圜道特征是宇宙演化的基础，五运六气是《黄帝内经》对天体演化规律的总结。

三、天地结构论

《周易·系辞传》说："天垂象，见吉凶，圣人象之。"说明古人对于"天"的情况，是从观测天象中了解的，但是对于"天"的结构，人们却有不同的见解。《晋书·天文志》称："古言天者有三家：一曰盖天，二曰宣夜，三曰浑天。汉灵帝时蔡邕于朔方上书，言：'宣夜之学绝，无师法。《周髀》术数具存，考验天状，多所违失。惟浑天近得其情，今史官候台所用铜仪，则其法也。'"即自汉以后，浑天说成为我国古代关于宇宙结构的正统学说，宣夜、盖天之说名存实亡。事实果真如此吗？事实上，详察《内经》，我们发现这三家学说在《内经》中均有体现，只是把重点放在了宣夜说上，强调"气"在宇宙中的作用。

（一）《黄帝内经》与盖天说

1. 盖天说要旨

盖天说分旧盖天说和新盖天说。

"旧盖天说"存于《晋书·天文志》："《周髀》家云：天员如张盖，地方如棋局。天旁转如推磨而左行，日月右行，随天左转，故日月实东行，而天牵之以西没。譬之于蚁行磨石之上，磨左旋而蚁右去，磨疾而蚁迟，故不得不随磨以左回焉。天形南高而北下，日出高，故见；日入下，故不见。天之居如倚盖，故极在人北，是其证也。极在天之中，而今在人北，所以知天之形如倚盖也。日朝出阳中，暮入阴中，阴气暗冥，故没不见也。夏时阳气多，阴气少，阳气光明，与日同辉，故日出即见，无蔽之者，故夏日长也。冬天阴气多，阳气少，阴气暗冥，掩日之光，虽出犹隐不见，故冬日短也。"

其主要有以下几点：①天圆地方。②北极在天之最高处。③天如磨盘，顺时针方向转，即左旋，为阳。日月五星如蚁右转，即右旋，为阴。众星如蚂蚁爬得慢，天如磨盘转得快，所以，太阳和月亮虽然实际上向东运行，但看起来却随天一起向西运动。④昼为阳，夜为阴。⑤有夏冬之分。

"新盖天说"也存于《晋书·天文志》，其云："蔡邕所谓《周髀》者，即盖天之说也。……其言天似盖笠，地法覆槃，天地各中高外下。北极之下为天地之中，其地最高而滂沲四隤，三光隐映，以为昼夜。天中高于外衡冬至日之所在六万里，北极下地高于外衡下地亦六万里，外衡高于北极下地二万里。天地隆高相从，日去地恒八万里。日丽天而平转，分冬夏之间日所行道为七衡六间。每衡周径里数，各依算术，用句（勾）股重差，推晷影极游，以为远近之数，皆得于表股者也。故曰《周髀》。"

这种盖天说主要存于《周髀算经》。其要点如下：①天如盖笠，地如覆槃。天地皆中高而四旁溃下。日月星辰在这两个半球间时隐时现，形成昼夜的变化。②日月星辰皆附丽于天而平转。③其建构的宇宙天地模式是七衡六间。即设想天穹不但在极轴上旋转，还沿极轴上下滑动，从而造成冬、夏二至南北回归的天体、气象及昼夜长短的不同。对四季变化的解释，不是简单地从阴阳之气的多少变化来说明，而是从太阳在冬季和夏季运行的轨道不同来说明阴阳的变化，从而说明季节的变化。

2. 《黄帝内经》的盖天思想

总之，盖天说是一个既有设想，又有直观观察，还有数学论证的宇宙模式。有趣的是，今人研究表明，古代"盖天"理论与今天科学的天文研究结果有诸多不谋而合之处。例如，"盖天说"的天体划分与现在人们在地球上划分的五带一一相应，而且还能用其模型图示对北极和赤道的气候的特殊情况做出比较精确的说明。

盖天说对医学的影响更是意义深远。

首先"旧盖天说"中有三点与《内经》相关：①已涉及阴阳的模

糊说法，阴阳的量化与太阳的运行相关。②阳左行阴右行，《素问·天元纪大论》曰："左右者，阴阳之道路也。"③医家不同于星占家，其观测的对象主要是人体。他观测到的关于人的第一个事实是：人在天之下，同时又在地之上，伴随着人的是万物。这就是一幅天覆地载的图像，《素问·宝命全形论》说"天覆地载，万物悉备，莫贵于人"，从而《内经》确立了人在天地人系统中的位置。

"新盖天说"中的第三条对中医学贡献最大。众所周知，《周髀算经》是建立在立竿见影的观测基础之上，即以圭表观测太阳影长为主。而其建构的宇宙天地模式是七衡六间。七衡是七条太阳在不同月份的视运行轨道，所以"七衡"看起来是七个同心圆，相邻两圆间有一道间隔，故称"六间"。这七个同心圆最内的一个圆称为"极内衡"，最外的一个圆称为"极外衡"。"极内衡"是夏至时太阳的运行轨道，"极外衡"是冬至时太阳的运行轨道。《周髀算经》给出的"极内衡"的直径为 23 800 里，而"极外衡"的直径为 47 600 里，即外衡直径恰好是内衡直径的一倍，因而可以据此求得七衡间的平均距离为 $3966\frac{2}{3}$ 里。并由夏至的极内衡日道起算，第二衡为大暑（六月中气）时的日道，第三衡就是处暑（七月中气）时的日道，然后是秋分（第四衡）、霜降（第五衡）、小雪（第六衡）及最外衡冬至（第七衡）时的日道。也可以反过来推，即从冬至日道的最外衡起算，第二衡就是大寒（十二月中气）时的日道。第三衡就是雨水（正月中气）时日道等，一直推到极内衡的夏至日道。可列一表：

七衡六间表

夏至 （极内衡）	大暑 （第二衡）	处暑 （第三衡）	秋分 （第四衡）	霜降 （第五衡）	小雪 （第六衡）	冬至 （极外衡）
	小满 （第六衡）	谷雨 （第五衡）	春分 （第四衡） 中衡	雨水 （第三衡）	大寒 （第二衡）	

　　它指出每个月太阳都有自己的轨道，并由此推导出十二个月气温的不同，将日月运行与阴阳结合，指出太阳运动是阴阳转化的根本原因，这是阴阳量化的初始。这种七衡六间的几何图形模式是力图定量地表述盖天说的宇宙体系，对中医理论中的三阴三阳模型的建立与理论推导不无启发。

　　但盖天说也有其致命弱点，即日月星辰只能绕着拱形的半球式地面水平旋转，而不能转到地下。随着数学计算方式的发展，汉代学者越来越觉得这种说法难以计算妥帖，他们依据对日月星辰运行轨道的测算，对盖天说提出种种问难，并在疑问、探索中逐步形成了一种新的宇宙结构模型——浑天说。

（二）《黄帝内经》与浑天说

　　当盖天说盛行之时，古代的另一个关于宇宙结构的学说——浑天说也在发展着。其实，早在公元前 3 世纪，法家创始人慎到就说天似弹丸，是球体而非半球体。庄子的好友惠施说"南方无穷而有穷"（《庄子·天下》），提出天有两个极点，即两个极轴点。他们的说法已经隐含了浑天说的基本模式。西汉末年，扬雄作"难盖天八事"（《隋书》），表达了对盖天说的怀疑。东汉大天文学家张衡集浑天说之大成，并依据该说做浑天仪，还特为浑天仪作了一篇说明性论文《浑天仪注》。这标志着浑天说在西汉以后成了中国古代天文学中居统治地位的宇宙结构学说。

1. 浑天说要旨

　　张衡在《浑天仪注》中说："浑天如鸡子，天体圆如弹丸，地如鸡子中黄，孤居于内，天大而地小。天表里有水，天之包地，犹壳之裹黄。天地各乘气而立，载水而浮。周天三百六十五度四分度之一，又中分之，则一百八十二度八分之五覆地上，一百八十二度八分之五绕地下，故二十八宿半见半隐。"由于天球旋绕运转，因而绕天一周排布

（大致主要是沿黄道分布）的二十八宿，就必然是半见半隐。这也是浑天说的观测依据。由于强调天体（不是指日月星辰等在天上之物体，而是天球概念）旋绕运转，因而突出了天体运转的转轴，也就是突出了天极的概念。由天极而进一步就可定出天体（天球）上的各种点和圈。整个天球的运转，如车轮般周旋无端，"其形浑浑然，故曰浑天也"（《隋书》）（图6-6）。

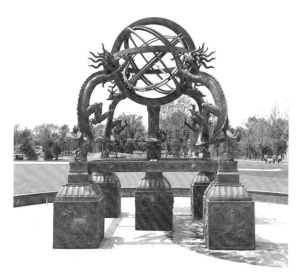

图6-6 浑天仪雕塑

浑天说要点如下：

①天体绕极轴旋转。②浑天说虽不采用古代天文学中的赤经、赤纬概念，但在本质上还是赤道坐标系，这是传统中国天文学的特色。③使用地平坐标系。

2. 《黄帝内经》的浑天思想

浑天说的第一个要点为《黄帝内经》的天人合一理论提供了天文学

上的依据。由于天球旋绕运转，必有旋绕运转之轴，这个天球旋转轴与天球的交点就是南北两天极，通常人们观测到的只有天北极，而天南极恒在地平之下，人们看不见，因而提到天极都是指天北极。天极是天球旋绕运动的标志点。众所周知，天球的旋绕运转是地球绕日旋转的反映，所以天球的极正是地球的极在天球上的投影，或者说是地球自转轴无限延伸与天球的交点。这也是天人感应最本质的理论基础之一。天体就是这样以北极和看不见的南极为轴来旋转，永远不会偏离中心，四季交替，寒暑相代，万物因此而有节制地生长。

浑天说的第二个要点提供了盖天说所办不到的事情，即为《内经》中五运六气理论的确立打下了坚实的基础。黄道是太阳在天球上周年视运动的轨道，与天赤道呈现 23°27′ 的交角，黄赤交角是南北半球中纬度地带四季气候分明的成因。

《内经》主要应用黄道坐标系标度日月运行，协调朔望月与回归年的关系。它的标度方法是采用六节和二十四节来标度太阳运行的规律。其重在标度日月运行的节律，以气候变化为基础，把黄道划为不同的节点系统，即"气位"。《素问·八正神明论》说："八正者，所以候八风之虚邪以时至者也。四时者，所以分春秋冬夏之气所在，以时调之也。"指出可用黄道八正之位和四时之位表示太阳在黄道上的特征位置，以候八风之邪和四时之气。所谓四时之位，即黄道上的春分点、夏至点、秋分点、冬至点；八正之位，即在二分二至的基础上，加上立春、立夏、立秋、立冬四立气位。中国古天文学认为八正之位司天地之气的分、至、启、闭。《内经》还将黄道划分为六节、十二节。六节即厥阴、少阴、太阴、少阳、阳明、太阳六节气位。十二节即将黄道自北向西、向南、向东划分为子、丑、寅、卯……十二次，日行每次为一节月。中国古天文学又把十二次一分为二，规定每次的初度为节气，中点为中气，制定了二十四节气的太阳历，统一了四时、八正、六气、十二次各种黄道节点系统。《内经》主要采用六节和二十四节来标度太阳运行的规律。

（三）《黄帝内经》与宣夜说

1. 宣夜说要旨

《晋书·天文志》记载了东汉郗萌所传的宣夜说："天了无质，仰而瞻之，高远无极，眼瞀精绝，故苍苍然也。譬之旁望远道之黄山而皆青，俯察千仞之深谷而窈黑，夫青非真色，而黑非有体也。日月众星，自然浮生虚空之中，其行其止，皆须气焉。是以七曜或逝或住，或顺或逆，伏见无常，进退不同，由乎无所根系，故各异也。故辰极常居其所，而北斗不与众星西没也。摄提、填星皆东行，日行一度，月行十三度，迟疾任情，其无所系著，可知矣。若缀附天体，不得尔也。"这种宇宙结构说，应该是古代诸天体论中最接近实际的一种，只是这一学派没有进一步完善这一理论，也没有制造出像"浑天仪"那样真实可见的天体模型，所以渐渐地湮没无闻了。

宣夜说的要点是：

（1）天是充满了大气没有质地的空间，天上的日月众星和地球都飘浮在虚空之中，且其行止有赖于虚空中大气的作用。但气的作用或气的运动不是任意的，而是有一定的规则的。

（2）辰极常居其所，即天极部分恒定不动，靠近天极的北斗星不参与众星的东升西没。

（3）摄提（木星）、填星（土星）皆东行，即与周天恒星东升西落的运行方向相反。

（4）太阳每天行一度，而月亮每天行十三度。

（5）行星有顺逆运行和隐伏不见、进退不一的运行方式。

2.《黄帝内经》的宣夜思想

《黄帝内经》许多篇章都选择了宣夜说，如《素问》中的《天元纪大论》篇和《五运行大论》篇。

（1）《内经》重视太虚大气的运行

首先，《内经》的天不是张衡的蛋壳式的天，而是太虚，是阴阳未分的混沌的天，而太阳、星辰与地同为有形之质，都是阴阳和合的产物，因此天地之气方能交感运行。这是《内经》宣夜思想的一种体现。

其次，《内经》根据宣夜说的宇宙观念将一年之气做了六步安排。宣夜说突出的特点是：宇宙天体中充满了大气，日、月、众星浮生于虚空之中，其行其止都赖大气。大气的运行也表现出一定的规律性，如日行一度，月行十三度，北斗不参与众星下落，也不像众星那样会升起。这些规律性当不是星体本身所具备，而是大气运行的规律使之如此。《内经》正是将宣夜说的这种观点，贯穿于其宇宙结构概念之中。

同时，《内经》以宣夜说的大气理论将《周易》的"一阴一阳之谓道"的思想进一步深化和具体化。它不仅将太虚大气分为两大类——阴气和阳气，而且进一步认为，太虚大气还演变为三阴三阳六种阴阳量化程度不同的气不断作用于大地。《内经》把节气、三阴三阳、寒暑燥湿风火和五运六气历做了严密的对应，其意义有二：一是强调太虚大气的运动性质；二是将气的阴阳运行规律与太阳的视运行规律同步。《内经》不再仅仅定性地解释大气，而是定量地描述了大气的运行，使得在《内经》之前产生的阴阳观念、阴阳之道都在五运六气学说中得到了具体的体现。

由于易家采用盖天说，所以重天地，重乾坤两卦。而《内经》采用宣夜说，重地对空间气的运化的无限性，所以弃二而选三。《黄帝内经》天道观中的三阴三阳六气学说是对二元的丰富与扩展，它使事物呈现丰富多彩的可能性，运动将无休止地进行。

（2）《内经》将五行机制引入六气

《内经》是用"五运六气历"建构它的宇宙结构模型，而建立"五运六气历"的前提就是一年中大气的变化。《黄帝内经》将太虚大气一年分为六步，直接称为六气，实际上是将太阳在天球上的周年视运行转化为气的运行。《内经》认为"天至广不可度，地至大不可量"（《素问·六节藏象论》），人们唯一可以掌握的是气运的周期性变化，而历法周期正是天象运行的各种空间周流的时间描述。

《内经》认为寒暑燥湿风火六气是太虚大气与地之五行相互作用的结果，将五行机制引入六气。《素问·天元纪大论》主要就讨论这一点，它说："神在天为风，在地为木；在天为热，在地为火；在天为湿，在地为土；在天为燥，在地为金；在天为寒，在地为水。故在天为气，在地成形。"这就是《内经》所说的五运之气在天产生"六化"。地上五行之气，升于天即为"五运之气"，五运之气与五行不同，是无形的，看不见的。如作为五行的土元素而言，是地表上比比皆有的东西，是一种成形之物。而土气运化、上升至天成为土运之气，就看不到土了。大概还可以看到它的颜色，也就是黅天之气。这上天了的五运之气与天气相互作用而产生六化，即金为燥化，木为风化，水为寒化，土为湿化，火为热化和暑化。故寒暑六气是天地之气升降出入的结果。

《内经》依据宣夜说的理论，认为天体中的一切，包括存在和运行，都受制于大气，并以此为基础对周天之气推步，在推步过程中，对大气的阴阳和五行特性都做了其特有的处理，即引入了五行相生理论作为季节变化的内在机制。

四、天人合一

古人无论是讨论宇宙的生成，还是探索天体的奥秘，实质上都是围绕着天人关系这个核心。天、人是中国哲学的一对重要范畴，可以说，天人之辩是中国哲学运动逻辑的起点，是先秦两汉哲学论争的中心。几乎所有重要的哲学流派与重要的思想家都参与了这一问题的讨论，并做了各具特色的回答。同时，"天人合一"不仅是中国哲学最突出的特点，而且也是《黄帝内经》天道观的核心。

"天人合一"概念涉及两门重要的学问，一是古代的天学，二是古代的人学。就天学而言，中国是"天人合一"，西方是天人分离。这实质上也标志着中医与西医在缘起上的重大分别：合一是气一元论；相离则是二元说。西方的天界是由基本的数学比例支配的世界，是神界；人界则纷乱无序，是俗世。《内经》则相信有一种普遍存在的宇宙法则（是数术而不是数学），它统一支配着天体的运行、季节的变化、人间事物及人体生命。

作为建立在欧洲文化和二元论哲学基础之上的西医学，注重实体结构、物质变化的实验观察和分析，其研究方法与思路是形式逻辑的因果线性推理，侧重从解剖形态、物量变化出发研究人体生理活动、病理变化及其相互关系的机制和规律，而其结果是取代和干扰人的生命活动。建立在中国古代文化和"天人合一"哲学基础之上的《内经》理论，则是中国文化之道的一种体现，以促进人的自我实现、自我发展、自我和谐为宗旨。

（一）《黄帝内经》中的天人合一观

《内经》主张"天人合一"，其具体表现为"天人相应"。《内经》反复强调人"与天地相应，与四时相副，人参天地"（《灵枢·刺节真邪》），"与天地如一"（《素问·脉要精微论》）。认为作为独立于人的精神意识之外的客观存在的"天"与作为具有精神意识主体的"人"有着统一的本原、属性、结构和规律。因此，天人合一观是《黄帝内经》天道观的精髓所在。

《内经》"天人相应"学说，可以从两方面来探讨：一是从大的生态环境，即天地（大宇宙）的本质与现象来看"天人合一"的内涵；二是从生命（小宇宙）的本质与现象来看"天人合一"的内涵。

1. **天人合一的天文学内涵**

（1）天地对应

中国古代天文学是指以地球为参照物的天体运动学，即天体是地球的扩大，或地球是天体的缩小。古代天文学认为天球的南北极所形成的天轴与地球南北极所形成的地轴处在同一条直线上，其轴与公转轨道所形成的夹角均呈 66.5°，即无论地球运行到公转轨道上的任一个点，地轴与黄道平面的倾斜方向始终保持不变，北极总是指向北极星附近（图6-7）。这是天地感应最本质的表现。

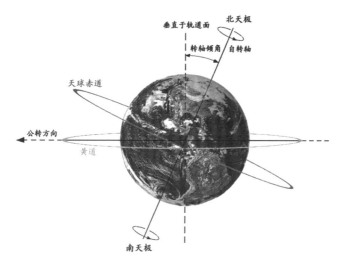

图 6-7　天球赤道与黄道

此理论也得到了现代天文学和磁力学理论的支持，现代天文学和磁力学理论认为：天体是一个巨大的磁体，天轴南北两极是南北磁极；地球居天体之间，是一小磁体。地球南北两极也是南北磁极，分别与天体两大磁极发生磁感应，所以天地的轴心倾向相同，在一条直线上，这便是天地感应最根本的内涵之一。《黄帝内经》所述五运六气的种种感应之道，统统建立在这个感应性上。这种感应性或磁力，都属于无形的能，在中医名之曰"气"。

（2）天地气交

天地气交实质是天地人本源于一气，更确切地讲，是源于天之六气。《素问·六微旨大论》提出"气交"的概念："言天者求之本，言地者求之位，言人者求之气交。帝曰：何谓气交？岐伯曰：上下之位，气交之中，人之居也。"求之本，求之位，求之气交皆指求气之本。天地人三者是一气分布到不同领域的结果，因而是可以认知和掌握的。"天枢之上，天气主之；天枢之下，地气主之；气交之分，人气从之，万物由之。"（同上）人与万物，生于天地气交之中，人气从之则生长壮老已，万物从之则生长化收藏。即，人虽有自身特殊的运动方式，但其基本形式——升降出入、阖辟往来，是与天地万物相同、相通的。

气交的产生是因为地之寒热与天之阴阳之节气相差三节。按理说，一年中冬至日为阴之极，应该气候最冷；夏至日为阳之极，应该气候最热。故天之太阳为夏至，天之太阴为冬至。但事实上大地有一个白天吸热，夜间散热的过程，所以冬至之后经小寒、大寒、立春三节气达到积寒的高峰，即地之最寒冷在冬至后三节气，立春一到，气候便开始温暖。此三节之差，张介宾十分重视，其《类经图翼》云："然而一岁之气始于子，四季之春始于寅者，何也？盖以建子之月，阳气虽始于黄钟，然犹潜伏地下，未见发生之功。及其历丑转寅，三阳始备，于是和风至而万物生，……故阳虽始于子，而春必起于寅。"即天之温起于子，而地之温却始于寅，天地之气相差三节。由于气交相差三节，便产生了天地之气的"升降沉浮""气交易位"等变化。

所谓"气交易位"是指气候的太过和不及而导致气交的位置发生移动，由于阴阳之气与寒热之气相差三节，"时有常位而气无必也"（《素问·至真要大论》），即一年四季二十四节气有一定的次序和时位，温热寒凉的秩序是不会错的，但气有未至而至、至而不至的现象却是经常发生的。

无论如何，"气交"就是上升的地气和下降的天气的交会之处，也就是人所生存的空间，相当于我们今天说的地球大气生物圈，包括人在内的生物生息繁衍场所。在这个空间环境中，由于有日光的照射、日月的推移，有六气（三阴三阳）的主时步位和风、寒、暑、湿、燥、火六气的变化，还有木、火、土、金、水五行生克的作用，所有这些都是人类生存的大背景和条件，因此，我们说，天人合一最重要的体现是合于"气"。

（3）天地同律

天地同律也就是时空合一。律学本属于声学，由于古代天文学在制定历法过程中需要数学运算，便借用律数来完成这一过程，从而产生了律与历的结合。律历一体思想首先是与古代气论紧密相关的，反过来又促进了《黄帝内经》对"气"的规律性研究和人体生命节律的研究。

1）音律与天之气相应。《史记·律书》中说："王者制事立法，物度轨则，壹禀于六律，六律为万事根本焉。"对于音乐上的共振、谐和现象，董仲舒在《春秋繁露》中称之为"同类相动"，认为互相感动的事物之间通过气传递着它们的相互作用，从而把六律六吕与"气"密切联系起来。汉代有"候气之法"，据《后汉书·律历志》记载，在一个密闭的室内，把端部塞上葭莩灰的律管按一定的方位加以布置，注意观察就可以看到，每到一定的节气，与该气相应的那支律管中的灰就会逸出（图6-8）。这种把律管的长短和天地之气联系起来的实验，对我们理解五气、五脏与五音相应等问题至关重要。就这样，人们把不同音频

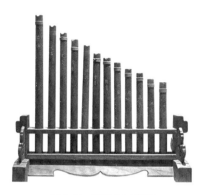

图6-8 清代十二律管

的乐音同一年中的不同时令，同该时令的气候、物候联系起来。所谓二十四节气、七十二候不过是天"气"在一个回归年中有二十四种或七十二种表现，同时造成了不同季节中声色味的不同。因此，五音、十二律可以说是关于"气"的量化的另一种表达。

2）时间周期（历）与天地之气的运动相应。古人早就发现，地球特有的时间周期与地球在太阳系的特定位置相关，如昼夜、二十四节气、四季、年等。昼夜是地球自转的周期，年是地球绕太阳公转的周期，节气和四季的变化是由地轴与公转轨道的夹角变化造成的。这些时间节律的背后，是地球所受太阳能量辐射的周期性改变，人的生命节律也是由地球的这种特性造成的。因此，天地四时之气的运动变化有着相动一致的特性，人体生理功能节律也随天地四时之气运动变化而改变。

由此，《黄帝内经》依据天地同律的原则创建了独特的"五运六气"历。这种历法特别注意气候变化、人体生理现象与时间周期的关系，是《内经》学术中时空合一理念的集中表达，从非常广泛的时空角度反映了天地人之统一，反映了人与天之间存在着随应而动和制天而用的统一。

就一年四时而言，"春生、夏长、秋收、冬藏，是气之常也。人亦应之"（《灵枢·顺气一日分为四时》）。人的生理功能活动随春夏秋冬四季的变更而发生生长收藏的相应变化。

就一年十二个月而言，"正月二月，天气始方，地气始发，人气在肝。三月四月，天气正方，地气定发，人气在脾。五月六月，天气盛，地气高，人气在头。七月八月，阴气始杀，人气在肺。九月十月，阴气始冰，地气始闭，人气在心。十一月十二月，冰复，地气合，人气在肾"（《素问·诊要经终论》），随着月份的推移，人气在不同部位发挥作用。

就一日而言，"阳气者，一日而主外，平旦人气生，日中而阳气隆，日西而阳气已虚，气门乃闭。"（《素问·生气通天论》）随着自然界阳气的消长变化，人体的阳气发生相应的改变。

2. 天人合一的医学内涵

我们业已知道，覆盖着人和万物的天和负载着人和万物的地，组成了《内经》的天地人系统。其中，人与天相通的总原则是：同类相应，同气相求。顺则为利，逆则为害。《淮南子·精神训》曰："天地运而相通，万物总而为一。""运而相通"指运动过程中的相通关系，而不是静态空间里的结构联系。"总而为一"指运动方式的同气相求，而不是物质结构的等量齐观。

天人合一的医学内涵主要是指人作为"小宇宙"是如何与天地这个大宇宙相应的，其中，天人同构是《内经》天人合一观最直观的表达，天人同象与同类则是中医取象比类思想的具体体现，人天同数则是人与天气运数理的相应。总之，这是将生命过程及其运动方式与自然规律进行类比，是以自然法则为基质，以人事法则为归宿的系统理论。

（1）人天同构

《内经》认为人的身体结构体现了天地的结构。

《灵枢·邪客》说："天圆地方，人头圆足方以应之。天有日月，人有两目。地有九州，人有九窍。天有风雨，人有喜怒。天有雷电，人有音声。天有四时，人有四肢。天有五音，人有五藏。天有六律，人有六府。天有冬夏，人有寒热。天有十日，人有手十指。辰有十二，人有足十指，茎垂以应之；女子不足二节，以抱人形。天有阴阳，人有夫妻。岁有三百六十五日，人有三百六十五节。地有高山，人有肩膝。地有深谷，人有腋腘。地有十二经水，人有十二经脉。地有泉脉，人有卫气。地有草蓂，人有毫毛。天有昼夜，人有卧起。天有列星，人有牙齿。地有小山，人有小节。地有山石，人有高骨。地有林木，人有募筋。地有聚邑，人有䐃肉。岁有十二月，人有十二节。地有四时不生草，人有无子。此人与天地相应者也。"

这里把人体形态结构与天地万物一一对应起来。人体的结构可以在自然界中找到相对应的东西，人体仿佛是天地的缩影。其目的在于强调人的存在与自然存在的统一性。

（2）人天同类

无论如何，大谈天人、古今，并寻求其中相通而互感的共同律则，是汉代的时代精神。《汉书·董仲舒传》曰："天人之征，古今之道也。孔子作春秋，上揆之天道，下质诸人情，参之于古，考之于今。"《素问·气交变大论》曰："善言天者，必应于人。善言古者，必验于今。善言气者，必彰于物。善言应者，同天地之化。善言化言变者，通神明之理。"

在中国古代哲学中，天人与古今总连在一起，这种把自然哲学与历史哲学混合起来的现象，是中国哲学的重要特点。

但《内经》所强调的人天同类与董仲舒等人的神秘的天人感应不尽相同。《素问》的《金匮真言论》《阴阳应象大论》等篇中的五行归类，是基于事物内在的运动方式、状态或显象的同一性。如《素问·金匮真言论》曰："东方青色，入通于肝，开窍于目……其应四时，上为岁星……其臭臊。"是将在天的方位、季节、气候、星宿、生成数，在地的品类、五谷、五畜、五音、五色、五味、五臭，在人的五脏、五声、五志、病变、病位等进行五行归类，这样就可以通过类别之间"象"的普遍联系，来识别同类运动方式的共同特征及其相互作用规律，是"同气相求"，而不是物质结构的等量齐观。

另，《灵枢·通天》还以阴阳为原则将人分为太阴、少阴、太阳、少阳、阴阳和平五类，认为太阴之人"多阴而无阳"，少阴之人"多阴少阳"，太阳之人"多阳而少阴"，少阳之人"多阳少阴"，阴阳和平之人"阴阳之气和"。这种将先天阴阳之"气"作为人性的基础，是先秦诸子人性论所未涉及的。作为医学著作，《内经》并不太关注人性的社会性，以及人性是否可以改变等问题，而是以气论人性，从先天生理因素寻找人性的根据，关注五类人的发病及其治法，为养生治疗提供理论指导。

（3）人天同象

从"天人合一"观念出发的传统文化与中医学都表现为重道、重神、重无、重和谐、重势，其核心则是"象"与"数"，如果对"象数"无知，则意味着对华夏文明的无知，更不能全面地理解和诠释中医学。

所谓"象"，指的是经验的形象化和系统化。"象"的特征是动态的，不是单纯地模仿其形，而是模仿其变。象还是全息的，万事万物息息相关。就《内经》而言，藏象系统就是通过生命活动之象的变化和取象比类的方法，说明五脏之间及与其他生命活动方式之间的相互联系和相互作用规律的理论。

其中，"象"为显，是生命本质的外在表现。"象"又分为法象、气象、形象。"法象莫大乎天地"（《周易·系辞》），举例言，"阳中之太阳，通于夏气"（《素问·六节藏象论》），为法象；阴阳四时，"其华在面"（同上），为所见气象；"其充在血脉"（同上）为所见形象。藏象理论作为《内经》理论最为重要的理论基础之一，是将五脏联系六腑、五官、五体、五志、五声、五情，以五行理论进行阐释的五大"象"的系统，并完全表现为一种天人合一的综合功能。这是一种自觉的而不是自发的努力，旨在指出人体内部与人体外部都是按照"阴阳五行"这一基本法则统一、整合起来的。由此可以看出，藏象是一个含有哲学与科学双重意义的概念。

《内经》中关于人天同象的描述旨在通过已知的自然现象推知隐藏的内脏功能。如借助对天动地静的认识，以象天动的胃、大肠、小肠、三焦、膀胱为腑，主泻而不藏；以象地静的心、肝、脾、肺、肾为脏，主藏而不泻。

（4）人天同数

象与数的关系正如《左传》言："物生而后有象，象而后有滋，滋而后有数。"《内经》认为生命运动与自然一样，有理、有象、有数。通过取象比类，可知气运数理。《素问·六节藏象论》先论数理，后论藏象，深意寓在其中。

"数"是形象和象征符号的关系化，以及在时空位置上的排列化、应用化和实用化。它不同于西方的数学概念，不是描述空间形式和数量关系，而是以取象比类的方式描述时间方式和运动关系。

《内经》中的藏象理论则以五元序列来表现。自然界以四时阴阳为核心，四时阴阳涵盖了五方、五气、五味等自然因素，以及它们之间的类属、调控关系；人体以五脏阴阳为核心，五脏阴阳涵盖了五体、五官、五脉、五志、五病等形体、生理、病理各因素，以及它们之间的类属、调控关系。自然界的四时阴阳与人体的五脏阴阳相互收受、通应，共同遵循阴阳五行的生克制化的法则。

因此，人天同数是《内经》把时间的周期性和空间的秩序性有机结合的体现。强调人体自然节律是与天文、气象密切相关的生理、病理节律，故有气运节律、昼夜节律、月节律和周年节律等（图6-9）。其基本推论是以一周年（四季）为一个完整的周期，四季有时、有位，有五行生克，以一年分四时，则肝主春、心主夏、肺主秋、肾主冬……月节律则与该月相和所应之脏在一年之中的"当旺"季节相关。其昼夜节律也是将一日按四时分段，人体五脏之气在一天之中随昼夜节律而依次转移，肝主晨，心主日中，肺主日入，肾主夜半。

实质上，"人身小宇宙"在《内经》中绝非泛泛而谈，《内经》认为人体与宇宙之间存在着某种数理上的一致性。如《内经》论述人体呼吸完全与太阳的运行联系起来，将呼吸与天地相通、气脉与寒暑昼夜相运旋的规律，与太阳的周日运行规律联系起来。例如，《灵枢·五十营》将人体气血运行与日行28宿直接挂钩，认为太阳一昼夜环行28宿一周，人体气血运行人体50周（白天25周、夜晚25周），如此太阳每行一宿，血气行身1.8周，人一呼一吸为一息，气行6寸。270息，气行16丈2尺，即行人体之一周。由此再进一步，太阳每行一宿（此指28宿均匀分布的一宿，实际上28宿不是等长的），人呼吸482息，据此推算人一昼夜约有13500息。《素问·平人气象论》曰："人一呼脉再动，一吸脉亦再动，呼吸定息脉五动，闰以太息，命曰平人。平人

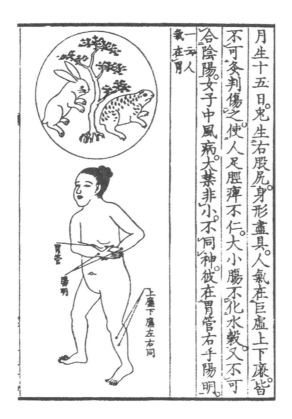

图 6-9　《月生十五禁灸图》：《黄帝虾蟆经》认为，
人身神气与月亮的生与毁游行于不同的经脉，针灸当
避开神气所在之处

者，不病也。"即平常人一息，脉跳动 5 次，一次脉的跳动，气行 1 寸 2 分。如此用气运行的长度表示脉搏的频率，从而表示一种时间周期。这种以大气贯通一切为基点而形成的人体与宇宙的相互模拟，在《内经》理论中比比皆是，强调了天人一致的内在本质。

　　总的来说，《内经》的天人之间的取象类比，是超逻辑、超概念的心领神会的类比。

　　事实上，现代物理学已充分体会到这种思维方式的可贵性，正如卡普拉在《物理学之道》中言：量子论和相对论是现代物理学的两大支柱，它们说明了原子和亚原子的实在超越了经典的逻辑，我们无法用日常的语言来描述它，而东方神秘主义并不顾忌对逻辑概念的超越，这就是为什么对于构成近代物理学的哲学背景来说，东方哲学关于实在的模型，要比西方哲学的模型更为适当的主要原因。

（二）时空合一

历法就是将年、月、日、时等时间周期做适当的组合，形成一定的时间系统，以适合社会生产或生活的需要。由于《内经》的医学特性，它极为重视人体与时令气候的关系，但最能体现《黄帝内经》天度和气数统一观念的，就是《内经》所创建的独特的"五运六气"历，它不仅是《黄帝内经》宇宙演化规律的具体体现，而且是中医学术中时空合一理念的集中表达，是中国古代诸多历法当中极为独特的一种历法。

1. 五运六气历

五运六气历记载于《素问·天元纪大论》等"七篇大论"中，全部历谱可用干支——五运阴阳系统推算出来。其中，五运以纪年的十天干作为推演工具，推算出该年的岁运、主运、客运。每年分为五时，五时各由木火土金水五"运"统管，十年一个周期。六气以纪年的十二地支为推演工具，推算出该年的主气与客气。每年分为六时，各由风木、君火、相火、湿土、燥金、寒水六"气"统管，十二年为一周期。运气上下相临，则产生三十年一纪、六十年一周的德化政令变化。例如，运与气属同类而同其施化，谓之"同化"；此外还有生克制化。

总之，五运六气历揭示了日地月三体运动的最小相似周期为六十年，其中嵌套着五、六、十、十二、三十年多种调制周期；阐明了六十甲子年中年度、气数、气候、物候、疾病及疾病防治的变化规律，从非常广泛的时空角度反映了天地人的统一、天度与气数的统一，是古代阴阳合历的顶峰。

五运六气历的主要特征如下：

（1）用三阴三阳的六步代替一般历法中的四季

六气分为两种：主气与客气。主气的变化是气候变化的常令，一年分为六个阶段，依次为厥阴风木、少阴君火、少阳相火、太阴湿土、阳明燥金、太阳寒水，年年如此，不随纪年地支的不同而改变，是地气相对静止特性的表现。

在五运六气学说中，天地之五运六气的具体对应如下：

五运六气对应表

五运六气之序	天之六气	历经节气	阴阳名称	五运之气
第一步气	风	大寒—立春—雨水—惊蛰	厥阴	风木
第二步气	火	春分—清明—谷雨—立夏	少阴	君火
第三步气	暑	小满—芒种—夏至—小暑	少阳	相火
第四步气	湿	大暑—立秋—处暑—白露	太阴	湿土
第五步气	燥	秋分—寒露—霜降—立冬	阳明	燥金
第六步气	寒	小雪—大雪—冬至—小寒	太阳	寒水

第一步气是从大寒开始作用于大地，这一步气是风气，五行配木，在阴阳层次上称为厥阴，这一步气作用于大地约六十天（四个节气），这时阴气将尽，阳气正长。木生火，第二步气是火气，由春分开始，春分是当太阳从黄道由南向北，横过赤道圈时之所在点。其在大气阴阳上称为少阴。而后就让位于第三步气暑气，五行也配火，此火是第二步气火的上升与发展，在大气阴阳上称为少阳，太阳已在赤道北。暑和火都是热，但少阴火偏于温暖，少阳暑就偏于暑热，因而《内经》称少阴火为少阴君火，称少阳暑热为少阳相火。第四步气是大暑开始，五行配土，是由前两步火生土而得，为太阴湿气当令。太阴湿气季节是《内

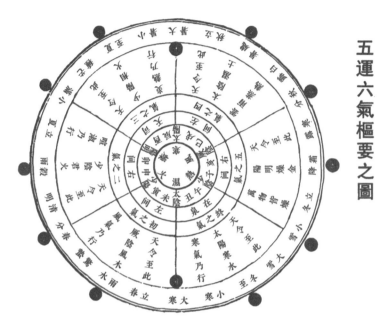

图 6-10 五运六气枢要之图

经》特有的，称为长夏。第五步气是阳明燥气当令的季节，五行配金，这时表现为秋高气爽，从秋分开始，秋分在天文上是当太阳从赤道以北到赤道以南的转折点。第六步是太阳寒水当令，是天始寒并转入更寒的阶段，五行配水，从小雪开始，至大寒结束。然后又重新开始第一步厥阴风木当令的季节（图6-10）。

这就完成了一年太虚大气对大地作用的运转，也是太阳周年视运动的过程。六步配上五行，就形成了一个五行相生的节令推移规则。五运六气学说正是通过对太阳周年视运动过程的实际观测而形成的时空系统。如此严密地对应，不仅定性而且定量地描述了一年之内太虚大气对大地作用的运转。

客气是天阳之气本身的盛衰变化，也就是三阴三阳之气。客气也分为六步，但与主气次序不同，为先阴后阳，分别是：一阴厥阴风木、二阴少阴君火、三阴太阴湿土、一阳少阳相火、二阳阳明燥金、三阳太阳寒水。客气是天气主动特性的体现，随纪年地支的变化而变化。其中，最重要的是第三步和第六步，第三步客气叫作"司天"，主一年当中上半年总的气候；第六步客气叫作"在泉"，主下半年总的气候。我们可以看到，第三步气正中时恰是夏至，第六步气正中恰是冬至，二至各为"司天""在泉"正中之所在，所以，"气至"就是上半年"司天"之气和下半年"在泉"之气达到鼎盛之时（图 6-11）。

（2）每一步气各代表两个"月"

由于五运六气历是建立在古四分历的基础上（古四分历即一回归年长为 365$\frac{1}{4}$日），所以平均每步为 60 日 87 刻半（每一节气长 15 日 21.875 刻）。《素问·六节藏象论》中说："天以六六为节，地以九九制

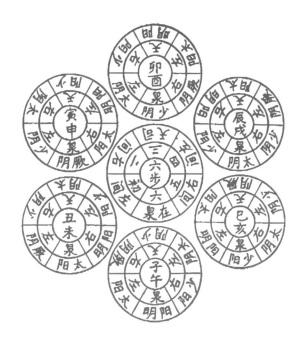

图 6-11 司天在泉左右间气图

会。天有十日，日六竟而周甲，甲六复而终岁，三百六十日法也。"这便是《内经》所言天度。

那么，天度与气数是如何相应的呢？

《素问·至真要大论》说："气至之谓至，气分之谓分。至则气同，分则气异，所谓天地之正纪也。"关于天度与气数的进一步解释体现在《素问·六节藏象论》中，岐伯说："五日谓之候，三候谓之气，六气谓之时，四时谓之岁，而各从其主治焉。"

春分（由寒变热）、秋分（由热变寒）前后气候有明显变化，故叫作"分则气异"的气分时节。

另外，夏至和冬至分别位于第三步气与第六步气之中，前者为上半年阳气鼎盛的极点，后者是下半年阴气的极点，此两者为气的极点。冬至、夏至前后天气没有显著变化，所以说"至则气同"。因此，天度与气数相应的原则就表现在"至则气同，分则气异"这八个字上。

（3）每一步分为两个月

每月 30 日 43.75 刻，仍然一年 12 个月。

以上三条说明五运六气历是纯阳历系统。

（4）以大寒作为第一步厥阴风木的起点强调的是气数

按《素问·六微旨大论》中说："显明之右，君火之位也。君火之右，退行一步，相火治之。复行一步，土气治之。复行一步，金气治之。复行一步，水气治之。复行一步，木气治之。复行一步，君火治之。"由此可见，六步气应是少阴君火为第一步，而厥阴风木为最后一步，但以大寒为第一步气是一种计气始之法，天之温起于子，而地之温却始于寅，天地之气相差三节。由于气交相差三节，便产生了天地之气的"升降浮沉""气交易位"等变化。因此太初历以冬至为岁首，但以立春为正月节；五运六气历以春分为岁首，但以大寒为第一步气起点。

（5）以呼吸频率和脉跳频率纪时

如天体 28 宿，每宿 486 息，人每日 13500 息，平人一息脉 5 动。气行人体一周 16 丈 2 尺，呼吸 270 次，一次呼吸当为气行 6 寸，一次脉跳，行 1 寸 2 分。

（6）五运六气历的谐调周期分别为四年、五年、六年、三十年、六十年

1）冬至回到起始位置的四年周期。甲子岁，初之气，天数始于水下一刻，历经四气，60 日 87 刻半到春分日夜半交第二步；然后再经 60 日 87 刻半，到小满日的 75 刻交第三步气；然后再经 60 日 87 刻半到大暑日 62 刻半交大暑，为第四步气；再历 60 日 87 刻半到秋分日 50 刻交第五步气；又历 60 日 87 刻半到小雪日 37 刻半交第六步气，如此再历 60 日 87 刻半到大寒日的 25 刻交乙丑年的第一步气。如此历经丙寅岁初气起水下 51 刻，丁卯岁初气起水下 76 刻，戊辰岁初气起水下一刻。

这一周期称为一纪，一纪为 365.25×4＝24 步×60.875＝1461 日。

2）岁气会同。子辰申年初气始于水下一刻，丑巳酉年初气始水下 26 刻，寅午戌年初气始于水下 51 刻，亥卯未年初气始于水下 76 刻，即同起始的三个年份为三合，又为岁气会同。

3）五年周期。是因其历经五行一周，同时也是月干回到起始点的周期，如甲子年正月丙寅，乙丑年正月戊寅，丙寅年正月庚寅，丁卯年正月壬寅，戊辰年正月甲寅，己巳年正月又是丙寅，庚午年正月又是戊寅，辛未年正月又是庚寅，壬申年正月为壬寅，癸酉年正月是甲寅，可见每隔五年正月干（从而各月干）相同。

4）六年周期。是因其历经六气一周，所谓子午之年少阴司天，丑未之年太阴司天，寅申之年少阳司天，卯酉之年阳明司天，辰戌之年太阳司天，巳亥之年厥阴司天。注意，这六年中六气的顺序与一年中六步气排列次序不同，少阳与太阴调换了位置。

5）三十年周期。"周天气者六期为一备，终地纪者五岁为一周。君火以明，相火以位，五六相合而 720 气为一纪，凡 30 岁。1440 气，凡 60 岁，而为一周。不及、太过斯皆见矣。"（《素问·天元纪大论》）

6）六十年周期一个干支周。按照《黄帝内经》的理论，五运六气学说已经认识到人体除了日、月、年节律外，还有超年度节律。它主要依据的是客运节律和客气节律。一般来说，客运节律呈十年循环，客气节律呈六年循环，运、气相配，又产生三十年为一周期的节律。

六年发病节律在临床上已得到一些印证，如1979年（己未）寒湿偏盛，收治的病人以风湿性心脏病、消化系及泌尿系疾病偏多；1981年（辛酉）为阳明司天，燥气胜，这一年气候干燥，人们患燥病居多。

十年发病节律在临床上也得到了一些印证，火运太过之年，如1978年（戊午）呼吸系统疾病病例增多，肝炎及神经系统患者比例增高。

三十年发病节律对应的是运气的"客运"周期。一个甲子周期是六十年，正好是两个三十年发病周期，如1966年是农历丙午年，该年水运太过，寒气早至，其年少阴司天，客胜主时则有发热、头痛、谵语、颈项强等证候，与"流脑"表现相符，这一年为流脑流行高峰年。

以上是指在某年许多人受该年运气的影响同时患相同的病症。另外，还有一种观点认为，运气的影响主要作用于胚胎，即，在胚胎发育时经历了相同运气的人，往往有患同一种病的倾向。有报道说，戊年（岁火太过）出生的人，患哮喘和肾病居多，即后天肺肾易于受病。丙年（岁水太过）出生的人，脾胃疾患特别多，十二指肠溃疡的自然发生率为80%—90%，比其他年份出生的人高出2—8倍。

五运六气历可以说是《黄帝内经》关于宇宙万物生命变化循环不已、周而复始天道观的最高体现，反映了古人对天时、气候、生命、疾病的规律的认识，并指出这种规律具有节律性、周期性特征，这一历法体现了天度和气数的统一。事实上，现代文明一直致力于用物候学的材料探讨天文现象对生物和人体的影响，因此，《黄帝内经》五运六气学说所做的种种努力是非常有价值和有意义的。

2. 五运六气与流行病

2003年的"非典"（或称SARS），使一个几乎过时了的古代词汇——"瘟疫"重新进入我们的生活。在那个令人们惶恐不安的春天里，袅袅升腾的檀香与消毒药水的气味及中药的苦涩气味到处弥漫杂糅。当人类的呼吸失去了往日的自由与酣畅，当西方医学再度陷入困境，宣称此症"致死率高，没有疫苗，缺乏治疗法"时，全世界，恐怕只有在中国，会出现人们戴着口罩排着长队购买中药预防"非典"汤剂的火爆场面。这一独特的"全民同吃一方药"的人文景观表明，尽管西方医学近百年来处于极端强势的地位，但在中国普通百姓的心里，那些饱含四季之气的枯枝碎叶和密林深处的根茎就是救命的济世良方。

"非典"并不单纯是一个医疗卫生事件，西医把它视作 SARS 病毒对人类的一次袭击，而一些固守传统的中医则把它当作宇宙节律性周期变化过程中的一种正常现象。因此，对 SARS 的解读不仅引发我们对人类未来命运的关注与思考，而且再度引发我们对中西医医理的深度思考。

具体地说，西方医学对流行病的认识基于微生物学和免疫学。它把研究对象进行分解、分析，然后寻找致病原和抗体，发明疫苗，这样做确实客观而有成效。20 世纪 60 年代，西方科学家骄傲地宣布："现在该是合上传染病书本的时候了。"可是到 20 世纪末，世界卫生组织报告说，20 年来，新出现的和卷土重来的传染病至少有 30 种，仅 1995 年，全世界死于传染病的人数高达 1700 万人。而真正使我们民众亲历恐慌的则是先前的 HIV 和后来的 SARS。

而中医学的伟大之处就在于它始终谋求和探索与万事万物（包括西方所言的病毒）的共存之道。它没有把目光聚焦在小小的必须用显微镜或更精密的仪器才能认知的所谓"病毒"上，而是更宏观地从生命和环境统一观、生命活动的动态观看待宇宙万物。

首先，在它的词汇里不强调对抗，而是调整人体的自组织能力或者说自康复能力，让机体自组织能力去杀敌。因为人从出生到死亡，一直是在各种各样数不清的细菌、病毒的包围中生活着，人并不是靠每天吃药杀死病毒与细菌活下来的，而是人体自身有消灭入侵者的能力。如果感染上了疾病，一定是生理状况出了偏差，降低了消灭入侵者的能力。因此，对病原体的认识并不重要，重要的是根据病原体进入人体后邪气与正气斗争所表现的证候进行辨证论治。药物的作用只是助人体正气一臂之力。消灭病毒与细菌是生理机能恢复正常后由人体自身机能自行进行的，这也就是几千年来中医没有细菌学却能治疗传染病的原因。林中鹏教授对此通俗地解释说："人体基因有 3 亿多条，SARS 病毒目前可知的只有上万个，这些基因自身产生的抗体，足以摧毁病毒。"

其次，中医对瘟疫产生的认识也不同于西方医学单纯的病毒探讨，而是从生态大系统出发对疫病流行的时间、气象规律进行探讨和总结。在它看来，新兴病毒的出现是人类扰乱了病毒巢穴的结果。比如，艾滋病病毒已存在了数百年，是人类社会环境的变化，才使得它得以猖獗。三千年来，被医家奉为经典的《黄帝内经》用了很大的篇幅，讲述着一个令人惊奇的、神秘而复杂的理论——五运六气学说。它是中医理论中最为玄妙的部分，是世界历史上最早的天文气象医学。它认为天文、地理、气象、节候等自然生态环境变化有一定的规律，且会影响人体生命，造成疾病，并告诉医生如何认识、利用这些规律预防和治疗疾病。五运六气总的思想是天气决定地气，天地合气又是决定人的健康和疾病特征的决定思想。这是中医理论中最为玄妙的部分，许多研究者认为它是有关灾变的时空预测学。而这种关于灾变产生的时空预测学正逐渐引起世界的关注。

中国中医研究院的傅景华研究员认为"非典"属于中医的温病范畴，与其他时令性疾病一样，"非典"是宇宙节律性周期变化过程中的一种正常现象。在分析"非典"瘟疫的发生与发展时，他说："从运气上讲，2003 年为中国农历癸未年，这一年五运所属为火运不及，上半年是太阴湿土司天，其中第二步气（春分—清明—谷雨—立夏）为少阴君火主气，同时少阴君火为客气，大火当令，火气太过则瘟疫流行，南方气运早至，所以先时发病。到第三步气（小满—小暑），也就是六七月，风热渐起，湿气大盛，此病会渐渐隐匿。"这段话完全是《素问·六元正纪大论》"二之气，大火正，物承化，民乃和。其病温厉大行，远近咸若（无论远近都有此难）"一句的翻版，如今看来，它简直具有预言般的魔力。

癸未之纪易流行大疫的考据如下：1642年（壬午），"时疫盛行，道殣相藉"（《伤暑全书》卷下附刻《疫证治案》），同年吴又可作《温疫论》，指出"疫者，感天地之厉气，在岁运有多寡，在方隅有厚薄，在四时有盛衰。此气之来，无论老少强弱，触之者即病"（《温疫论·原病》），显然是有感而发。第二年，也就是1643年（癸未），"崇祯十六年，京师大疫，自二月至九月止"（《明史·五行志》）。六十年后的1703年的春天，"琼州大疫，灵州大疫。五月，景州大疫，人死无算。六月，曲阜大疫，东昌疫，钜野大疫。八月，文登大疫，民死几半"（《清史稿·灾异志》）。第二年（甲申）"春，南乐疫，河间大疫，献县大疫，人死无算。六月，菏泽疫。秋，章丘大疫、东昌大疫、清州大疫；福山瘟疫，人死无算；昌乐疫"（同上）。1823年，"春，泰州大疫。秋，临榆大疫"（同上），同年白喉流行。奉天、直隶、江苏、河南、湖北水灾……看来，癸未之纪确实多灾多难。此次非典，当属火疫，为火克金，金虚而肺气不肃降，无力生肾水，水不上乘以制心火，水火不济，遂成火疫燎原之势，阴津亏乏，而致危重。

实际还不只这些，《素问·六元正纪大论》对癸未、癸丑岁进一步描述："上太阴土，中少徵火运，下太阳水，寒化雨化胜复同，邪气化度也。灾九宫，雨化五，火化二，寒化一，正化度也。"即，这一年上半年为太阴湿土司天，下半年为太阳寒水在泉，中运为少徵火运，其灾祸发生在南方（灾九宫，九为南方之数）；洪水泛滥在中原（雨化五，五是中央之数）；酷热发生在西南（火化二，二为西南之数）；石家庄以北为寒凉（寒化一，一为北方之数）。从我们已经看到的事实表明，2003年是癸未之纪特征典型的一年，总体说来，2003年年运主雨多、夏热、冬寒，易灾害流行。全年的疾病表现为寒湿，这一年的治疗原则当为：上半年用苦温之剂以散湿，用咸温之剂以化火；下半年用甘热之剂以散寒。食物的选择与药性相同。《素问·刺法论》说："天地迭移，三年化疫。"即五运六气是天地重叠移变，三年之内，与民为病。2002年壬午刚柔失守，故壬午、癸未、甲申均需注意提防。

这是世界历史上最早的天文气象医学。中医一直强调自然界的气化异常，会导致微生物间的生克规律的混乱，失去相对稳定性，最终导致瘟疫暴发流行。近代以来，多次世界流行性感冒的流行与太阳黑子活动的关系已得到证实和解释，并为预测流感流行提供了参数，同时也为其他疾病流行规律的研究提供了思路。1926年，伦纳德·罗杰斯（L. Rogers）提出霍乱流行与大气的绝对湿度有关；1951年，郁维对上海1946到1950年霍乱流行的研究证实了L. Rogers的观点。1956年为农历丙申年，这一年气运为少阳相火司天，三之气的主气、客气也是少阳相火，引发了"乙型脑炎"流行，名医蒲辅周根据当年北京气候偏湿的特点，用白虎汤加用祛湿之药，疗效达90%。四之气为阳明燥金，其病随之消退。

总之，中国的"天人合一"之学相信有一种普遍存在的宇宙法则统一支配着天体的运行、季节的变化、人间事物及人体生命。

但无论如何，近百年来中医面对西方医学的强大攻势一直处于衰落的低谷，因此，以岁气、地气、邪气、正气的消长互动为原理的中医瘟疫理论还有待于进一步的挖掘。

当西方媒体预言引发"非典"的SARS病毒将伴随人类二十年时，大多数人对新兴病毒开始抱有过度的恐怖感，并对人类的未来表示担忧。从长远看，疫苗是遏制流行病的唯一办法，但自艾滋病病毒发现以来已经有四十多年的历史了，迄今仍未有疫苗可以帮助那些染病的人，找寻SARS的解药也许也是一个漫长的历程。在西医探寻病原并努力发明疫苗的同时，中医也在尽自己的职责，因此，任何偏见都不应取代人类对生命的热爱与执着，任何绝对的观念都不利于人类的发展与生存。这是一个相互依存的世界。中医是中国的，同时，它也属于世界。

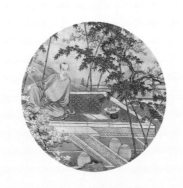

第七章 中医医道观

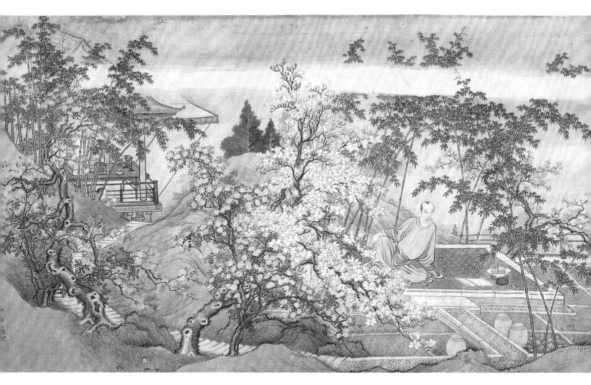

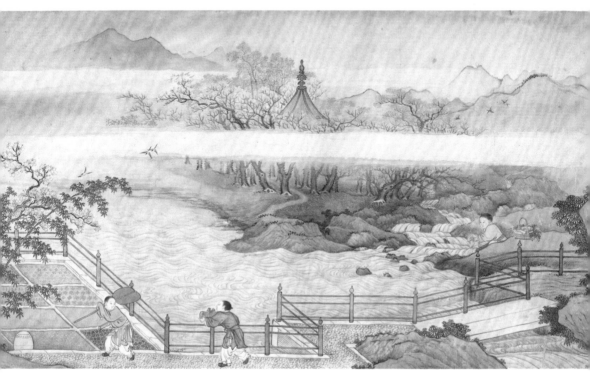

清　禹之鼎《春泉洗药图》局部

一、文化与中医学精神内核的一致性

（一）文化与中医学的基因是"象"与"数"

象数思维是以阴阳义理为内容，以学术符号为形式，既有文字体系，又有符号系统，二者同质同构，不仅有价值理性，还有操作系统，其中神秘的教义和对经验知识的具体科学的组织概括及整理始终互相作用着。

1.象

（1）何谓"象"

"象"指的是经验的形象化和系统化。"象"的特征是动态的，不是单纯地模仿其形，而是模仿其变。象还是全息的，万事万物息息相关。

古人不是从静止的角度而是从运动的角度，依据意象对纷繁的现象世界进行了简约划分，从而起到了执简驭繁的认识作用。可以说《周易》就是一部讲"象"的书，《周易·系辞》曰："易者，象也；象也者，像也。"

象在《周易》中有如下一些含义：

1）自然象，即天地万物的形象。《周易·系辞》曰："在天成象，在地成形，变化见矣。""见乃谓之象。"

2）人工象，即卦爻象，是对天地万物之象的模拟和象征。《周易·系辞》曰："圣人有以见天下之赜而拟诸其形容，象其物宜，是故谓之象。"

3）意象。无论是自然象还是人工象都是具有较强可感性或形象性的具体之象，在《周易》看来，在具象中尚隐含着不可感的较少形象性的意象，这一点是最重要的。所谓"天下之赜"就是在具象（物象）中的意象。《周易·系辞》曰："书不尽言，言不尽意，……圣人立象以尽意。"显然圣人之"意"是由"象"来表达的。"八卦成列，象在其中矣"，"乾坤，其易之缊邪？乾坤成列，而易立乎其中矣。乾坤毁，则无以见易。易不可见，则乾坤或几乎息矣"。这里的"象""易"已经不仅是具体的象，而主要是指其中隐含着的一般意象。自然象和人工象是静止之象，意象是运动之象。自然象是自然运动形成的形象，人工象是对自然的仿象，其中都蕴含着运动，意象就是对运动形式的把握，是对世界本质的理解。

（2）"象"在中医中的应用

就中医而言，藏象系统就是通过生命活动之象的变化和取象比类的方法说明五脏之间，以及与其他生命活动方式之间的相互联系和相互作用规律的理论。"象"的本质是重视具象的知觉。如果不懂得以物喻象和取象比类的方法，则无法真正理解中医学。

《素问·六节藏象论》确立了藏象学说："帝曰：藏象何如？岐伯曰：心者，生之本，神之变也，其华在面，其充在血脉，为阳中之太阳，通于夏气。肺者，气之本，魄之处也，其华在毛，其充在皮，为阳中之太阴，通于秋气。肾者，主蛰，封藏之本，精之处也，其华在发，其充在骨，为阴中之少阴，通于冬气。肝者，罢极之本，魂之居也，其华在爪，其充在筋……为阳中之少阳，通于春气。脾、胃、大肠、小肠、三焦、膀胱者，仓廪之本，营之居也，名曰器，……此至阴之类，通于土气。"这里《内经》将五脏与阴阳、五行联系起来，确立了四时五脏阴阳的整体医学模式。其根据就是五脏及其所属五华、五充等与四时阴阳在运动功能之象上的一致。正如《素问·五藏生成》所云："五藏之象，可以类推。"中医用望闻问切四诊诊病的过程实际上就是观象、别象的过程。《素问·阴阳应象大论》曰："善诊者，察色按脉，先别阴阳；审清浊，而知部分；视喘息，听音声，而知所苦；观权衡规矩，而知病所主；按尺寸，观浮沉滑涩，而知病所生。以治无过，以诊则不失矣。"所谓中医的辨证论治，本质上就是辨象论治。"证"就是疾病显露出来的形象证据。

2. 数

（1）何谓"数"

"数"则是形象和象征符号的关系化，以及在时空位置上的排列化、应用化和实用化。它与一般数学之数不同，它主要并不是用来计算，而是一种象征，它更多地反映了客观世界质的而非量的特征，易数始终与易象相联系，是一种特殊的象。李约瑟博士指出："我们无须指出这种数与象征主义的例子，因为它们与真正的数学并没有共同之处。"（张其成《易道：中华文化主干》）

古希腊毕达哥拉斯学派有一句话："数是人类思想的向导和主人，没有它的力量，万物都处于昏暗混乱之中。"（恩斯特·卡西尔《人论》）

因此，在数中，也只有在数中，我们发现了一个有理性的宇宙和人生。

古老的中国更赋予了数字一种沉重而庄严的观念，"天地以数而运，人物以数而生。生成也，以数；败坏也，亦以数。仙神隐括而不言，百姓日用而不知"（《九皇新经注解》）。在古代中国，一切皆气，同时一切皆数：劫数、气数、理数、命数。生命因此而有序，人生因此而有意义，同时，也令人感动。比如，一想到"百年修得同船渡"，我们如何不嘘唏感叹，珍惜我们现世的分分秒秒呢？

对于道教内丹修炼者而言，"数"显然比对一般人更显得重要，因为他们不再是冥冥之中数的被支配者；因为他们知道天一生水，地二生火，三关乃三元之机关，四炁乃先天炁的升降与后天气的呼吸，知道五行、六气、七窍、八卦、九宫……总之，一切数的力量都在为我所用，他们是"数"的最大亲密者，也是它最大的盗用者。从伏羲在白池边画卦的那一刻起，我们的生命便与那神秘之数紧密契合，这是人类心灵与宇宙灵魂最初的对应，是古代心理学知识的总和。古老的蓍草既可代表冥冥之中的天意，同时它又把握在我们手中。从那以后，我们便走上一条借助"数"的能量完成我们对死亡的征服之路。

"山中方七日，世上几千年。"原来"数"不是刻板的，它可以为我们变得富于弹性。修炼成仙的神仙们仿佛是数与时间的创造者，他们把一切都拉长、变形，甚至将生命炼成一颗不败的金丹。不败，意味着他逃脱了数的束缚；不败，意味着人类的追求有着丰富多彩的可能性。

内丹术虽不是呼吸的学问，但与呼吸（调息）有密切关系，而呼吸的秘密在于"数"。"数"没有"气"便不会运行，"气"没有"数"便虚妄。掌握了对数的操纵，我们也就成为对自身肉体的主宰。《周易·系辞》里讲得很明白："凡天地之数五十有五，此所以成变化而行鬼神也。"古人认为"数"的效验是成变化而行鬼神。"成变化"是指精神与肉体的高度自由，"行鬼神"就是产生超自然作用。而要想做成这两件事，就要参透"数"的根蒂。老祖宗怕你被"天数五，地数五"等搅得糊涂，便画了张图，那便是洛书。有"数"有"图"是中国人的发明。它的机制与西方科学的因果思维完全不同，但它却达成了理性与经验之间的沟通，同时，它更赋予数以强烈的空间内涵，这给人类精神带来的扩张足以使东方智慧之树常青。

（2）"数"在中医中的应用

在《内经》中，有两种数。一种是观察实测的数，包括对人体组织器官实测的数据，对疾病观察所得死愈之日数，针刺的次数等。另一种就是易数，后者在《内经》中，起到理论架构的作用。《内经》将来自经验的零乱材料纳入易数体系形成条理化的理论，《内经》中运用的有一至九，即所谓的天地至数和河图洛书数及九宫数。《素问·三部九候论》曰："帝曰：愿闻天地之至数，合于人形血气，通决死生，为之奈何？岐伯曰：天地之至数，始于一，终于九焉。一者天，二者地，三者人，因而三之，三三者九，以应九野。故人有三部，部有三候，以决死生，以处百病，以调虚实，而除邪疾。"其下文具体地讲述了上部（头部）、中部（手部）、下部（足部）各三处共九处诊脉部位。根据全息论的观点，人体任何一个部位都包含着整体的信息，因而理论上诊察任何部位都可以获得疾病信息。《内经》之所以用上中下共三部九候来诊察人体疾病信息，无疑是受了数理哲学的简约化、形式化的影响。到了《难经》时代，更进一步简化为诊察手部的寸关尺三部脉象。

因此，在中医传统文化中，有以《周易》为代表的太极、阴阳、四象、八卦、六十四卦体系的二元序列；有老子的三元序列。在中医体系中，既有阴阳二元、三阴三阳三元序列，也有五脏五行五元序列，而所有这些都是以取象比类的方式认识"自然"的无限的变化过程，并从中引导出数与序列，即规律。它不同于西方的数学概念，它不是描述空间形式和数量关系，而是描述时间方式和运动关系。在《内经》作者看来，掌握了至数就能为道而不惑，使知识条理化，简单而不匮乏，易用难忘，传之久远。

河图数在《内经》中，演变为藏象之数，是数的五方分类。例如，一六北方水，二七南方火，三八东方木，四九西方金，五十中央土。数术配上相应的五行、五方，则不再抽象（图7-1）。《素问·金匮真言论》曰："东方青色，入通于肝，开窍于目，……其数八。""南方赤色，入通于心，开窍于耳，……其数七。""中央黄色，入通于脾，开窍于口，……其数五。""西方白色，入通于肺，开窍于鼻，……其数九。""北方黑色，入通于肾，开窍于二阴，……其数六。"《内经》为什么如此强调"数"的意义呢？这是非常值得探究的

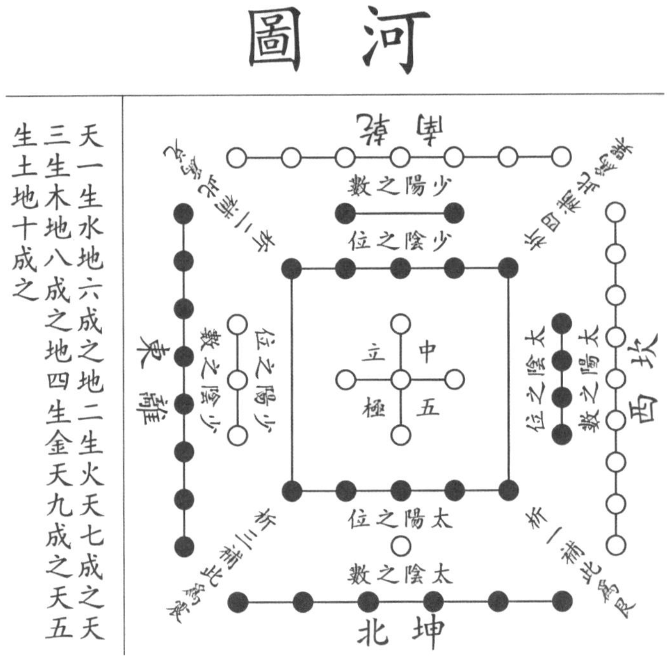

图 7-1　河图

一件事。在《内经》看来，象数不分，数变则象变，象变则阴阳变，其中一、三、五、七、九为阳数，二、四、六、八、十为阴数，阴阳以象而起用。在中药方剂方面，数的玄机体现在"量"上，就好比炼丹之秘在于"传药不传火"，"火候"是成丹的关键，把握好这个"量"，你的方子才可以是灵丹妙药。

　　洛书数在《内经》中演变为九宫数，九宫的样子是：戴九履一，左三右七，二四为肩，六八为足，五居中央。（图 7-2、图 7-3）《素问·六元正纪大论》有"灾一宫"（就是灾祸起于北方）、"灾九宫"（就是灾祸起于南方）之说。《灵枢·九宫八风》则阐明了"太一游宫"引起

巽四	离九	坤二
震三	中五	兑七
艮八	坎一	乾六

图 7-2　九宫图

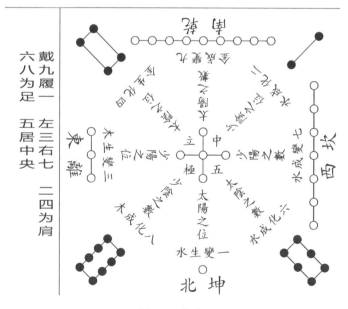

图 7-3　洛书

的四时八节及二十四气的节令转移和气象变化及对人体疾病的影响，其中就有按文王后天八卦排列的九宫图，洛书九宫数，以一、三、七、九为奇数，亦称阳数；二、四、六、八为偶数，亦称阴数。阳数为主，位居四正，代表天气；阴数为辅，位居四隅，代表地气；五居中，属土气，为五行生数之祖，位居中宫，寄旺四隅。《易纬乾凿度》以四正卦、四维卦配属方位、月份、性能：

> 震生物于东方，位在二月；巽散之于东南，位在四月；离长之于南方，位在五月；坤养之于西南方，位在六月；兑收之于西方，位在八月；乾制之于西北方，位在十月；坎藏之于北方，位在十一月；艮终始之于东北方，位在十二月。八卦之气终，则四正四维之分明，生长收藏之道备，阴阳之体定，神明之德通，而万物各以其类成矣。

《易纬通卦验》对八卦所主节气做了说明：艮主立春、震主春分、巽主立夏、离主夏至、坤主立秋、兑主秋分、乾主立冬、坎主冬至。卦气说的目的在于："经天地，理人伦而明王道……顺阴阳，以正君臣父子夫妇之义。"（《易纬乾凿度》）如此象数运用到医学上，则是明时间、明方位、明数理、明阴阳，才能成就一代苍生大医。

天地至数、河图数、洛书数在《内经》中的具体运用虽然各有不同，但在简化、象征认识对象方面是相同的，是一种简约化的模型理论。

中医文化之所以在世界文化中难以被人接受，主要是因为象数思维和五行宇宙模式既包含有理性也包含有非理性因素，以及它们可以向不同方向发展的可能性。作为系统的客观运转，二元、三元、五元序列都显示了古老的中国智慧，而无所不在的神秘的天人感应和五行形式上的简单齐合性，则将中华文化及中医文化推到了一种只可意会不能言传的尴尬境地。

（二）文化的归宿是天人合一

"天人合一"不仅是中国哲学最突出的特点，也是"中国文化对人类的最大贡献"（钱穆），也是中医文化的一个核心。中国人相信价值之源内在于一己之心，而外通于他人及天地万物，所以人自我修养的目的不是"独善其身"的自私或"自了汉"，而是使自我求得在人伦秩序与宇宙中的和谐。中医讲天地人，西医讲天地生，其内涵大有差异。在所有的生命当中只有人类得天地之全气，而动植物等生命仅得天地之偏气。所以"天人合一"强调的是天地与人的合一。而这也是中医学的最终目的，即中医学关注的是人生命过程的自我实践、自我发展与发展的和谐。中医学行为的重要作用目标是发展中的生命运动过程，而不是直接针对实体结构与具体的病因、病理。它是人的医学，而不是西方医学的"治病"的医学，这也是中医学作为未来生命科学的优异之处。

《美国物理学杂志》曾言，当今科学发展的某些方向所显露出来的统一整体的世界观并非同中国传统无关。完整地理解宇宙有机体的统一性、自然性、有序性、和谐性和相关性，是中国自然哲学和科学千年的探索目标。这说明，中国传统文化的中心问题正在世界文化的交流中显示出其特异性和无可比拟的一种优势，而所有这些特点在中医学中均有所体现。传统文化与中医学精神内核的一致性正如亚里士多德指出的那样：哲学应从医学开始，医学最终要归于哲学。因为生命和死亡是哲学思考的中心问题，而宇宙和生命的内在统一性，决定了自然科学的革命实际上就是生命科学的革命。

二、思维方式的特异性

中国医学最大的难点在于它是一门强调内证与体悟的"道"学。西方人总在问"道"的确切意思是什么，这种提问本身即是非常典型的西方式思维方式。每当西方人探询中国之道和何谓中医之道时，我们总是感到难以回答，因为它关系到一种体验，一种切身的感受，一种信息，一种身体力行的实践。

中国特有的思维方式主要有以下几点：

（一）独特的内向认知

几千年来，儒、道、佛、医各家对"内向认知"的方式、方法、体验等都有极详尽的理论体系，这种证悟的形式与西方的科学分析有根本性的区别。由于这种"认知"形式往往以自身实践为前提，人们很不容易从本质上了解它、承认它。因此，学习中医比学习西医要难很多。学西医，整个现代科技都在帮助你；学中医，却需要启动你全部的感官与灵力，你必须让自己的感官非常灵敏，甚至比仪器还要灵敏。就好比今天检测仪器这么先进了，茶叶和酒却依然不能以检测成分定优劣，而必须品茶师、品酒师品尝。中医从来都不是唯成分论，它更重视临床过程，其中既有内证，又有推己及人，并由此形成了中医特有的既有体悟又有知性的"内向认知"。

中国学术向来以"闻道"为目的，即从"道"来把握万事万物，对"器"的认识应归属于科学范畴，是中医理论"道"的医学分支，显然地，它对"人体之器"的研究，亦只能采用与求"道"相同的方式。"内向认知"正是集中体现了"求道"方式的特点。

这种思维特性表现出一种非逻辑性，它不同于日本文化思维的直观性和情绪性。这就好比两手相拍发出的声音不是两手各自声音的相加，而是两种运动方式相互作用的结果，是从"无"到"有"的过程。这也是为什么在中国"无"和"有"会成为一对至关重要的哲学范畴，它不仅是我们学习中国哲学的起点，尤其是我们学习医道的起点。无，是无形、无限、无象。有，是有形、有限、有象。"气在天地之外则包罗天地，气在天地之内则运行天地。日月星辰得以明，雷雨风云得以施，四时万物得以生长收藏，何非气之所为？"（张介宾《类经·摄生类》）所以，气，绝不是物质元素、功能或能量，而是无限的运动方式。

这种思维特性还强调经验性。如经络，即是气功态（高级的生命运动状态）下自在意识对生命活动的体验与领悟。

目前，对中医学研究的主导性思路主要有两个：

其一，采用现代医学的形态学研究方法。现代医学沿着线性因果链去追踪产生人体各种生理和病理现象的终极实体，并把它当作自己的科学精髓。从此出发，它要说明每一器官的每种机能，都必须给以形态上的论证。人们大多习惯于用这种形态学的思路来考察中医理论，然而，这种形态学思路并不能完全从本质上把握中医，容易对中医学的一些基本概念如气、心、命门、气化论等做出错误的理解，否认这些概念的复杂性内涵，甚至由此走向否定中医理论、废医存药的极端。

其二，撇开中医学体系中的诸多基本概念是否"虚设"的问题，或者接受许多基本概念的功能性定义，认为中医理论是在临床经验基础之上，经过"近取诸身，远取诸物""仰观天文，俯察地纪"的模拟演绎而形成的，有着"超实证的逻辑过程"。这种思路也容易走向极端：要么津津乐道于中医的"宏观整体"，认为它符合唯物辩证法和现代哲学思想，体现了系统论、控制论，似乎高深莫测；要么因其"朴素""自发"，而不得不将中医摆在如同自然哲学的地位。这样，实质上还是否认了中医基本概念的物质性内涵。

我们认为，在中医理论体系的形成过程中，类似于现代医学的形态学方法起到了一定的作用，如《灵枢》多篇记载了人体形态解剖内容，但更重要的认识来源，是古代医家及哲学家们身体力行的内证实践活动。如果说，西医所依赖的是感官的直接接触，借助了"感官的向外延伸"，是在"看得见"的领域中认识人体生命，那么，中国古代的先哲们更注重了"视而不见""听而不闻"或"看不见""听不见"的"感官""感觉"。古代称之为"内视返听""内景返照",又可称为"独见""独闻""俱视独见",这就是所谓的"明心""独悟""神会"。在这种"不以形先"的方式下,"近取诸身",才能详细考察精、气、神、经络、藏象,才能形成气化论、经络论、天人观。我们可以把这种独特的认知方式称为"内向认知"或"直悟思维"。

我们认为,"内向认知"的存在,其重要条件是"亲造实诣"。只有自身身体力行地实践,才能对"道"有正确的认识。

(二)重视意象的知觉

如果不懂得以物喻象和取象比类的方法,则无法真正理解中医学。

医学概念的表达过分依赖于感觉,是意象的表达。例如:"春日浮,如鱼之游在波;夏日在肤,泛泛乎万物有余;秋日下肤,蛰虫将去;冬日在骨,蛰虫周密,君子居室。"(《素问·脉要精微论》)这里涉及古代汉语语义的多义性、模糊性、秘藏性、艺术性等,它对人的悟性、观察力、概括力及诗意提出了很高的要求。比如五行作为一个大象,它在《内经》中的成功,就不是物理学家的概括,而是哲人对世界的感觉分类,是哲人对世界上的物质及其性情的感觉分类。而感觉的相似、感觉的类同、感觉的相通,必然有着深刻的生理学、心理学乃至物理学的意义。这种"天人合一"的直观生命的体验,是我们领会《内经》文字的真正出发点。

以物喻象,取象比类实质上涉及"内向认知"的实在性。

《素问·宝命全形论》载曰:"……静意视义,观适之变,是谓冥冥,莫知其形。见其乌乌,见其稷稷,从见其飞,不知其谁。"在《素问·八正神明论》中对此作了自注:"观其冥冥者,言形气营卫之不形于外,……故曰观于冥冥焉。""是故工之所以异也。""视之无形,尝之无味,故谓冥冥,若神仿佛。"此段很明白地说明了"上工"与一般医者的区别。气的流布之势，就像飞鸟之聚集飞翔一般，"工独知之""工常先见之"，在治疗开始之前，已经凭着内向的认知方式，"观看"了气在体内的这种运动变化。

《素问·八正神明论》还有一段同样的描述："形乎形，目冥冥，问其所病，索之于经，慧然在前，按之不得，不知其情，故曰形。""何谓神？岐伯曰：请言神。神乎神，耳不闻，目明心开而志先，慧然独悟，口弗能言，俱视独见，适若昏，昭然独明，若风吹云，故曰神。"前者运用了望、闻、问、切的诊断手段，还是不能找到经脉定位；而后者不闻不问，而能"慧然独悟""俱视独见"。大家都在诊察疾病，而只有"上工"才能"看见"人体之器内部的病位，处于"众脉不见，众凶弗闻""目明心开而志先"的状态，依靠自己所独有的本领来诊察疾病。

可以推测，即或是在古代，像"上工"这样有内视、内证功能者也是不多见的。

（三）形式上的齐合性

中医医道的最大特性是它既不是向纵深的抽象、分析、推理发展的思辨理性，也不是向观察、实验发展的经验感性，而是某种与现实生活密切相关的实用理性。它是场型的、横向的，注重的是事物之间相互关系及联系的整体把握，是在实用理性的高度上概括出的一个超稳定系统，其形式上的齐合性并不是无目的的泛泛组合，而是有着内在深刻的联系性。如果我们纯粹把它视作一种"天人合一"或"天人感应"的简单图式，我们就辜负了古人用心之良苦。实际上，几千年来，这个系统始终在我们的实际生活中发挥着非同一般的作用，指导着我们认识万事万物。

医道系统性思维的特性如下：

（1）不是任何个别的功能（function）、力量（forces）、性质（nature）或因素（elements）而是整体系统结构才是系统的决定性的主要环节。整体不是诸多功能或因素的简单叠加，而是大于其总和，它有其自身性质，而不是各因素综合性质的相加。

（2）不是简单的线性因果，而是如同现代非线性科学混沌研究的实质，是自我组织和自我疗愈的力量，即系统中诸功能、力量的相互作用及其反馈作用才是维持系统协调生命的关键所在。

（3）整个系统不是静止不变的存在，而是在运动中保持动态平衡，具有自调节性。

（4）整个系统处于圜道之中，循环无端，周而复始，具有超稳定性。

（5）整个系统追求的是同气相求，而不是物质能量的等量齐观。

人们往往认为这个系统是笼统的、直观的、粗疏的、神秘的。但事实上，如果我们深入事物的深层，我们也许会发现其内在的严格而缜密的论断。

三、中医医道的再诠释

以下是对中医医道基本概念的再诠释：

道、气、数，是表述自然过程最基本的概念和范畴。

形、气、神，是表述生命过程最基本的概念和范畴。

大千宇宙，无穷无尽，万象更新，无始无终，自然处在无限的运动之中，杳杳渺渺，无边无际，浩浩茫茫，涵盖八荒，至微至著，至隐至显……面对这纷繁复杂的万千变化，如果我们想简单和谐地把握自然的真谛，则需要把自然看作一个过程。自然过程是无限的运动方式及其相互作用的总和。这种作用的总和才是自然真正的本原，而同时又是结果。《管子》对道的理解最能发人深省，其谓："道在天地之间也，其大无外，其小无内。"道代表无限的相互作用，气代表无限的运动方式。

无限的运动方式在其相互作用的过程中发生了无限的变化，在无限的变化中又有相应的数、序、数的规律可循，而各种变化又分别处于特殊的态势、趋势和时势之中，并以形、气、神展示着多彩的世界，体现着生命的奇迹。"三生万物"就是指无限的相互作用产生了无限的运动方式，无限的运动过程中二元相互作用是最基本的作用方式，在二元作用方式的基础上产生了三、五等序列的作用方式，从而出现了万物的发生、发展与变化。

（一）道·气·数

1. 释"道"

对自然和生命本原的认识，乃是人类永恒不懈的追求。西方人致力于物质领域的探讨，中国人却推崇那至高无上的道。道，无形无象，无限大有，无疑代表着自然和生命的本源。又，事物的相互作用是一切生成与变化的根本原因，所以，道又是相互作用原理的反映。此外，狭义的道，还可以表示某一具体的规律、原理或方法。

中国传统文化的实质和核心就是一个"道"字。这个"道"，不仅仅是理性、规律或原则，它更关系到一种体验——一种切身的感受，一种信息，一种身体力行的实践。因此，不只是学习书本上的知识就可以得到这个"道"，更密切地，它关系到我们对自身生命的感悟与认识。正因为如此，古代圣贤强调"以医入道"，认为认识生命本身与认识宇宙同样宝贵，甚至是更为重要、更为基础的认识来源。这才是学习中医一定要懂传统文化，一定要参悟中华之"道"的根本所在。总之，道以医显，即医道是中国文化最集中的体现，对习医者而言，从医入道又是一条必不可少的路径。

2. 释"气"

气是道生万物的一个中间环节，是心灵与肉体密不可分的纽带。没有气，肉体便是死的；没有气，心灵便无法启动。因此，气即生命，它是迄今为止发现的最特殊的一种能量信息，它既能与物质世界沟通也能与精神世界相合。如果说心灵是我们的左手，肉体是我们的右手，那生命便是那两手相拍时发出的清脆的响声。但响声不是手，也不是两手各自声音的相加（当它们独立地面对虚无时，甚至没有声响）。因此，生命是心灵和肉体共同作用的结果，是使生命从无到有的一个令人惊叹不已的过程。

作为无限的运动方式，气成为理念（道）与现实（万物）的绝对的唯一的中介，它使这个无生气的宇宙（时与空）充满生命的快乐和无穷无尽的可能性。它使星辰旋转，使风云广施，使万物生长，使人类繁衍，总之它无所不在。这种宇宙与生命的内在统一性决定了自然科学的革命必然就是生命科学的革命。

而对"气"本质的研究则会使以往一切关于生命科学及本体意识的研究困境带来前所未有的突破。

《难经·八难》说："气者，人之根本也。"可知气为人体生命活动得以维持存在的精微物质和原动力。广义之气泛指先天之气、后天之气、元气、宗气、真气、营气、卫气、五脏六腑之气等，狭义之气多指由肺主宰的后天呼吸之气。

先天之气来自先天之精，又称元气。元气包括元阴、元阳之气。此气发源于和肾相通的命门，归藏于丹田，借道于三焦，周营于全身，为推动人体生长发育及五脏六腑、四肢百骸的原动力。后天之气包括后天呼吸之气和饮食精微化生的营卫之气。此气积于胸中，起推动呼吸、语言发声和血液循环的作用，又被称为宗气。

真气为藏于下丹田的先天元气和积于胸中后天宗气相互结合的产物。《灵枢·刺节真邪》指出："真气者，所受于天，与谷气并而充身也。"它既推动人体的一切正常生理活动，又奉养周身，使之生生不息。

营气为水谷精微所化，循行于脉道之中，内而化生血液，营养五脏六腑，外而滋润皮毛筋骨。卫气虽说也为水谷精微之气所化，但它不受脉道约束而循行于脉道之外。人体肌腠的温养、毛孔的开合，以及对于外邪的抵抗能力，莫不和卫气发挥的作用有关。

五脏六腑之气包括心气、肝气、脾气、胃气、肺气、肾气等。总的来说，都为元气的变现。对此，清代徐大椿《医学源流论》说："五藏有五藏之真精，此元气之分体者也。而其根本所在，即《道经》所谓丹田，《难经》所谓命门，《内经》所谓七节之旁中有小心。阴阳阖辟存乎此，呼吸出入系乎此。无火而能令百体皆温，无水而能令五藏皆润。此中一线未绝，则生气一线未亡，皆赖此也。"

3. 释"数"

即数术，与算术相对。但算术被后世称为"数学"，因此而发生概念的混淆。算术描述空间形式与数量关系，数术描述时间方式与运动关系。这里的数指自然之数，而非数量之数。数术起源于《易》，用以反映宇宙间天体运动的数理关系。自然过程中各种运动方式的相互作用表现出数与序列的规律。如无极为○、太极为一、阴阳为二、三元为三，以下有四象、五行、六气、七宫、八卦、九宫乃至六十四卦、八十一卦等。

（二）精·气·神

1. 释"精"

精，精气，纯精之气，是"气"的凝聚，是与生、长、壮、老有关的最基本的生命运动方式。《类经》说："先天之气，气化为精；后天之气，精化为气。"为了与其他生命运动方式区别，有时亦以精、气或精、气、神并称。有时为了区别其他阴阳属性，而以阴精、阳气并称。

道教养生家将精、气、神看作人身"三宝"。以灯油为喻：人身所藏之精，譬如油；人身之气，譬如火；其光亮，譬如神。油量足则火盛，火盛则亮度大；反之，则油干火熄而光灭。所以，人身精满则气旺，气旺则神全。如果贪欲不止，则精竭气散而神亡。道教的房中术也是从此处入手，认为闭精不泄，则可以长生。

2. 释"气"

生命的生成具备三要素，即形、气、神。形指形体，是生命的载体；神指生命之本，是生命的主宰；气指各种生命运动方式。《庄子·知北游》曰："人之生，气之聚也。聚则为生，散则为死。……故曰通天下一气耳。"气是宇宙之原，也是生命之本。养生、治病皆在于气。气和则生化，气从以顺，乃合于道。把气解释为组成世界或人体的"基本物质"是不妥当的。因为似乎没有一种包罗万象的具体物质或"物质元素"，也永远不会在实验室里找到这样一种物质，而这种"物质"又能包含了"气"的全部意义。

形气神相合，才能够生存。

3. 释"神"

"神"是人的精神、思想、意识乃至知觉、运动等一系列生命活动的主宰和表现。其产生源于先天之精，其活动基于后天水谷之气。在内容上，神包括神、魂、魄、意、志，以及先天元神和后天识神等。关于神、魂、魄、意、志，乃至心、思、虑、智等广义之神的情况，在《灵枢·本神》中有较为系统的阐述。所谓"心藏神"，就是说心和神的关系最为密切。不仅狭义的神藏于心，归根结底，就是广义的魂、魄、意、志、思、虑、智等精神意识活动，也莫不和心有着千丝万缕的联系。除"心藏神"之外，《黄庭内景经》还指出"泥丸（脑室）百节皆有神"。这说明神和脑的关系也早为道教炼养家所认识。

至于先天元神和后天识神的情况，因为元神具有先天元性，所以婴儿即使"不识不知"，也能无为而动，并能有效地感知冷热饥饱；识神具有后天识性，故而其动皆有为而发。比如七情六欲驱使你去干这干那，就是识神作用的体现。正因为识神是有为而动，往往和人们的物欲相关，所以识神也被称为"欲神"。宋代张伯端指出："夫神者，有元神焉，有欲神焉。元神者，乃先天以来一点灵光也。欲神者，气禀之性也。"为此，他主张内丹之术要以先天制约后天，以后天返于先天，才得丹道功成。"盖心者，君之位也，以无为临之，则其所以动者，元神之性耳。以有为临之，则其所以动者，欲念之性耳。有为者，日用之心；无为者，金丹之用心也。以有为反乎无为，然后以无为而莅正事，金丹之入门也。"（《玉清金笥青华秘文金宝内炼丹诀》，简称《青华秘文》）

综上所述，精、气、神三者既为构成人体生命的物质基础，又为生命活动的原动力。三者之间，彼此原为一体，正如《性命圭旨》所说那样："以其流行，谓之炁。以其凝聚，谓之精；以其妙用，谓之神。"可是，分而言之，又往往互为其根，彼此促进，相互转化。《青华秘文》说："元神见而元气生，元气生则元精产。"《金丹大要》说："气聚则精盈，精盈则气盛。"由此可见，内丹的修炼方法牢牢地建立在精气神理论之上，以精气神之间的转化为修炼目的。尽管历史上的内丹各派入手点及修炼程式不一而同，但均是以精气神理论为依据的。虽然这一理论是修炼者对生命活动本质的一种经验性总结，但它是建立在千百年实践的基础上，并长期在中医临床上被反复应用与完善，因此它不仅是内丹学的理论基础，同时也是中医学的重要理论之一。

（三）阴阳·五行五脏·藏象

1. 释"阴阳"

两类相反的相互作用的运动方式。《春秋繁露》曰："阴与阳，相反之物也。"阴阳可代表自然过程中最基本的作用方式，因而也是一切过程发生发展变化的根源。

2. 释"五行五脏"

五脏属于五行序列，分别代表五类最基本的生命运动方式。在生命信息的运行机制中，心肝脾肺肾恰似其动力、传递、调控、衍化、发生机制一样，分明是立足于生命的动态过程，而非实体器官。从某种意义上来说，我们可以把五脏概括为如下归类方式：一切生命活动的发生过程皆归属于肾，一切生命活动的动力过程皆属于心，一切生命活动的衍化过程皆归属于脾，一切生命活动的调控过程皆归属于肝，一切生命活动的传递过程皆归属于肺。这里涉及的五行，是指自然过程中五类相互作用的运动方式。行，表示运动方式。《易原》曰："故易象皆出于四，而易变皆出于五也。""天下万物，无有不生于五行者矣。"《灵枢·阴阳二十五人》曰："天地之间，六合之内，不离于五，人亦应之。"

3. 释"藏象"

藏象是中医理论的核心，是中医对人体生命功能结构的根本认识，是东方生命科学的基础。

"藏象"两字的意思简单地说就是"内藏外象"。"藏"（zàng）就是"藏"（cáng），隐藏，指隐藏于人体内部的脏腑器官；"象"，王冰解释是"所见于外，可阅者也"，就是可以观察的形象，其实还应包括虽不可见但可感受的意象。"藏"与"象"，一个在内，一个在外，内外相应、内外同构。"藏象"是一个表述内象的"象系统"。

"藏象"现在不少人写作"脏象"，"藏"与"脏"虽只一字之差，但反映了两种不同的思维方式，"藏"反映的是意象思维的方法，"脏"反映的是具象思维的方法，从《黄帝内经》思维方法看，应当写作"藏"。

近代大医恽铁樵说："《内经》之五脏，非血肉之五脏。"（《群经见智录》）

西医讲内脏系统是指解剖学上的脏器实体，是血肉的五脏；中医讲脏腑系统不是指血肉的五脏，而是指一种思维模型，这当中虽有实体基础，但更多的是生命的动态过程。

中医五脏——心、肝、脾、肺、肾，并不等于西医的心脏、肝脏、脾脏、肺脏、肾脏，不是脏器实体，而是指心运动系统、肝运动系统、脾运动系统、肺运动系统、肾运动系统。"心""肝""脾""肺""肾"只不过是这五个运动系统的符号、代码。五脏可以统领人体的其他相关运动的器官、组织。

中医认为肺与大肠相表里，心开窍于舌，其华在面。这在西医看起来莫名其妙。依照西医的观点，肺属呼吸系统，大肠属消化系统，两者风马牛不相及。中医则认为，肺与大肠，心与舌、面等有相同的功能、属性，所以归入肺系统、心系统。

可见中医注重的是功能，而不是实体。

（四）经络探秘

中医理论的要点有四：气一元说（至大无外，至小无内，指无限的运动方式）；经络理论；阴阳五行理论；藏象理论。这些理论支持着千百年来中医的诊疗。

其中最神秘、最神奇的莫过于经络学说。经络最初不称经络，而是称作"脉"，或写作"脈""衇""衇"（图7-4）。《说文解字》解释为"衇，血理分衺行体者。"从字形结构看，古人将血脉比作水流，《管

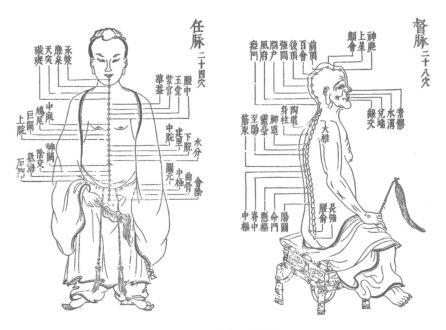

图7-4　任脉、督脉图

子·水地》篇说："水者，地之血气，如筋脉之通流者也。"《灵枢·经脉》篇说："脉道以通，血气乃行。"在《黄帝内经》问世前，古人对人的生理现象已经有初步的总结。关于"脉"的最早的专著当属马王堆汉墓出土的《阴阳十一脉灸经》和《足臂十一脉灸经》两篇帛书。

"经"与"络"的出现当比"脉"晚，其网状结构是对"脉"管状结构的进一步发展，同时又是对形态学的一次重大超越。段玉裁《说文解字注》解释"经"为"织纵丝也"。《大戴礼记》说："东西为纬，南北为经。"古代视三纲五常六艺等为天地之常经。《说文解字》解释"络"为"絮也"，段玉裁说："今人联络之言，盖本于此。"《史记·扁鹊仓公列传》有"中经维络"之语，经络说至《黄帝内经》成书已经非常成熟，《汉书·艺文志》则明确地把"血脉"与"经络"并提，如"医经者，原人血脉、经络、骨髓、阴阳、表里，以起百病之本"。这说明，汉以后，持"经络实质血管论"者减少了，到清初，《医宗金鉴》则完全讲经络，而不提脉了。那么，经络到底是什么呢？经络理论又是如何形成的呢？

经络"其气内干五藏而外络肢节"（《灵枢·卫气》），如扎针在西医看来是一个物理干涉，中医则认为是干涉一个能量系统。中草药的作用也如是，是使能量重新流动舒畅，是帮助拨"气"的，如附子辛热补先天真阳，人参甘寒扶元阴之不足。中医认为人是一个整体。如眩晕证，西医认为是梅尼埃病，不易治，中医则认为"诸风掉眩，皆属于肝"（《素问·至真要大论》），认为病因是由风、热引起人体能量的不平衡。而"肝与大肠相通"（李梴《医学入门·脏腑》），则在脸上及胳膊上扎针（穴位都在大肠经），卸掉风热，病自然痊愈。

经络是关于循环能量的体验，是最能体现医与道切近的一个当量，是人体环境各个系统（五脏六腑）之间，内环境与外环境之间的信息通道。"经脉者，所以能决死生、处百病、调虚实，不可不通。"（《灵枢·经脉》）

那么，经络到底是从"经"到"穴"还是从"穴"到"经"？关于这一问题的解读，也许会帮助我们认清中医医道的许多特色。

（1）"先点后线说"

其理论支持是：

一是符合现代人认识客观世界的逻辑方法，即先简后繁、先浅后深。

二是有实验依据，在揿、砭、灸、针的作用下，约千分之二的人确实有经络传感现象发生。

其问题在于：

一是从方法论角度看，其认识方法是采取外力（如针、灸）作用于研究对象（体表），改变研究对象的自然状态，从而认识研究对象的规律（如脉络感传）。这种认识方法对于研究无生命或简单生命现象是成功的，但对于研究人体生命这样的复杂系统，其结果往往会产生误差。直到今天我们都难以用现代科学方法加以证实像经络系统这样的复杂的生命规律，用这样简单的知识积累的逻辑过程，更是谈何容易。

二是从实践的角度看，"先点后线说"强调外环境对人体生命的作用，甚至错误地认为外界的作用是产生经络感传的唯一方式，从而忽视了人体内在心、身相互作用下敏锐化了的人体感官，并由此觉察到气的运行的可能性。

（2）"先线后点说"

"内景隧道，惟返观者能照察之。"（李时珍《奇经八脉考》）这句话的意义在于：关于经络运行规律的认识是古代气功训练有素者借助于敏化的高级感觉能力而认识到的，即经络现象是气功态（高级的生命运动状态）下自在意识对生命活动的体验与领悟。其实，所谓特异功能实际上是人的本能，只是有的人将它调动出来罢了。

（关于内丹体验的重要性，我的朋友曾经让内丹修习者做过辨别药性的实验，采取的是双盲法。其结果令人惊异，他们发现菊花之气走肝经；薄荷之气只在肝上撕开口子而不进去，是引经药；白芍之气走胃与肝经，柔肝；茵陈走肝经，清湿热……这一实验对古人如何得出四气五味不无启示，也是中医为内证认知的一个佐证。）

与"先点后线说"不同的是，训练有素的气功家的内景返观，其重视的要点在于经络的走向和运行规律，因此，其认识规律为先经络后腧穴。我们可以用历史文献和气功实践来证明这一点。

首先是历史文献的证明：

马王堆汉墓出土帛书《阴阳十一脉灸经》《足臂十一脉灸经》的出现，从某种意义上改写了我们对传统医学的认识，相对于《黄帝内经》的成熟与完满，马王堆帛书则古朴而原始。对比两书，我们发现：

第一，《阴阳十一脉灸经》和《足臂十一脉灸经》均记载十一经脉的运行路线，但不记穴位。《黄帝内经》对腧穴的记载虽少而简，但非常明确。

第二，《黄帝内经》对经络走向有较精确的说法；《阴阳十一脉灸经》和《足臂十一脉灸经》所载经脉走向虽大体相同，但有的走向却恰恰相反，如关于手太阳小肠经，《足臂十一脉灸经》的循行方位是"出小指……出项□□□目外渍（眦）"。而《阴阳十一脉灸经》则曰："肩脉，起于耳后，下肩……乘手北（背）。"

其次是气功实践的体验证明：

第一，训练有素的气功家的内景返观，只能认识自我的经络走向，但很难了解穴位的内涵，《黄帝内经》与帛书的记载都证明了这点。

第二，细察《黄帝内经》与帛书，二者在经络走向上虽有不同，但它们的起讫部位都在躯体的头、胸、腹三部，即气功文献所载三丹田的部位。这种辐射状的经脉走向正是练功者进入气功态的描述。对于气功训练有素的人来说，真气充盈于血脉，并可随呼吸在人体中做潮汐般聚散响应——"一吸则天地之气归我（向心型走向），一呼则我之气还天地（离心型走向）。"（薛阳桂《梅华问答》）

第三，《阴阳十一脉灸经》和《足臂十一脉灸经》对经脉之间的联系不太关心。这是因为古代气功家关心的是真气的聚、散、往、返，而不是经气"如环无端"的运行。

第四，《阴阳十一脉灸经》与气功《导引图》和另一篇气功文献《却谷食气》篇同书于整幅帛上。可见，古人将经络的研究与气功实践的探讨归于一类。

第五，奇经八脉的实证是气功专家的一大贡献。我们知道，《难经》对奇经八脉的论述曾弥补了《内经》的不足，但第一部相关专著《八脉经》却是宋代气功名家张伯端所著。李时珍在《奇经八脉考》中说："正经犹夫沟渠，奇经犹夫湖泽，正经之脉隆盛，则溢于奇经。"这显然是气功家而非医家的实证。并且，八脉中之任、督、冲三脉始终是气功家关注要点，其理论建树也多于医家。

因此，我们可以这样推论，经络学说中"线"结构的最初发现应归功于古代气功家；而经络学说中"点"结构的早期发现则更多是针灸家的贡献。所以，对经络的研究可以有两种方法：一是针灸的方法，一是气功的方法。针灸凭借外界对人体特定部位的选择性刺激，通过经络传变使人体受损的自我调控系统得以恢复；而后者则更重视内源性自我意识的锻炼，通过经络达到一种气功状态。针灸通过腧穴的"点"来实现控制；后者则通过经络的"线"形式来进行。随着对人体巨系统点、线结构认识的不断深入，最终熔为一炉形成了了不起的经络学宝库（图7-5）。

（五）病·證·機

1. 释"病"

"病"指各种生命运动方式的失和状态，可引起形、气、神诸方面的异常变化。病是一个过程。导致失和的原因称为病因，失和的运动方式称为病气，失和的态势趋势称为病势，失和的症候表现称为病象。

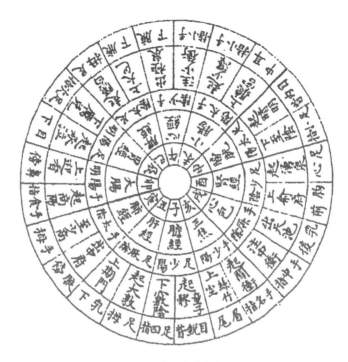

图 7-5 十二经脉起止图

2. 释"證"

證，告也。証，谏也（《说文》）。一个是述说，一个是劝谏，均指言语表象，在中医，当为问诊所得的病状。再看"登"，是小心翼翼双手捧礼器之形，其涉及祭祀、诚、静和缓行之义，如后来登高之义即从此出。"證"字在《内经》中只使用了一次，"气有高下，病有远近，證有中外，治有轻重"。其中，"高下"指气的空间性，"远近"指疾病的时间阶段性，"中外"指病状的时空性。《伤寒论》中有"随证治之"，并无"辨证论治"一词，至明代《慎斋遗书》中有"辨证施治"，《医门棒喝》始有"辨证论治"一词。

3. 释"機"

《说文》曰："幾，微也，殆也。"段注曰："（幾，）微也。系辞传曰：幾者，动之微，吉凶之先见也。又曰：颜氏之子其殆庶幾乎。虞曰：幾，神妙也。"段注又曰："（幾，）殆也。歹部曰：殆，危也。危与微二义相成，故两言之。"其字从"丝"，象脐带之形，象征生命的繁衍不息；从"戍"，为兵器，象征保护生命的发机。"機"字从木，代表枢机、神机。因此，《灵枢·九针十二原》曰："粗守关，上守機。"機，为神机；关，为官窍。即"粗守形，上守神"之意。"機之动，不离其空，空中之機，清静而微。"（同上）"機"是把握治疗的关键，因而"谨守病机（機）"为医道之要。而"机"字，《说文》曰："机，木也"，机，只是一种树而已，如今作为"機"的简体字使用。

四、中医的危机

进入 20 世纪 90 年代，关于中医学如何发展、中医学是存是亡的问题，又一次严峻地摆在中医学界乃至整个中华民族的面前。由于视角不同，观点纷呈，因而构成了很多学术流派，主要有：

第一，剥离派。

该派主张中医学是一个复杂的学术体系，含有巫术、哲学、科学等多种成分，应将其一层层剥离，即将那些巫术、哲学等非科学成分丢弃，只保留科学的成分，故又称解构派。

第二，改造派。

该派认为中医学从本质上看，是一种难以与现代科学接轨的传统体系，为了适应科学的发展和时代的需要，应该采用现代科学的方法和手段，将中医学的传统体系改造成科学体系。

第三，补天派。

又称修补派，该派主张立足于中医自身的传统思维方式来研究和发展中医，对其不足的地方给予修补。

第四，重认派。

主张重新认识医学的目的，重新搭建医学的价值系统。该派认为西医和中医的区别在于，西医以认识疾病的能力为目标；中医以整体性稳态和主体性适应为目标，以稳态适应性自组织调节为动力。中医诊断是目标动力学诊断，西医诊断是疾病本因性诊断。而医学的目的应该是人，中医学讲的就是"生生之道"，然而现代中医研究者却误读了中医的本质，也误解了医学的目的。

第五，重构派。

认为中医学要发展就要对中医学的理论体系做一番重构，将中医学建立在科学的形态基础之上。

第六，中西医结合派。

主张中西医学融合发展。该派影响重大，情况也较为复杂。

第七，现代化派。

该派主张中医学要发展就必须现代化。关于什么是"现代化"，则有不同的看法，但该派中占主流的则是"科学现代化"或称"现代科学化"。

上述各观点流派大体上可归入两派，即传统派与改造派。改造派立足于打破传统，传统派立足于保持传统。其实，中医存亡的大问题发端于20世纪初，不同的是，那时无论如何还强调中医的主体地位，现在的争论却已经隐含着主体性的丧失，并由此引发出一种无奈的哀鸣。

（一）历史上的危机

1. 关于废止中医案

近现代中国医学史的核心问题是中西医的比较与抉择。西方医学的大举传入，造成了国内中医、西医两种医学并存的局面，因此，通过比较做出抉择便成为中国医学界必须面对的重要问题。1895年2月，日本议会以105票对78票否决了汉医界提出的《医师执照规则修改法律案》，成为世界上消灭传统医学的一个典型。这一事件在二十年后深深地影响了当时的留日学生余云岫。他认为：日本近代医学的兴盛是废止汉医的结果。中国要发展医药卫生事业，也应该效法日本——废止中医。中西医的正面论争，是中华民国建立之后的事情。1916 年，余云岫从日本大阪府立大阪医科大学预科学成回国，1917 年出版《灵素商兑》一书，主张"废医存药"，率先向中医发难。1922 年，恽铁樵著《群经见智录》正面回应余氏的挑战，一场关于中医理论是否科学、是否有存在必要的大论战就此展开。延续至今，这场战斗的硝烟依旧弥漫。

《灵素商兑》分为十个部分，即自叙第一，阴阳五行第二，五藏六府第三，藏府生理第四，经脉络脉第五，十二经脉第六，手脉详考第七，病变第八，病原第九，切脉第十（图 7-6）。

在自叙第一中，他首先对《内经》发难，认为《内经》无一字可取，是数千年来杀人的秘本与利器。他说："灵素之杀人，四千余年于兹矣，……不歼《内经》，无以绝其祸根。"在阴阳五行第二中指出，

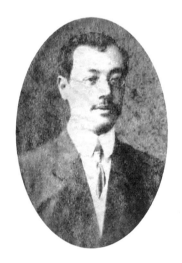

图 7-6　余云岫和《灵素商兑》

“灵素之渊源，实本巫祝”。认为西方之化学已证明“成物之原质已有八十，然则已变而为八十行”，而非“五行”。用西医的解剖理论攻击中医的五脏六腑之说等，以经脉、络脉分别是动脉、静脉来肢解中医理论，为废止中医做理论上的准备。《灵素商兑》一书成为中华民国历史上历次大规模中医抗争浪潮的主要根源。

1929 年 2 月，南京国民政府卫生部召开第一届中央卫生委员会会议，余云岫提出《废止旧医以扫除医事卫生之障碍案》（图 7-7）并获通过，认为中医学是“二千年来传统的神话、古典哲学、占星术、唯心论、主观唯物论和庸俗经验论的杂货店”，企图彻底消灭中医而大倡西医。1929 年 3 月 17 日，全国中医药界联合请愿，虽然阻止了法案的执行，但无法改变南京国民政府歧视和排挤中医的态度与政策（图 7-8）。从此之后，中医在中国的巨大影响开始被西医取代，使得一些中医不得不备听诊器、购注射器而为权宜之计。从此，曾被日本尊为“医药始祖”、被阿拉伯赞为“宝藏”、被越南封为“国师”的中医的地位开始一落千丈。

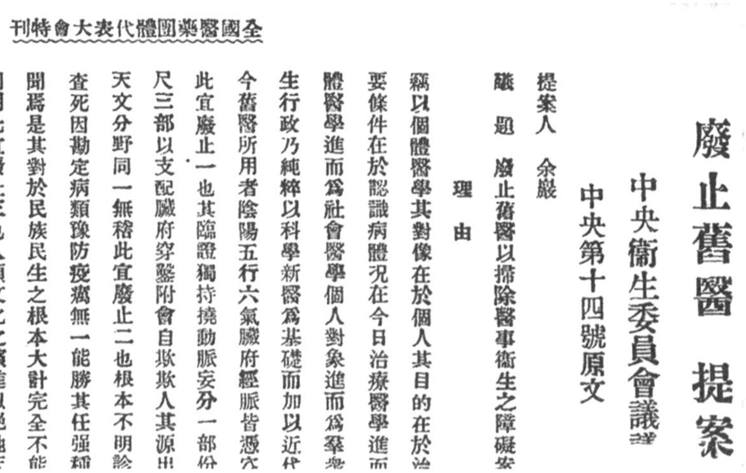
全國醫藥團體代表大會特刊

廢止舊醫 提案
中央衛生委員會議
中央第十四號原文
提案人 余巖
議題 廢止舊醫以掃除醫事衛生之障礙案
理由
竊以個體醫學其對像在於個人其目的在於治
要條件在於認識病體況在今日治療醫學進而
體醫學進而為社會醫學個人對象進而為
生行政乃純粹以科學新醫為基礎而加以近代
今舊醫所用者陰陽五行六氣臟府經脈皆憑
此宜廢止一也其臨證獨持撓動脈妄分一部份
尺三部以支配臟府穿鑿附會自欺欺人其源出
天文分野同一無稽此宜廢止二也根本不明
查死因勘定病類豫防疫癘無一能勝其任強
聞焉是其對於民族民生之根本大計完全不能
利用此宜廢止三也人類文化之演進以絕地

图 7-7　《废止旧医以扫除医事卫生之障碍案》局部

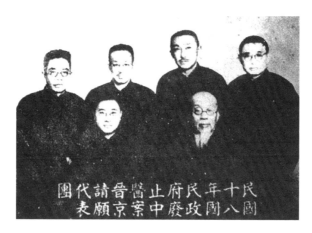

图 7-8　1929 年晋京（南京）请愿团代表

　　"我当时的办法是：不论中医的出身和学力如何，即使还在医塾里的学徒，都给他们登记起来，并且由政府发给开业执照，维持他们开业到死为止，以后不再产生新的中医。我计算，当时登记的中医，年龄最少者，大约不下二十岁，假如一个人活满六十岁，不过再四十年的光阴，大都可以把中医肃清。"20 年后的 1949 年 9 月 25 日，余云岫在上海中华医学会礼堂召开的改造中医座谈会上说出了他当时做提案时的愿望。

　　新中国成立后，余云岫希望中央人民政府会支持他的中医革命。在《医学革命论》第三版自序中，他写道："自从中国人民政府掌握政权以来，我的三十多年的医学革命运动已经不需要了。因为共产党是坚固地把握辨（辩）证法唯物论的，决不会象（像）蒋政权那班人，把二千年来传统的神话、古典哲学、占星、龟卜、唯心论、主观唯物论和庸俗经验论的杂货店样的旧医庇护起来，支持起来，增加反动势力，来和自然科学的新医学对立。既然这样，在共产党为主体的人民政府下的医学教育和卫生机构，当然没有旧医还有继续存在之余地了。"

　　"文革"十年是中医又一种命运的开始，当时的口号是"中西医结合是我国医学发展的唯一道路"。总之，在"中医科学化"思想的影响下，新中国成立后在举办中医院校的时候，传统的"师带徒"模式便被视为"不科学、落后的"封建产物而被轻率否定，取而代之的是以"科学"自居的西医院校的体制，这一举措给后来的中医教育带来了非常深刻的影响。因为从此以后，在这套与中医学内容格格不入的西医院校教育体制的框架下，中医院校的学生们就成了离开水的鱼儿。随着庞大的现代中医基础理论体系的建立，中医教育越来越远离经典，远离实践，成了无本之木，无水之鱼。

2. 中医科学化之路

20 世纪 30 年代，鉴于中医是保留还是废止的巨大争议，"中医科学化"运动兴起。这个运动的中心内容是："以科学的方法整理中国固有的文化，以科学的知识充实中国现在的社会，以科学的精神光大中国未来的生命。"（彭光华《中国科学化运动协会的创建、活动及其历史地位》，载于《中国科技史料》1992 年第 1 期）

20 世纪初，"科学"一词由日本传入中国。1923 年，胡适在《科学与人生观》一文中说："这三十年来，有一个名词在国内几乎做到了无上尊严的地位，无论懂与不懂的人，无论守旧和维新的人，都不敢公然对他表示轻视或戏侮的态度，那个名词就是科学，……我们至少可以说，自从中国讲变法维新以来，没有一个自命为新人物的人敢公然毁谤'科学'。"

1920 年，胡适患了肾炎，他请来西医为他诊治。当时既没有抗生素，又没有激素，西医对这个病束手无策，一筹莫展。后来，一位友人向胡适推荐了中医陆仲安。陆仲安来后，很快开出处方，其中以黄芪四两、党参三两为主。看到药的分量这么重，让大家着实捏了一把汗。但几剂药下去，病就痊愈了。这在当时成了一件在社会上盛传的大事，陆仲安也因此声名大振。但是，胡适却自始至终对陆仲安医好他肾炎之事有所隐讳。胡适的学生、著名历史学家罗尔纲说出了其中的真情：胡适一向主张"充分世界化"，倡导科学。胡适怕此事张扬过大，会对科学的发展有害。像胡适这样认为"中医不科学"的看法，在当时的知识界成了一股风气。梁启超曾说过："阴阳五行说为二千年来迷信之大本营，直至今日在社会上犹有莫大势力。今当辞而辟之。"（《阴阳五行说之来历》）。

当时中医的研究分为三派：一曰取消派，持近世自然科学之见解，以分析《内经》，批判《内经》，以为其出"混沌荒谬""一切不根""不歼内经，无以绝其祸根"（《灵素商兑》），这一派以余云岫为代表。二曰保存派，这一派以名老中医为代表，但他们缺少近代科学知识来阐发中医理论，"知其故而不能言其理"。三曰折中派，认为《内经》尚气化，西医重解剖，二者道并行而不悖。这一派以恽铁樵为代表。

恽铁樵（图7-9）的《群经见智录》共分三卷，一改以往以经解经的方法，以四时立论，对构成中医学基础的阴阳、五行、六气等难解之处做出了令人信服的解释。

恽铁樵指出："五行为四时之代名词。""《内经》言五行配以五藏，其来源本于天之四时。"他关于五行生克提出自己的创见："《内经》认定人类生老病死，皆受四时寒暑之支配，故以四时为全书之总骨干。四时有风寒暑湿之变化，则立六气之说，以属之于天；四时有生长收藏之变化，则立五行之说，以属之于地。五行六气皆所以说明四时也。"五行既为配属四时而设，因而五行相生次序与时序一

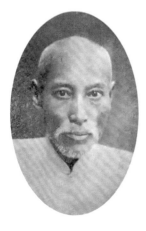

图7-9　恽铁樵

致："木生火者，谓春既尽，夏当来，夏从春生也。火生土者，谓夏之季月为长夏，长夏从夏生也。土生金者，谓长夏尽为秋，秋从长夏来也。金生水者，秋尽为冬日也。水生木者，冬尽则为春也。春主生，所以能成生之功者，实拜冬日秘藏之赐。夏主长，所以能成长之功者，拜春日发陈之赐。秋主收，所以能成收之功，拜夏日长养之赐。冬主藏，所以能成藏之功，拜秋日成实之赐。故曰相生也。"这种别开生面的解释，既不同于先秦两汉的五行含义，也不是后人望文生义的臆测。

恽铁樵进而提出中医的五脏乃"四时的五藏"的命题，揭示了中医基础理论奥秘之所在。他认为："《内经》以肝属之春，以心属之夏，脾属之长夏，肺属之秋，肾属之冬。则肝当授气于心，心当授气于脾，脾当授气于肺，肺当授气于肾，肾当授气于肝。故《内经》的五藏，非血肉的五藏，乃四时的五藏，不明此理，则触处荆棘，《内经》无一语可通矣！"

而最为倡导"中医科学化"的是恽铁樵的学生陆渊雷（图7-10）。陆渊雷有坚实的国学基础，他习医的目的就在于沟通中西医学，"不仅欲振中医于本国，且欲传中医于彼邦也"。（《上恽铁樵先生书》）他受老师革新中医思想的影响，更进一步指出用科学的

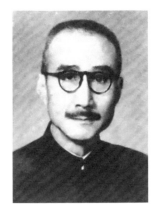

图7-10　陆渊雷

方法研究中医学理，欲熔中西医为一炉，使中医研究西医之科学原理，使西医用中医之有效疗法。

陆渊雷认为，中医科学化应从研究证候入手。他说："中医用药的标准，只问证候，不问病名。因而，一种病可以先后用几个药方，一个药方也可以适用于好多种病。最奇妙不过的，只把证候祛除，害的病也同时好了。……对于这一点，就应当用科学方法去解释它。第一步，要研究这个证候，是身上起了何种特异机转；第二步，要研究这个药方，为什么能祛除这个证候；第三步，要研究这个证候祛除了，为什么害的病会全体好。"（陆渊雷《改造中医之商榷》）同时，陆渊雷认为，从中药化学分析入手研究中医治疗疾病机制的方法不足取，强调把中医证候和药性两方面参合研究，才易于理解中医学理。

3. 中西医结合论的提出

1956 年，毛泽东提出："把中医中药的知识和西医西药的知识结合起来，创造中国统一的新医学新药学。"1958 年，媒体提出"中西医结合"，但其定义从未确定，在实践中始终有很大的盲目性。"中西医结合"一般指以下几种做法：

临床方面：

第一种，中医、西医一起治疗同一患者。

第二种，中医或西医用输液加中药，或西药加针灸、按摩、导引等。

第三种，西医治疗中，先用中药，后做手术。

第四种，中药西药并用。

第五种，针刺或中药麻醉西医外科手术。

第六种，小夹板固定治疗骨折"动静结合"。

第七种，所谓"辨病辨证相结合"。

书面文字方面的做法有：

第一种，西医学病名、理论，附一个中药处方或附分型几个中药处方。

第二种，西医术语加中医术语杂拼。

随之而来开办的中西医结合专业教育将中医、西医课程比例以6.5∶3.5开设，基本上是老师堂上各讲各，专让学生来结合。充其量，是"两个中专"水平的所谓"多面手"。如此"一加一"既不等于"二"，也不等于"一"，而有"两个0.5"之嫌。如此结合50年过去了，"并未出现一个真正在学术上已经阐述清楚其理论机制的中西医辨证结合的科研成果。医疗效果也并未提高。"（李今庸《中医药学发展方向研究》）临床医生的感慨是："用西医方法治病，不如西医专家；用中医方法治病，不如老中医。"

目前，深深困扰中医学的三大危机是：中医存亡论、中西医结合论及中医是否科学。

西方医学传入中国已经200多年了，在此期间，虽然出现过"全盘西化"的潮流，并以1929年"取消国医法案"达到顶峰，但中医始终取而不消。同时，也有人提出要像抵制洋货那样抵制西医以维护"国粹"，同样未为人们所接受。因为客观事实是：中医能治很多病，包括使西医棘手的某些疑难病，且有数千年的实践成效为证；而西医，则有解剖学、生理学、细胞学、化学、物理学等实证科学为基础，且征服了许多曾经威胁人类生命的疫疾，使人类的健康水平和平均寿命显著提高。有鉴于此，凡不抱偏见的中医和西医，都觉察到两种医学各有所长，可以互为补充。

但无论如何，在这场中西医的持续论争中，中医的地位始终处于弱势是个不争的事实。这就好像一场中国"武术"同西方"拳击"的对抗赛，仲裁依据的是西方的拳击规则，拳击裁判是唯一执法人，因此，这场比赛的结局是不言自明的。林中鹏先生说："我们不能以西医的标准作为证伪或取代中医的历史审判庭。"可是，自从20世纪初"科学"一词传入中国，我们对"科学"的推崇已达到迷信的程度，而中医所受到的伤害最为深重。

4. 中医药现代化的提出

中医药现代化这一概念是林中鹏教授于 1979 年最先提出来的。四十多年来，中医药现代化及国际化进展如何呢？早在 20 世纪初，我国学者开始对茯苓、使君子、当归等进行化学分析；1924 年，北京协和医院教师陈克恢与 C. F. Schmidt 联名发表麻黄研究论文，因麻黄碱的成功分离和多种药理作用的肯定，国内外医药界为之震动，从此揭开了中药实验研究的序幕。但恽铁樵提出，不应把中药的改进简单理解为采用化学方法加以提炼。

中医药现代化的目的是要把当代最新科学技术、手段、方法、设备融入中药研究、生产、应用从而发展完善中医药的一个过程，而不是要把中药西化为西药。中药现代化是要得到新中药而非西药。

而近年不少人认为，中药现代化就是要弄清中药的有效成分，就是搞植物提取物，就是与国际接轨，就是得到美国 FDA 的认可，就是进入世界主流医药市场。甚至有人说：

"中药现代化就是要研究开发像青蒿素这样的 I 类新中药。"

"植物药向化学药发展是中药类产品的一大发展趋势。"

如今，当初的这批研究者已经认识到自己的这些观点有明显的错误，但这些观点在社会上的流传，已造成极大的思想混乱；用这些观点指导科研与生产的后果会导致中医药的消亡。青蒿素是从中药青蒿中提取出来的，但它是西药而不是中药；因为谁也没有弄清它的中药药性，它也无须辨证使用，只要得的是疟疾，谁都会用。

西药的特点是结构清楚、药理药效明确。中药也有结构清楚者，如冰片、朱砂、生石膏，但为数甚少；即使单味中药，成分也极复杂；人参至少已被人们研究了 100 年，迄今其成分和作用也未真正研究清楚，但中医大夫用起来却得心应手。

不要以为成分决定一切。生石膏与煅石膏相比，仅相差 2 个结晶水，然而药性有天壤之别。人参与人参叶都含人参皂苷，古人却不用人参叶而用人参。

20世纪80年代，西方人逐渐认识到西医的局限性和西药的毒副作用，且西方国家日益感到承受不了医疗费用高涨的沉重负担，如此才出现了回归自然、采用天然药物的潮流。但是，中药也不等于西方的植物药，也不等于天然药物。虽然中药大多数也是用植物入药，但中药是指纳入了中医药理论体系的药物，是按照中医药理论而使用的，经过炮制，也就是经过了化学过程，且有些中药如密陀僧等就是用化学方法合成的，因而不能称为天然药物。

总之，中医药学与西医药学应该是平起平坐、相互补充而又不能相互取代的两大医疗保健体系。二者理论与实践完全不同，不能相互作为证伪的标准，更不能拿西医药的评判标准来评判中医药。

中药现代化绝不是将中药西化为西药，把中药"提高"到西药水平，也绝不是按照西药要求搞出几个"中药"进入国际医药主流市场就是现代化了，也绝不是研究植物化学成分就算现代化了。如果如此"化"下去，那不是中药现代化，而是中医药消灭化！

（二）外部危机

1. 都是"废医存药"惹的祸

"废医存药"导致了西方医学对中医药学的发难。1999年，英国首先发难，据称有人因服用含马兜铃酸的中成药而引发肾病。虽无充分根据，事实也含糊不清，但英国立即发令禁止若干中成药的销售，随后比利时、西班牙、法国也都颁布禁令。2000年美国FDA还突然宣布70种中药停止进口和销售。这既反映了国外一些人对中医药的偏见，也反映了西方文化对东方文化的排斥。2001年2月，马来西亚卫生部也宣布13种中成药为非法。在这之前的1996年3月，日本最大的新闻媒体《朝日新闻》发布有人服用医圣张仲景千古名方"小柴胡汤"毒死人的

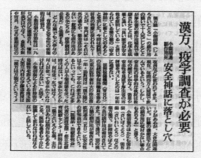

图 7-11　日本小柴胡汤事件

消息，引起社会极大震动（图 7-11）。曾几何时，美、欧、亚诸国对中国医药学还赞不绝口，却为何一时间风云突变？其实，这正是欧、美诸国及日本等为加入世贸组织后的中国中药产业设置的第一道"绿色壁垒"。

实际上，脱离中医学的"中药学"就是"植物化学"。"药"为"治病草"，"醫"为"治病工"，二者在"治病"活动中要紧密结合，没有"醫"就无所谓"药"；没有"药"，也就不成其为"醫"。只有医术高明，才能发挥药物的更大效能。医之不存，药将焉附？废医存药的后果是，在医院，纯中医不受重视，大多数医生开中药的思路不是中医传统，而是西医的思路。如动辄以某药杀病毒，某药可提高免疫力等，但这不是传统中医的思路，中医从不为查清变异极快的病毒而伤神，而是注意祛邪，使邪有出路，注重调护患者的正气。中医祛邪，可以汗解，也可以从小便去，从古至今，中医的祛邪之法可谓丰富多彩。西医知道发汗可以退热，但不知应该出微汗才能祛邪，大汗淋漓病必不除。出大汗虽能一时退热，但过后又会发热。西医还有一个理论就是高热会损脑，故一遇高热便用冰敷，不知一冰便使邪气内伏，邪无出路，病必缠绵或有后遗症，故中暑证冰敷者多有死亡。

不可否认，广防己、关木通、马兜铃等含有马兜铃酸，长期超量服用肯定有害。但我们都知道，马兜铃酸不等于马兜铃，这正是东、西方药学思想的根本分歧。我们从不认为中药无毒，但近三千年的临床已总结出系统理论，合理配伍、辨证使用即可增效减毒。但西方人怎么也理解不了这一点。专家们指出，中药是在中医药理论指导下使用的药物，否则不能称为中药。中医历来主张"聚毒药以共医事"（《周礼·叙官》），并非有毒就不能使用。俗话说，"是药三分毒"，含毒性的中药很多，但是在中医药理论指导下使用，从古至今一直发挥着不可替代的作用。《医法圆通》云："病之当服，附子、大黄、砒霜，皆是至宝；病之不当服，参、芪、鹿茸、枸杞，都是砒霜。"只要辨证论治，配伍得当，即可化毒为利。所以"药之害在医不在药"。还有的学者一针见血地强调指出，国内外责怪中药之声喧哗纷乱，其本质是激烈的市场竞争和不同种族文化冲突的表现，一定要透过现象看本质，不能人云亦云。

现代化的第一个特征是个性化，因此，中西两种医学的健康发展，必须求异存同。只有突出各自医学的优势才有可能促进未来医学的进步。将中医改造得很像"西医"，或者相反，只有两败俱伤。把中医的优势"存"起来，中医将很快消灭，反之亦然。

2. 行政危机

原卫生部官员吕炳奎说：卫生系统方面，对中医是排斥态度，没有平等对待中医，中医没有独立的地位，处于从属地位。已故的原卫生部部长崔月犁说：一部分中国医院挂着中医的牌子，唱着西医的调子，人民群众得不到真正的中医治疗。中医队伍内部忧心忡忡，担心长此下去，中医很可能名存实亡。21 世纪初，中医人员只有西医人员的五分之一，中医院数目只有西医院数的四分之一，中医院校在校生只有西医在校生的五分之一，而建中医院校和中医院的经费要少很多。这种状况至今亦未有所改善，如此下去，中医如何走向世界！

中医药是以中国系统思维为导向，经过长期的发展、积累，形成了比较系统的生命科学认知体系和疾病诊疗体系，属于自然与人文相结合的、系统的、非线性科学。它保障了中华民族的繁衍生息，也为世界医学科学的进步做出了积极贡献。20 世纪，我国曾以世界 1%的卫生费用解决了世界 22%的人口的医疗保健问题，惠及城乡居民的公共卫生体系使医疗覆盖率高达 85%，其中中医药以"简便廉验"的优势起到了关键作用。但遗憾的是，近年中医药发展相当迟缓，其临床运用受限。随着农村赤脚医生及三级医疗制度的全然溃解，中医药在全民医疗保健系统中的作用更是江河日下。这与体制变革、经济杠杆运作及政策导向等不无关系。但不可否认，其中更有中医药自身原因，包括中医药基础理论的研究不够深入，研究方向把握得不够准确，研究人才的匮乏等。

3. 中医教育的危机

中医教育的危机由来已久。早在中华民国初期，我国已有著名的"教育系统漏列中医案"。1912 年 9 月，北洋政府教育部颁布《中华民国教育新法令》，其中有关医药学教育的部分均没有中医药方面的规定。"教育系统漏列中医案"震惊了中医界，各地舆论反响非常强烈，扬州中西医学研究会创始人袁桂生首先公开批评北洋政府的医学教育政策：

"教育部定章，于中医学校之课程，删中医科目，弃圣经若敝屣，视吾辈若赘瘤，是可忍，孰不可忍。"上海神州医药总会余伯陶等人，立即和各地医学团体进行联系，至 1913 年 10 月有 19 个省市医学团体响应，并派代表参加"医药救亡请愿团"。

1913 年 12 月 29 日，也就是请愿团呈交一份请愿书至国务院一个月后，时任教育总长汪大燮说："余决意今后废去中医，不用中药。……我国欲全废中医，恐一时难达目的，且我国所有西医不敷全国之用也。"此论一出，舆论哗然。许多中医界人士撰文驳斥。北洋政府教育部在舆论压力下，于 1914 年 1 月 8 日对请愿书作了批复。该批示称："中国医药上自神农皇帝，下至民国，名医辈出，力起沉疴，活人无数。……本部对于医学，只期学术完备，求合于世界进化之大势，然后检疫、卫生诸政冀可推行无碍，并非于中医、西医有所歧视也。"

新时代的中医教育更是任重而道远。中医药新产业所要求的人才非同一般，只有精通中国传统医学、古今哲学与文化、现代科学和现代西方医学的优秀人才，才有望成为新产业的骨干。而迄今为止，尚无对口的高级教育系统提供这类人才。而且，在可预见的 5 到 10 年内，也不可能形成这样的育英能力。因此，新产业不得不负起造就所需人才的职责。没有人才就没有一切。

有专家指出，不容乐观的是，现行的中医教育缺乏中医特色，中医教材改写的速度越来越快，寿命越来越短，中医基础理论中掺杂的牵强附会的西医学诠释内容越来越多，这种教育模式培养不出能用中医的思维方式和独特方法看病的医生，而在毕业生参加工作后，所在医院浓浓的西化、西医氛围更是将学校里学到的一点中医知识"消解"了。中医药研究生教育，更是令人忧虑，几乎所有的研究生论文都是实验研究性质，根本没有突出中医药学术特色，甚至有的除涉及中药名外，论文所有内容根本与中医药无关，完全是西医药学的实验研究，这种研究结果，既不能指导中医临床，也不能对中医基础理论的发展产生任何实质性的影响。当然，动物实验研究是研究中医的一条途径，但用动物实验来验证中医的疗效及用西医的机制来解释中医疗效，似乎不应该成为中医研究的主要方法。因为这对于中医药理论体系的发展没有任何意义；中医中药的优势、特色和学术水平不但没有得到继承和发展，反而容易陷入十分严重的危机和混乱中。在貌似严谨科学的外表下，中医药特色和实质会迅速蜕变和消亡。

（三）内在危机

现代科学必须满足三个条件：逻辑推理、数学描述、实验验证。而这三点，中医都不具备，于是有人说：中医不科学。

真实的情况是，如果没有西方科学的主动侵入，中国文化凭自身确实盘旋不出现代意义的科学来，因为这不是一个时间的问题，而是一个文化特质的问题。

我们知道，某种文化的指向取决于该文化群体的生存"意欲"。汉文化的意趣在于人与人之间的和谐，是一种"向内用力"的文化；而西方文化的意趣则在于人对物的征服，是一种"向外用力"的文化。

前者偏向社会伦理，后者执着于理智、分析。

从本质上说，汉文化不会孕育出西方的系统科学，中国古代的"科技"只是某些经验的结晶，没有理论意义上的必然性。科学的成果须以数学的介入为条件，这是中国思想所缺乏的。

由于现代科学运动以"科学"为中心，所有知识都需要接受其检验，或被科学化，或被迫放弃其存在的权利，这对中医学是一种压力，以至于现代中医学研究有一种趋势，就是有意地放弃自己、扭曲自己以达到所谓的"科学性"和"唯物性"，并由此导致了中医学严重的内部危机，其具体表现为：概念的置换、理论的异化、主体性的丧失。

1. 概念的置换

概念的置换表现如下：将"气"定义为功能或微小物质，以示自己

"唯物"。（现代科技对物质的认识已经达到了很深的层面，那么，"气"到底是什么物质？是粒子还是分子？）

将"藏象"解释为"脏器"，以示有解剖学基础。

将"脉"解释为血管；"血"解释为血液；"精"解释为精微物质；"营气"解释为血管中流动的营养物质；等等。

如此将中医的概念范畴降到最低层次，一反中医重"无"，重"象"的本质，而一味地落入唯物的圈套，并以此来为自己寻找中医是科学的理由。

确实，如何实现中西医的对话是一个艰巨的任务。最初徐寿翻译西方化学时采取了音译，所以没有引起根本性的分歧。而中国在翻译西医学时，却采用了大量的中医学术语，这便导致了后来的许多混乱，因为二者根本是不相容的。

而且，中文是多义项的，其语义往往有多义性、隐秘性、情感性和模糊性。汉字不是抽象的符号，它是形、音、义的统一体，它有着含蓄的力量和丰富的情感内容，并富于暗示性的想象。如五色青、赤、黄、白、黑，即源于古人对光和火的感觉。你如果没有这种感受性，就必须去读《说文解字》《尔雅》或《诗经》等，通过解读文字创始之谜来感受古人给事物命名时的那种感受性。而翻译却是单义项直译。比如对"科学"一词的训解，就颇有意味，在西方，science 是指"分科的学问"。而《说文》释"科"为"程也"。学，學，"篆文敩省"，敩，"觉悟也"。因此，中国的科学指对真知的觉悟，与西方完全不同。

中医以汉学为基础，没有深厚的东方文化基础是不可能懂得中医的。西方是实体论，以现代科学的严密性和科学性为基础的西医，只能认为中医的"医者意也"是一派胡言。

2. 中医理论的异化

中医理论的异化，突出表现在对经络的研究中，国家花大量的金钱去找经络实体，结果却总无功而返。

事实上，经络是生命活动现象，就像情感一样，无法定量、定性。当一个情窦初开的少女说出"我恨你"时，也许表示的真正意思是"我爱你"。离开了生命活动，经络是不存在的。所谓经络现象，只是生命（气）传递的一个无形网络，正如鲁迅所言：走的人多了，也便成了路。气血充满形成能量和场，便形成气血通路；生命活动停止了，这些现象就不存在了。因此寻找经络的物质基础，犹如西西弗斯的痛苦，永远不会有结果。

再比如对"气"理论的认识，也存在着很大的误区。"善言气者，必彰于物"（《素问·气交变大论》），王冰在《素问·气交变大论》注中说："化气生成，万物皆禀，故言气应者，以物明之。""气机"的流行、敷布是客观存在，"工"那样的人可以运用特殊的功能来观察它，而一般的人对气的理解、认识，只能是在它彰于物之后，通过对物的观察、认识来实现。人们往往只能采取"以外揣内""以象测藏"的方式，以及从古医籍的文字描述上来了解、认识气。可想而知，这样很容易单纯从"人身之器"的实体结构来"寻找"气，实际上采用了类似于现代医学的形态学研究方式，而"忽视"了从中医学气机流布的机能状态中来把握气机流布的物质性内涵，对许多精辟的论述尤其是《内经》中的直观性描述以"虚文视之"。

从这点上讲，我们不难理解中医学界为什么会有卫气是出上焦还是出下焦、三焦与命门有无、经络与穴位发现孰先孰后、肝是生于左还是右、七节之旁中有小心是否错简等诸多旷日持久的争论。甚至可以说，忽视了对"内向认知"方式的研究是造成目前中医观念危机的主要原因之一。

我们只有从中医理论所指的机能状态下来看待人体气结构的物质性，才能更好地理解"心脑关系""气机流布""五脏互补"等重要概念的物质性内涵，才能理解"心肾相交"的物质变化过程，才能理解"疏肝解郁"应该有"郁结之肝气"的疏散过程。如果我们把"气机"当成是气的运动状态或运动规律的抽象，把"命门""丹田""元神"等看成虚设的概念，在此前提下讨论传统养生实践活动是没有什么意义的。

3. 主体性的丧失

当今的现代科技在深刻地影响着人类对世界的总体认识。面对现代科技的巨大冲击，中国传统医学正在经历某种意义上的主体性丧失。由于我们中国文化有着只可意会难以言传的性质，我们在与世界的对话中正日渐沉默……难道我们真的甘心就此放弃自己吗？我们是不是在这种放弃中也放弃了我们对真理承认的勇气？

事实上，现代科学正在大踏步地否定自己，如21世纪以来的一系列物理学革命，已使"牛顿经典物理学穷尽自然界的底蕴"的神话破产。而我们则需要鼓起勇气通过一种西方人能接受的语言方式，来诠释并进一步肯定我们以往灿烂的文明。

如果是在谈生命，人类就可以沟通。一切改变我们对世界看法的科学的重大发现都是自然哲学，而生命，正是这个先行军。

西方人认为，根据著名的熵增定律，要想认识生命，熵是不可回避的。它肯定宇宙中的一切都是从有序向无序来演化，并且任何局部的有序运动都是以整体的无序增长为代价的。比如：白天，地球从太阳获得能量；夜晚，地球向外层空间释放能量，而释放的能量却使太阳的无序度增加。因此，地球上所利用的能量使生命从无序变为有序是以太阳增加无序度为代价的。所以它的结论是：混乱与死亡是宇宙间的必然规律，就自然界而言，生命毫无意义。

于是，生命成了有罪过的一种存在。

但是，对未来世界如此悲观的理论和对生命的谴责在东方却没有市场。无论知识分子怎样悲天悯人、悲观绝望，老百姓一如既往地对生命和世界持有一种乐观的态度。这种乐观并非一种虚妄和浅薄，而是有其理论渊源和技术支持的，这便是源远流长的气文化和火爆东西方的东方"气"的炼养术——内丹术。

实际上，在关于世界本体意识和生命主体意识的认识上，西方科技始终处于困顿之中，因为自笛卡儿和牛顿两大天才始，西方文化就已彻底分裂为物质与精神两个世界，这种科学无法解释人的主体意识，无法量化意识与情感，而中国古代的气一元论从一开始就坚持世界的统一性。相形之下，西方的二元论虽然对各领域的研究有卓越贡献，但它必然要面对最后的否定，于是在现代经典力学而起的相对论、量子力学、模糊理论、混沌学说中，东方思维及文化不再古老而陈旧，而一跃成为极富魅力的关于未来的学说。东方关于气的学说更成为开掘生命意识的一个伟大新契机。

如果将气机的升降出入运动看作是熵流代谢过程，其中必有生命对能量的耗散，但这并不是生命的主流和本质。东方的"气"理论的可贵之处是它将生命视作开放的系统。它的本质是吸收与释放，它从大自然中吸收酸为肝脏系统提供负熵，吸收苦为心脏系统提供负熵，吸收辛为肺脏系统提供负熵……而它的释放则包括生命对这个世界的创造和一切有利于世界有序发展的有意义的人类思想，因此这种释放是一种有序释放。

而气功理论则从根本上剔除了对宇宙能量的无序耗散。它通过调气而改变生命对能量的吸收与释放，并最后达到气的圆融境界——道，这是一个自足的生命境界，它与宇宙已混沌如一，圆融不二。当我即宇宙，宇宙即我时，不再存在能量的剥削与耗散，也不再存在无序与有序。当能量交换变为信息交换，生命便有了新的契机。

一个自足的生命带给生命的自由是超乎想象的。古人譬之如仙，如真人，入水不濡、入火不焚、餐风饮露、肌肤恒常、柔韧如婴儿……人原来可以这样活着！于是，关于宇宙能量和生命本能，美国数学物理学家弗里曼·戴森曾在一篇论述宇宙能量的论文中指出："生命所起的作用可能比我们曾意想的还要大。在按照自己的目的去塑造宇宙的活动中，生命会克服一切不利因素而获得成功。并且对这个无生气的宇宙的设计不可能像20世纪科学家曾经想假定的那样离开生命的潜力和智能。"（普里戈金《从混沌到有序——人与自然的新对话》）

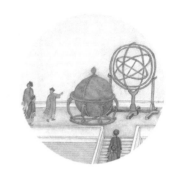

第八章　另眼看中国

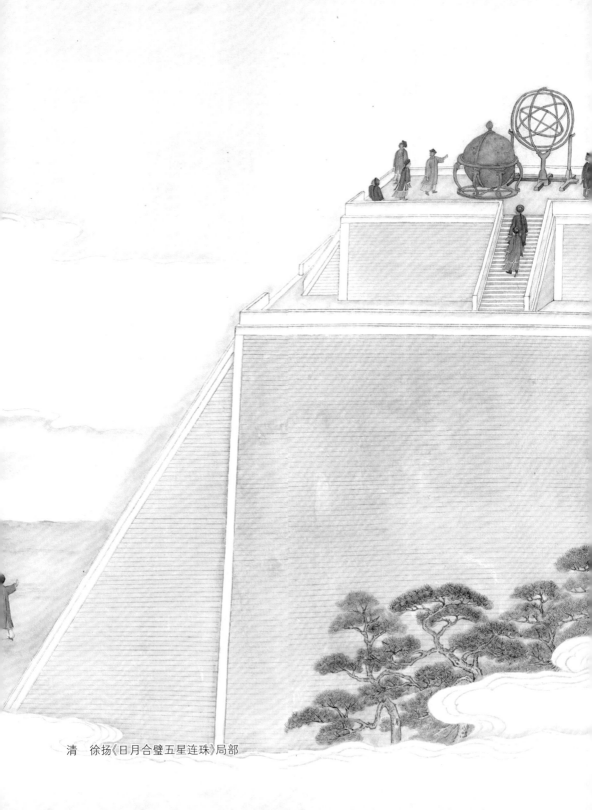

清　徐扬《日月合璧五星连珠》局部

一、沟通与碰撞

东方文明是既充满魅力又令人感到迷惑的。它犹如一座千年不衰的迷宫，看似缺乏逻辑而又充满令人惊奇的启示，易经、中医、气功……无不如此。否定它，就如同否定了我们自己。历史由它们构成，如今，它们的影响正从我们自身漫延开去，成为世界文明的一个不容忽视的重要话题。

（一）发现东方

17 世纪欧洲文化最伟大的发现是认识了中国，从一开始对中国的发现便是对文化的发现。这是一个与西方文化旗鼓相当的文化，而且是一个高度发达的帝国文化。由门多萨编辑的《中华大帝国史》从 1585 年到 1663 年先后再版 28 次，被译成七国文字；利玛窦的《中国札记》1615 年出版后的 30 年间再版 12 次，被翻译成六国文字，利玛窦主要兴趣在于艺术、宗教、科学技术和伦理道德。他不是单纯的猎奇，而是深入中国古老文化的内部，并试图完成中国文化与西方文化的连接。

无论如何，在这两种迥乎不同而又实力相当的文化交往中，一种新的文化开始发展。中国文化遗产不仅仅使德国哲学家莱布尼茨认识到可以在中国、欧洲的精神成果中进行综合，物理学家、经济学家的创始者们也开始从中国的启示中总结出他们的主体思想。17、18 世纪的东西方文化交流是卓有成效的，它是关于智慧的信仰、文化与科学的交流。

反观中国历史，我们常常可以感到两种性质不同的文化沟通所带给我们的理智和精神深处的益处。中国文化的繁荣期每每都是在根植于内部的文化遭到周围野蛮民族的扰乱后，吸收外部影响而产生的一种新的繁荣。如果在感情上能够容纳这种文化上的联姻，就往往会成为一种新文化的开始。如春秋战国时的文化繁荣就可以追溯到西部父权氏族文化及南部母系氏族文化与中原文化的碰撞交流，并成为长期流传的儒学与道学的思想渊源。接踵而来的异族文化——佛教的进入，还有后来唐宋时期的文化繁荣。蒙满的入侵对明清文化也影响深远。种种迹象表明，多元、独立、鲜明的文化特色在中国由来已久。而东西方文化的交流将是中国与世界的一次重要的机会，它将带给中国与世界以不同凡响的未来。

最早的西方人对中国文化的发现包括以下几个方面：

1. 中国文化的古老与优雅

中国文化本质上追求和谐的理想，它的宇宙和社会组织紧密地与理性主义联结在一起。中国人被习俗和传统所规范，信奉实用主义和功利主义，认为只有经由历史检验过的、引发实际利益的、与人类健康常态相一致的事物才是真实可靠的。

在西方文明中，真正领悟中华文化之魂的不只是那些哲学家或社会历史学家，还有文学家。在现代西方文学史中，曾有过三篇描述中国的杰出之作。

一篇是法国女作家尤瑟纳尔的《王佛脱险记》，讲的是东方精神中最精彩绝伦的忘我的超越及唯美的人生；一篇是西方现代派文学的奠基人卡夫卡的《中国长城建造时》，描述的是中华历史的漫长与中国地域之辽阔带给人的荒谬感；再有一篇便是博尔赫斯的名作《交叉小径的花园》，这是一篇关涉东方文化的永恒之作，其中谈到了一个真实的但又是无限的花园，那花园实际上就是一座迷宫。

"它并非八角亭和曲折的小径所构成，其本身就是河流、州县、国家……它包含着过去和未来，甚至以某种方式囊括了星空……"

"我将我的交叉小径的花园，遗给各种不同的未来。"

中国文化正是这交叉花园的绝妙体现。它将我们的身体与天地术数相关联，融合成那无限的迷宫，探寻着自身能量的可能性。千百年来不断有人以生命为代价在诠释它。它的无穷无尽的解读史充分体现了我们这个东方民族的全部耐心、智慧、善良与忠诚……它昭示了人类精神的连续性、奇妙性和韧性。在这种主动而高昂的行为背后，隐藏着关于生命的重大启示，但我们必须努力去寻找、去体证，沿着一种正确的方向。

2. 老子与孔子思想

最早深入中国文化内部并试图阐释中国文化内涵的当数利玛窦、莱布尼茨、卫礼贤与荣格。他们认为：中国古代思想与基督教教义之间有一定的相似性，孔子和老子的思想都体现了在平凡生活中获得平静与满足，体现了一种明确的、彻底的和谐精神。

1623 年，龙华民写作了他的《论孔子及其教理》（*De Confucio Ejusque Doctrina Tractatus*），这是自 11—12 世纪理学出现以来，西方第一次尝试解释中国哲学的主要概念。

（二）利玛窦的努力

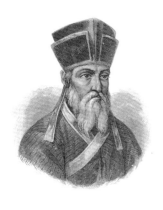

图 8-1　利玛窦

利玛窦（1552—1610）（图 8-1）是

西方汉学的发起者，如何突破两种截然不同的文化所带来的困境，如何认识中国的传统，利玛窦都称得上是一面镜子。

利玛窦原本是巴黎耶稣会成员，1582 年，他从澳门到达肇庆。其职责是传教。应该说，当时的传教士们都是抱着救世主的信念来到中国的，他们的努力是要把"文明"带给"野蛮人"。在他们身上，始终体现着两面性，一是宗教性，一是文化性。但当他们跨上中国这块广袤的土地时，他们发现他们面临的不是浅薄、落后的文化，当他们试图用自己的宗教与文明对已经传承了几千年的华夏文化进行挑战并攻击时，他们所遭受的打击可想而知。

在利玛窦从澳门→肇庆→韶州→南昌→天津→北京的漫长旅途中，他完成了一个西方人如何认知中国，如何真正地融入这个古老民族的巨大转变。

1. 换上儒服，接近文人哲学

作为传教士，利玛窦先服僧服，企图以一种替代的方式将基督教渗透到中国。但很快他便发现，佛道混合实质上是中国的民间宗教，是由鬼神崇拜及魔道妖术组成的大杂烩，而官方意识形态及文人的世界观却是以古代经典，特别是孔子的思想为准绳。认识到宗教在中国的实际地位后，他便易僧服而着儒服，而为"泰西大儒"。他开始放弃群众性的入教，把主要的精力放在争取官员的信任上，甚至放在争取皇帝本人方面。一方面走"上层路线"，一方面他选中儒生中的"异端"来发展信徒，即那些绝望科场、迷恋诗词小说、天文历算、数术、方技一类的人物，如瞿太素、李之藻、徐光启等。他视"科学是真宗教的直接帮手"，他最看不起道教和方术，认为科学优越于方术，因而取代方术才是对中国文化的致命打击。

利玛窦在 1594 年改服儒服，这标志着他深入了解中国的开始。在他后来所翻译并做出大量修订的《天主实录》中，他从基督教哲学的角度出发来解释和接近中国思维，他甚至认为基督教学说并不是

"新"学说，而是集中了中国传统文化的精华，基督教是纯正儒家学说的重建，是恢复了儒家学说本来面目的一门学说。天主教——这是自利玛窦以来基督教在中国的名称——完全与中国的古代学说相应而不是相悖。由此，利玛窦便找到了一条进入中国社会并能取得成功的道路。

2. 附儒、补儒，最终超儒

首先是科学布教。

其目的有三：首先，1584 年他绘制了世界地图的第一个中文版本《大瀛全图》，让中国人了解世界的存在，打开中国人的眼界。而世界视野的扩大，则可以帮助中国人克服自古以来形成的以华夏为中心的地域观，以便为中国人承认并接受基督教的存在做准备。其次，在明万历二十九年（1601 年 1 月 24 日）他进京贡物，其中包括《圣经》、自鸣钟、《坤舆万国全图》等，至今上海钟表匠尊其为"利玛窦菩萨"，可见其影响深远。这是一种"有控制的文化转化"的传教策略，通过显示技术，特别是天文领域的知识与才能，让中国的知识阶层甚至皇帝觉得离不开他们，然后再慢慢地，最终是公开地促使中国容忍和接受传教活动的存在。再次，科学布教可以提高传教士的威望，至少可以减少中国人对他们的偏见，让中国人认为外国人也可以对中国智慧和学问有所贡献和补充。

利玛窦传教方法的根本特点也有三：一是与文人阶层相结合，让与占统治地位的文化阶层的对话占有优先地位。这一方法不追求数量上可以统计衡量的暂时胜利，而是期望通过长期的精神层次上的交往促使一个文化的转变，从而为中国最终接受基督教打下基础。二是以欧洲科学影响中国，并由此而获得前来中国传播真正上帝教义的人的不可或缺的权威感。三是学习中国的传统知识，以便根据它们表现得是与基督教真谛相吻合还是相悖离而利用或反对之。

当时，中国人与利玛窦交流的原因有以下几点：

第一，能讲汉语，写汉字。

第二，记忆力非凡，能牢记"四书"等中国经典。

第三，数学知识卓越。

第四，随身带有异物，如钟表、地图、镜子、宗教画等。这些对中国人有很大的吸引力。

第五，有炼丹士的才能。

第六，传教。

起初，他将中国的儒、释、道比喻为三头怪兽，他认为释家是"罪恶的偶像崇拜"；道家是"迷信的大杂烩"；儒学宗教色彩淡薄，"他们只关心善治其邦，不怎么管灵魂和他们的心情"；并认为中国用政治限制和控制宗教，是愚民政策。他一心想征服这三头怪兽，做希腊降妖除魔的大英雄赫拉克勒斯。

但很快，他就发现：

首先，中国文明与他们的文明相比毫不逊色，而且更古老。

其次，中国是由单独一个国王统治的最辽阔的国家，有稳定安全的政治形式和高大城池。

再次，中国有严格科举选拔行政官员的制度并拥有丰富的典籍，是一个"君子国"和"理想国"（柏拉图语）。

利玛窦虽然取得了些许成功，但他希冀中国人全方位接受基督教的努力还是失败了。因为他面对的是一个本身完整而系统的文化，在这个具有内部反馈系统的超稳定性文化中，还没有一个利玛窦式的人物可以打开的缺口。

（三）莱布尼茨的发现

近代西方的启蒙主义思想家最早推行了这样的主张：应当谋求东西方文化的交流，进而形成一种新的文化。对这种主张有着特别积极的态度的思想家就是莱布尼茨（1646—1716）（图8-2）。

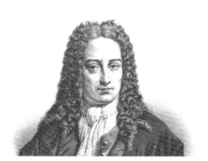

图 8-2　莱布尼茨

　　莱布尼茨竭力主张进行东西方文化的比较哲学研究，呼吁建立欧洲和中国的艺术、科学学院，并选择莫斯科成为东西方的中心。他对文化发展的基本构想是：一头是西方文化，一头是中国，按照天意的安排，两头应该走向新的和谐。双方在保持自己的优势的同时，通过取长补短达到互补与互利，并造福于每一方的社会及人民。

　　莱布尼茨坚持中国与欧洲在知识上应当互相取长补短，他认为中国人"在观察方面，强于我们，我们在抽象思维方面略胜一筹。何不让我们互相交换，用一盏灯点亮另一盏！"（李文潮译注《莱布尼茨致闵明我的两封信》，载于《中国科技史料》2002 年第 4 期）对于中国医学，他在写给神学家斯皮则（T. Spitzel）的信中希望："中国人的全部医学有一天能够传到我们这里来。就治疗的细致、眼光的远大来说，他们肯定不亚于我们……我们的国人精于解剖和生理学，在艺术的理论原理方面同样超群，而中国人却在实践领域方面比我们强。我们不要小看实践，着眼于医学的目的，健身祛病，实践经验更重要、更有用。一句话，中国人的长处在那些可以直接被认识的领域里，诸如植物学、病理学、医疗技术等，也就是说在对简单事物的认识及其病症的实际诊断方面。"此言虽有些偏颇，但也抓住了中国医学的某些特质。

　　另外，莱布尼茨在两个方面引发了欧洲对中国的兴趣：

一是对中国文字的兴趣，即能否把中国文字解释为一种非常理性的人工文字。他认为中国的文字"也许在很大程度上与哲学有关，也许建立在非常理性的基础之上，如数学、秩序以及事物之间的关系所代表的那样"。他关注的要点有以下几点：

第一，二进制与《易经》六十四卦之间的相似性。把思想转化为符号，可以用数字的加减来计算，把语言的隔阂、思维的繁复都用简单的符号来解决，这连莱布尼茨自己也认为是"造化之谜"。

第二，他与在中国的法国传教士白晋以通信的方式讨论象数主义。值得注意的是，此前的传教士，包括利玛窦，基本上追随中国学者，试图从文字或历史的角度解释中国的经典作品，而白晋则提出用"象数"或"寓言"的方式来解读这些作品。在白晋看来，中国古代的经典并不是历史的真实记载，而是它们含有神话即寓言的意义，因此，只有采取象数的诠释，才能提炼出它们背后所掩藏的真理。按照白晋的解释，发明了《易经》八卦的中国古代最古老的人物伏羲并不仅仅是中国人，而是所有古代文明的立法者（lawgiver），他以不同的名字出现在各个文明中。而莱布尼茨则关心象数符号与被表达的事物之间是否存在一定的相似关系，以及是否能够以这种关系为基础比较理性地把握事物的实质等。

二是对儒家理论的兴趣，即儒家伦理是否建立在理性之上的伦理道德的典范。他认为儒家似乎是一种中国式的柏拉图主义，而柏拉图的知识体系来源不是基督教而是理性。他认为中国人的最高原则——理，是理性，是包括一切的本质存在，在他看来，"这个理就是原始精神，就是上帝，她赋予万物本身的完美"。

（四）卫礼贤与荣格

卫礼贤（1873—1930）（图8-3），德国著名汉学家。在他不到六十年的生涯中，有二十五年在中国度过。1897年他作为传教士到达中国

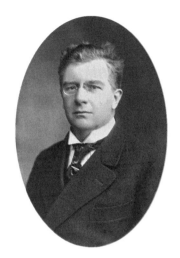

图 8-3　卫礼贤

青岛，开办了"礼贤书院"，热心于当地的教育改革，与康有为、辜鸿铭等名流有深交。辛亥革命后，又组织了"尊孔文社"，由教他学习《道德经》的劳乃宣先生主持。1922 年，他任德国驻华公使馆科学参赞，1924 年，在德国出版德文版《易经》。著有《中国心灵》《中国文明简史》《实用中国常识》等著作。

卫礼贤的文化修养和他的交游范围给了他看待中国文化的广泛视角。在他的朋友圈子里有清末亲王、孔子后裔、各级官僚、文人墨客、道长、商人和新党领袖，还有奴仆、乞丐、乡村教师各色人等。曾任晚清巡抚的周馥引见了劳乃宣做他的老师，劳乃宣引导他深入中国精神的深处，他们一起合作翻译《易经》。这应该是最接近中国精神的一次对《易经》的诠释。同时，与东方哲人辜鸿铭的频繁会面，也为他展现了中国古代精神活动的精彩画面。辜鸿铭对东西方文化的纵览与对比，以及对中国先哲智慧最深刻内涵的揭示使卫礼贤受益匪浅。

在中国生活的光阴使他学会了爱中国和中国人民，他目睹了一个旧时代的崩溃，又看到了古老的东方正在经历着一场动荡不安的变革。在迅猛的现代化进程中，古老的灵魂不可避免地会受到伤害，"机械文明一点一滴地腐蚀着古老的中国所建立起来的庄严神圣的结构，年轻人如饥似渴地学习来自西方的一切，他们开始以所有的古老的东西和作为中国人而感到耻辱"。这一切令卫礼贤感到痛心，他担心一旦中国人放弃自己原有的文化，就有"沦为次等欧洲公民的危险"。

荣格（1875—1961）（图8-4），瑞士人，是继弗洛伊德之后最有影响的精神分析学家，1912年与弗洛伊德分裂后，创立了"分析心理学"，其核心是集体无意识理论、原型理论、人格类型理论及分析心理学体系。

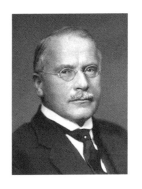

图8-4　荣格

荣格曾为卫礼贤的《易经》写序，他对中国文化精深的领悟和敏锐，使他被誉为中国文化权威。他是中国文化的推崇者和传播者，他还曾身穿道袍，过道士的生活，强调对中国文化的直接体验。

1923年荣格邀请卫礼贤到苏黎世的"心理学俱乐部"，请他讲解《易经》和中国文化。

卫礼贤认为中国文化是一种充满了心理学意义的文化。而西方元意识研究的发现，早已存在于中国古老的文化之中。荣格认为：卫礼贤通过自己的工作，在东方与西方文化之间架起了一座桥梁，使得中国几千年的古老文化得以在欧洲传播发扬。

荣格评价卫礼贤说："维尔海姆（卫礼贤）

的工作，给我们带来了中国文化的基因，是以从根本上改变了我们世界观中的中国文化基因。""事实上，我认为维尔海姆给了我无限的启迪，我所受他的影响，远远越过了其他任何人。"并由此断定："东方是一个宝贵的源泉。"他说：卫礼贤是中国精神伟大的阐述者。（卫礼贤、荣格《金华养生秘旨与分析心理学》）

在《金花的秘密：中国的生命之书》英译本（*The Secret of the Golden Flower：A Chinese Book of Life*）序中，他认为："这本书不仅给我们提供了一个认识东方的崭新途径，它还强化了在西方发展起来的关于心灵方面的一个观点。……剥开其古老的外衣，'金华秘旨'就是隐存于心灵之中的各种生长力的秘密。"金花是指道宗练功时，通过禅坐和沉思，在体内出现的一种神秘光感，它导致一种精神的顿悟，一种智慧的升华，金花即内丹。"《易经》中包含着中国文化的精神与心灵，包融着几千年来中国伟大智者的共同倾注，历久而弥新，至今仍然对理解它的人，展现着无穷的意义和无限的启迪。"

荣格与卫礼贤都反对把科学当作理解问题的唯一方式，而忽视东方洞察生命的直觉力量。他们认为东方把一种更宽广、更高明、更深刻地去理解事物本质的方式摆在世人面前——那就是通过生活去理解。这种东方的"实在论"是以高度发展的中国精神和行之有效的洞察力为基础的，而非某种神秘的直觉。荣格说："中国人对于生命体内部与生俱来的自我矛盾和两极性一直有着清醒的认识。"

无论如何，荣格和卫礼贤认为西方心理学的出现为东西方文化的沟通提供了工具，否则西方人将很难理解中国之道。荣格试图从心理学的内涵来界定中国的一些基本概念，如，"道""阴阳""性命""魂魄""洗心"等。

道：荣格认为"道"字由"首"和"走"组成，"首"可以引申为意识，"走"可以视为沿着某种道路行走。因此"道"的含义是有意识地行进，或自觉的道路。而翻译成 the way（道路）、providence（苍天）、god（上帝）等都是不确切的。"道"，这个中国文化中最神奇的观念，成为荣格分析心理学的内在基础。

性命：性是光和火。从"心"，从"生"，其所感所触源于五官对外界的不自觉的超验与超意识。它与"命"（生命本能）同是宇宙的本原。道教的修性命则是对"意识"和"本能"的强化。

阴阳：二者同源于不可分的"一"，且只在现象世界里起作用。阳表现为主动的本原和条件；阴作为被动的本原，是受制约的。

魂魄：卫礼贤认为魂魄是两种心灵结构，其中，魂属阳，译为 animus；魄属阴，译为 anima。魂居于两目，魄居于腹部；魂朝气蓬勃，魄则为俗欲所束缚，而胜利者往往是魄，为情欲所驱使的魄，将迫使魂，即理智为它服务。在某种程度上它们分别代表脑神经系统和太阳神经丛系统。荣格更愿意把魂译为 logos，代表意识和理性清晰的男性特征；而 anima 作为阴性灵魂可以定义为意象或原型，是男人与女人全部体验的组合。即"魂"是非人格的，具有普遍的意义；而"魄"则是属于个人的鬼魂，是自主系统人格特征的一个表象，是一种超验的感觉，完全通过个人的情绪来表现自身。

中医的五藏神说，与上述心理学描述有异曲同工之妙。中医认为魂为肝神，魄为肺神，肝为木，肺为金，魂的强大将有利于心神的生发（木生火），理性与智慧就会昌明；而魄的强大则会有利于肾气、肾志的生发（金生水），肾志属先天，不可控，而且金克木，魄的强大对魂将有克制作用，削弱魂的力量，使它不能发挥作用。

洗心：一种体验，一种切身的感受，一种信息，一种身体力行的实践。

他们二人还从心理学的视角解释了中国八卦。

震卦：是雷，是苏醒（arousing），是一切运动的开始。

巽卦：是风，是木，是实在的能量（reality-energy）向理念形态的流动。正如风可以弥漫到每一个角落，巽的性质是全面地渗透，并创造出认识（realization）。

离卦：是太阳，是火，是明亮，是坚持，是理性。

坤卦：是地，是接受，是两个基本元素之一，即阴。

兑卦：是湖，是雪，是快乐，是阴的最后形态。

乾卦：是天，是创造，是强壮，是两个基本元素之一，即阳。

坎卦：是水，是深渊，是爱欲。

艮卦：是山，是静立，是冥想的象征，是生死交会、新陈代谢之所。

总之，从与卫礼贤合著《金花的秘密》开始，荣格心理学的发展在许多方面与道家思想相吻合。荣格曾说："道家形成了具有普遍性的心理学原则。……最大而又几乎不可逾越的困难，在于用什么样的方式与途径，引导人们去获得那不可缺少的心理体验，能够正视与面对那潜在的真理。这种真理是统一的，并且具有一致性。我只能这样说，道家是我所知道的对这一真理最完美的表达。"（戴维·罗森《荣格之道》）

荣格用他的心理学和实践反映了道家的基本思想，即：降低意识自我的位置，恢复人性自我的本来面目，回归道的永恒之路。他不仅提供了一种沟通东方与西方心理观的途径，而且为不同语境中的思想交流能否真实地发生提供了一个可贵的样板。既然"人类存在的唯一目的就是在纯粹的自在之黑暗中点燃光明之焰"（《荣格心理学纲要》），那么，无论东方和西方，只要我们拥有谦逊的自我及真正的自性，我们都可以承担起创造性的人生。

（五）李约瑟的贡献

英国科学家、著名科技史研究专家李约瑟（1900—1995）（图8-5）博士是中国人民的老朋友，由他主编的《中国科学技术史》（*Science and Civilisation in China*）是世界人民了解中国古代辉煌的科技成就的一个重要的窗口。他试图用大量的史实让世界人民能公允地评价中国文化

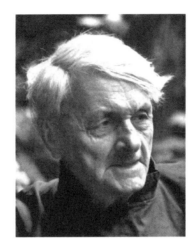

图 8-5　李约瑟

中的科学技术包括医药学在人类历史上的地位和意义。

他从 1934 年开始致力于中国语言和文化的研究，他曾经作为英国驻华大使馆科学参赞在中国生活了四年，随后他在剑桥建立了一个卓有成效的跨国群体，其中有剑桥大学的鲁桂珍女士，有何丙郁先生，此外还有波兰、法国、美国、加拿大等国的专家学者。当时人们怀疑中国文化在科技与医药方面对世界所做的任何贡献，而李约瑟等人的工作则在于用事实说明中国是世界文明的发源地之一，并且东方的发现与文明大大有助于欧洲的发展。正是世界文明的交流与互动促成了当今世界文明的繁荣与昌盛。

李约瑟指出：

在数学方面，中国是世界上最早使用十进位，并用空位表示零的国家。但中国是代数思维而不是几何概念，因此在物理观念上始终恪守原型理论，坚信宇宙万物都是受阴阳波动变换而呈循环往复的运动状态。

天文学方面，在西方文艺复兴之前没有一位天文学家像中国的天文观测者那样执着而精确。

在生物学领域，中国最早采用"以虫攻虫"的方法来使农民获益。在公元304年西晋嵇含所著的《南方草木状》一书中就记载了种植橘林的南方人用特种蚂蚁防治各种害虫的办法。

李约瑟等人花了极大的篇幅记述了中国在医药方面的贡献。其中，有对中国古代长寿之道与世界医学的比较研究；有对针灸理论及其发展史的研究；有对中国炼丹术及化学的研究等。他们已经敏感地意识到了中医理论中的几个核心问题，如循环理论及时间要素。他们把《素问》翻译成 *Questions and Answers about Living Matter*（《生命之问答》），把《灵枢》翻译为 *Vital Axis*（《生命轴心》），指出在这些书及《难经》《太素》中，都有气血循环原理的精确描述，而这种循环又与昼夜时间循环有时间上的一致性。总之，在李约瑟看来，"中国的哲学本源实质是对时间现状及重要性一成不变、永远接受的有机自然主义思想"（李约瑟《中国古代科学》）。有机自然主义思想是李约瑟对中国古代科学最有意味的评介。

二、中西医学的交流与呼应

西方医学的传入得益于在华传教士，医药和教育素来是西人在华传教的附庸和工具。利玛窦在《西国记法·原本》中说："记含有所，在脑囊，……人脑后有患，则多遗忘。"这是最早介绍到中国来的西方关于脑是有记忆功能的记载。在来华的外籍医生中，英国医学传教士合信（1816—1873）是最早对中西医学进行比较研究的代表性人物。合信编译的《西医五种》，其中《西医略论》有"中西医学论"一篇，从解剖学和医学教育两方面比较了中西医学的长短。他认为西方医生犹如中国进士必须屡次考试中第方能行医于世，地位高且所学精益求精；中国医生既无国家考试，又不显荣，故所习难精。西医重解剖，中医则应创设医局，考试医生，明令解剖尸体。

（一）医学概念问题

　　西方医学传入中国后，医学名词的统一和标准化是早期西医传播中亟待解决的问题。由于中西方医学是两种不同的医学体系，所以在译述西医书籍时有很多名词和术语难以找到恰当的、与其相对应的中医词汇，并且还有大量的中医学没有的名词。这不仅是当时的一个大问题，也是现今中医药走向世界的一个大问题。在不同的文化语境下，如何找到二者沟通和对话的方式，是现代中医学的最大困境。最初的解决方式是西方人努力向东方靠拢，而中国的反应却是要向西方靠拢，并且这种趋势越来越严重，在某种意义上说，放弃自我不仅是中国医学的灾难，也是整个中国文化的灾难。

　　1847 年，美国浸礼会医学传教士德万（Thomas T. Devan）在香港出版 *The Beginner's First Book in the Chinese Language*（*Canton Vernacular*）[《中国语（广东话）启蒙》]，收录了英汉对照的解剖学、药物和疾病的名词与术语，这是翻译中国医学术语的第一次尝试。基督教伦敦会的医学传教士德贞不仅在北京开办了著名的"双旗杆医院"，而且编著有《医学词汇》一书，他搜集了中医学著作和《康熙字典》中涉及人体解剖的名词，认为有些医学名词可以直接采用中医学中原有的词汇。他在书中还比较了中医学与古代西方医学，讨论了中国医学和生理学的哲学基础。

　　最初的医学翻译以贴近中国医学的方式进行。1886 年，在华的部分医学传教士在上海成立中国教会医学会（China Medical Missionary Association），简称博医会，并承担起统一医学名词的责任。1890 年 5 月，博医会召开第一届会员大会，其中心议题就是医学名词统一问题，名词委员会率先成立，认为完整、准确的名词体系是科学知识进步的标志，并把准确、简明、文雅作为翻译的标准和次序，而且要考虑到汉语的习惯和特征，以便于中国人接受。

20 世纪初，西医名词的使用主要分为两派，一是博医会名词，一是日本名词，两派互相排斥，不利于学术的发展。博医会认识到这个问题后，采取了一系列的措施，首先是意译法，即从英、汉字典中寻找意义相同的词汇：yeast 翻译为酵母，vinegar 译为醋。其次对有的名词采用直译法，并根据汉语习惯来修正译名：蝴蝶骨改为蝶骨，小腿骨改为胫骨，船骨改为舟骨等。

博医会还对日本医学名词在中国的影响予以关注，如他们将原先的"核"（gland）改为日译"腺"，由肉旁加泉水构成，无论是用于分泌系统还是排泄器官，均较准确。"细胞"（cell）一词也取自日译，显然比西人原译的"珠"好。1908 年，博医会编辑出版了《英汉医学词典》和中文的《医学词典》，它们是名词委员会工作的集大成之作，曾多次再版，有着广泛的影响。

1933 年，当时的中央国医馆也开始着手统一中、西医病名工作，同时引发了一场全国性的争议，争议的参与者都是中医，其焦点在于统一病名采取何种标准。施今墨、陆渊雷一派认为"今若新造病名，必不能异于西医。能异于西医，即不能合于科学。……西医现行之病名……已入科学方式"（《中央国医馆学术整理委员会统一病名建议书》，载于《医界春秋》第 81 期，1933 年），由此引发争议。

章太炎认为"改易不必纯取西名"（章太炎《对于统一病名建议书》）。

恽铁樵则强调中西医体系不同，统一病名当以中名为主。他指出："中西医学基础不同。外国以病灶定名，以细菌定名，中国则以脏腑定名，以气候定名，此因中西文化不同之故。"他认为科学是不断进步的，不能认为现在的科学就是永恒的真理。世上的真理只有一个，但认识真理的方法却不止一个。西方科学不是学术的唯一途径，东方医学自有其立脚点。如果以西名为主，中医学说则名实不符，长此以往，破产的不仅是中医学说，中国文化也有不安之虞。他主张《内经》不可废，热病病名另提讨论，微菌学加入国医学当从缓等。（恽铁樵《对于统一病名建议书之商榷》）

吴汉仙强调中医的主体地位。他以真心痛、心悸为例，认为"国医学理，深远微妙，绝非机械式论断所能测度者"。因此，不能废中医气化之理而用西医机械式治疗。

中医界如此强烈的反对情绪，使得国医馆统一病名计划告吹。反对者将其计划比作秦火，旨在灭亡中医。因为中医诊断以证为主，病居其次，其指导思想和精髓在辨证论治。病名若依西医加以统一，势必抛弃辨证论治。

（二）中药学与植物化学

李约瑟博士称："中国药物学的一大贡献是从麻黄中提炼出了麻黄碱。"（《李约瑟文集·世界科学的演进》）

1914年，英国将大黄记述于《药典》中。第二次世界大战期间，人们急需能代替奎宁的高效抗疟疾药，因而对能治疟的中药"常山"进行了研究。

中药与植物药有着重要的差别：

（1）中医药有系统而完整的理论，遣方用药有规律可循；西方植物药仅凭零散的经验使用。

（2）中医药早在两三千年前就建立了一定的医事制度，是一个历史悠久的行业；西方植物药在近几十年之前从未形成过行业。

（3）中药讲究炮制，讲究药物四性五味和归经；西方植物药仅应用生药，不懂炮制后药性之改变。

（4）中药多用复方，讲究君臣佐使；西方植物药一般用单味药，偶用复方，多则四味，亦无君臣佐使之说。

（5）几千年来，中医药一直是我国唯一的医疗保健体系，直至今天，无论大病小病、急性病慢性病，均可依赖中医药；而西方植物药仅用于可以自我诊疗的轻浅病症。

西医药是随着枪炮进入中国的，是文化侵略的一部分。想当初，日本占领我国东北后的第一件事就是强迫中小学生学日语。没有文化的民族是愚蠢的民族，丢弃自己文化的民族是难免要灭亡的民族。今后世界的冲突，恐怕主要集中于文化的冲突。

纯粹的西化之路，只能导致我国传统文化的衰落，而中医药又是首当其冲，因为中医药是中华民族传统文化的集中体现。

（三）震惊西方的经络

1972 年初夏的一天，上海第二医学院附属第三人民医院（也就是现在的仁济医院）手术室无影灯下，医生们正在为一名儿童施行体外循环心脏内直视手术，奇怪的是这次手术没有按惯例先注射麻醉药物，而是在患儿身上扎了几根银针。这名儿童也没有处于全身麻醉的昏迷状态，而是非常清醒地看着医生在自己身上动刀。主刀医生问他："痛吗？"他回答："不痛。"是什么力量使这名儿童不知疼痛？原来就是这小小的银针！原来是针灸麻醉的神奇！1982 年以后，卫生部开始对各种针刺麻醉进行鉴定，首先通过了针刺麻醉甲状腺手术，这是我国针麻史上第一个经部级鉴定的针刺麻醉成果。其后，针刺麻醉下的胃大部切除术、肺切除术、颅脑手术、子宫切除术、颈椎前路骨科手术等，都通过了鉴定。一根小小的银针引起了世界的震惊。

让西方人接受经络与针刺实际上是件很不容易的事，最简单的例子就是：当初在美国用针灸给人治病，是伤害人体，是犯罪。1972 年，尼克松访华目睹了针刺麻醉的神奇效果，此后加上记者的渲染，美国专家的考察，美国才接受了针灸。但针灸在西方被广泛接受并不意味着中医药理论的全方位大胜。

许多年前的一部电影——《刮痧》就讲了一个发生在美国密西西比

河畔圣路易斯城的故事，主人公许大同先生五岁的儿子丹尼斯闹肚子发烧，在家的爷爷因为看不懂药品上的英文说明，便以中国民间流传的刮痧疗法给丹尼斯治病，而这就成了许大同虐待孩子的证据，接连不断的灾难噩梦般地降临，原来美好幸福的家庭转眼间变得支离破碎，努力多年以为已经实现了的美国梦被这场从天而降的官司彻底粉碎……

电影《刮痧》"刮"出的其实是中国人和美国人、中国文化和西方文化的差异，它既是浅层次的习惯差异，更是隐藏在背后的思维方式的差异。对待丹尼斯闹肚子发烧，西方人要用内治法，中国人则用外治法。外治以中医经络学说做指导，通过外治方法达到内治目的。通过疏通经络，打开体内邪气向外排泄的通道而驱除了体内的邪气，那么正气自然就上升了、加强了，人的身体也就健康了。中医有一句名言："有诸内必形诸外。"内在的疾病一定会反映在外表，所以通过外在表现可以揣测内在的病理变化，这叫作"司外揣内"。同样通过外在的治疗也可以达到内在治疗的效果。外治法不用药物，没有药物毒副作用，这种"非药物疗法""自然疗法"正在当今世界兴起。

也许说不清的不仅仅是刮痧，经络、气、精等都说不清。因为两种文化的背后有漫长的历史，同样是电影里的一句话：道不同不相为谋。电影在最后也试图说清楚："刮痧可以造成局部毛细血管扩张……重建人体生理循环。"但这是讲给外国人的说法，与真正的中医理论相差甚远。张介宾说："五脏（藏）之系，咸附于背，故向下刮之，则邪气亦随而降……毒深病急者，非治背不可也。"这才是刮痧能治病的意义所在。

三、东方的回归

几乎可以这样说：20 世纪是东方遭遇西方的时代，21 世纪却是西方遭遇东方的时代。

（一）东方与西方

1. 文化与个性

中医文化从本质上说是一种人类生命文化。它要求从人的生命存在出发去考察与生命存在息息相关的社会存在、文化存在，要求从人的生命健康与疾病和诊治法则出发去诊治人类社会文化的"疾病"，要求不仅对生命、社会、文化做出符合人性的解读，而且要进一步促进人类群体的健康行为方式和人类社会的健康文化的发展。从这个意义上说，"中医文化学"与20世纪70年代西方兴起的"医学人类学"就十分接近了。

1956年，英国学者里杰斯特在论文中使用了"医学人类学"一词；1959年，印度学者哈桑和普拉萨德也在论文中使用了这个词，哈桑和普拉萨德首先提出的定义为：医学人类学是"'人类科学'的一个分支，它从了解人类的医学、医学与历史、医学与法律、医学与社会，以及公共卫生等问题入手，研究人类的生物学方面和文化（包括历史）方面的问题"。1973年，美国学者利班（R. W. Lieban）指出医学人类学"包括对受社会文化特征影响的医学现象和从医学方面来阐明的社会文化现象的研究"。1978年，美国医学人类学家福斯特（G. M. Foster）、安德森（B. G. Anderson）将医学人类学定义为"涉及保健与疾病的各种正规的人类学活动"，包括从生物学和文化角度研究人类行为与保健和疾病的水平之间的关系，生物学现象和社会文化现象与健康之间的关系等。

从文化学角度看，中医和西医是两种不同的文化形态，人类的文化形态是多元的，并没有什么高低、上下、优劣、先进落后之分，所谓的"西方文化中心论""西方文化优等论"是必须否定的，后现代文化的特征之一就是"多元并存"，中医学作为一种独特的文化形态是不应该让它消亡的。有中医说得好："我们认为中医与西医不能简单地、机械地用'先进'与'落后'来定位……譬如，能说太极拳比广播体操落后吗？能说京剧比西洋歌剧落后吗？能说国画比西洋油画落后吗？能说二胡比小提琴落后吗？"

我们应该通过对中医与传统文化的相关研究，明确中医文化的内涵，探讨中医理论体系的形成、发展的心理文化背景、哲学基础及与其他学科的关联，揭示中医学发展中的内在和外部规律。从文化角度讨论中医理论的科学性及不足，为中医理论的深层次科学研究提供自身的思维模式，为中医未来发展提供战略规划。

2. 中医与西医

关于中医与西医，已故的中医理论大家任应秋教授曾有一个妙喻，他说："好比现代交通发达，有飞机、轮船、汽车、火车，但也有小毛驴在爬山路。西医再科学，再现代化，也代替不了中医这头小毛驴。"仔细想来，自动化机械有机械力学的原理，小毛驴爬山负重有生物学原理，各有各的科学原理。因此，中医与西医，不是科学与非科学的分野，而是研究对象、方法和策略的分野。

面对同一个患者，中医和西医大夫看到的是不同的情况。已故全国名老中医赵锡武大夫生前诊治的一个病例发人深省：一位老妇因便秘20多天住院，西医疑为肠道肿物，剖腹探查未见异常。而患者从此每日腹泻，发低烧不已。最后确诊为"肠道菌群失调"，常规需肛灌健康人新鲜粪汁，但为老妇所拒绝。后经赵老诊断为"太阳阳明合病"，投以"葛根汤加减"，三剂而愈。如果把肠道菌群比作"青草"，那么滋生"青草"的肠道就好比"土壤"。西医大夫看到的是："草"没了，因此要播种"草籽"——接种健康人的肠道菌种；中医大夫看到的是"土地"已经沙漠化了，解决的办法是兴修"水利"，改良土壤。只要土地肥沃，水源充足，肯定是"野火烧不尽，春风吹又生"！两种医学理论，两种诊疗手段，最终都有可能治好病，但认识问题的方法差别却如此之大!

中、西医学是完全不同的学术体系。中、西医学在基本概念、理论等方面的差异是客观的、全面的、深刻的,二者不能混淆,也不能简单地判定孰优孰劣。而对"天人合一"问题的讨论不仅让我们看到中西文化根源上的分野与不同,而且也让我们看到中、西医学的过去与未来。"天人合一"可以使我们免于极端怀疑论的困扰,由自我的存在可以推知天地万物的真实不虚。而自我修养的最终目的是自我求取在人伦秩序与宇宙秩序中的和谐,这也是中医医道的最高境界是养生而非治病的根本所在。养生的根本在于激发一种与生俱来的自觉的能力,它靠的是自我的努力,督促自我不断地修整、上进。

因此,中西医的根本分歧是,它们是在不同的文化背景和哲学基础上产生的医学:实体是西方哲学最核心的范畴;中国哲学不重物质实体,而重关联实在。

中医是关于人的生命过程及其运动方式的相互关联的学说(与西医对象不同)。强调生命的动态统一与和谐,即形气相感,形神合一。

第一,它是治人的医学,以病人为本。

"人为本,病为标",病人是治病的根本。"方技者,皆生生之具。"(《汉书·艺文志》)方技,有狭广二义:狭义指医药,广义则泛指医、卜、房中、星相、神仙之术,这些都是使生命长生的工具。"医者,意也。""意也"来源于"医者,理也;理者,意也",这句话最早出现在《子华子》里,是春秋末期晋国程本所著。程本,字子华。这些最早的关于医学的定义是我们学习中医、理解中医的要旨。

第二,以调动人体自愈力为主。

重视人体的自我康复能力和人体的再造功能。

第三,治疗方法强调身心互动。

通过对身心的调整来达到健康,从来都不忽视心灵对生理的影响,是一种整合疗法。

第四，在其分支道教医学中，讲究充分调动人的念力。

认为人的意念能够对生物体产生影响，意念力越强，对人的生理影响就越大。认为人的念力能够加速或放缓人体细胞的生长。

第五，重视人文关怀。

强调生命和对生命的直接探索，重视交流与对话。

西医是关于人的生命结构及其功能的学说。它人为地分裂了精神和肉体，它的治疗观是切除病灶，改变病理，取代和干扰人的生命活动。是讲究定性、定量、定位的学问。

目前，西医治疗学存在四个难题：

第一，人不是主体，医生是主体。

患者与医生的交流越来越少，其媒介——检测仪器的作用越来越大。但人并不是靠指标活着，而是靠感觉在生活。

第二，以确认疾病为前提，误诊率越来越高。

这会造成医药的大量浪费，并对病人造成不必要的伤害。

第三，大量使用抗生素。

西医专家已经开始恐慌他们的对手——微生物具有极强的进化优势。据称，发现青霉素仅一两年，第一批耐药生物便出现了。从那时起，西方医学就陷入了一场生物学领域的"军备竞赛"。一些医学专家不无忧虑地说："一旦所有的致病微生物对抗生素都产生了抗药性，那将是公共卫生领域的一场灾难。"如果人类无法根绝有害病毒的存在，那么西方医学与病毒之间的硬性对抗，将会迫使他们永远陷入这场无休止的战争。

第四，用药物代替人的自愈力。

现在整个社会文化都在鼓励吃药，滥用药物的趋势越来越严重，以至于出现由药物依赖而造成的精神疾患。有资深专家统计分析认为：药物的治疗在诸多因素中其实对健康的维护作用只占了8%，而身体自我康复能力对健康的维护则达到了50%之多。此外，药害的肆虐也使深受其害的发达国家百姓不寒而栗。

21 世纪人类正面临四大健康忧患：

第一，生活条件、物质条件、医疗条件大大改善，人类身体素质反而下降，体质日益衰弱。

第二，过分讲究卫生、讲究舒适，使机体接触病原体的机会减少，抵抗力下降。

第三，环境污染，生态失衡，威胁到人类的生存和繁衍。

第四，交通便捷，来往频繁，使疾病扩散机会明显增大，新的病原体不断出现。

的确，随着现代科学技术的迅猛发展，伴随着人类社会物质、精神生活的提高，生活方式的改变，自然生态环境的恶化，人类的疾病谱发生了结构性变异，人类受到现代综合征、癌症、心身疾病、医源性疾患等的困扰，这就更需要全人类的携手合作来抵消掉各自的局限性。无论如何，只有两三百年历史的现代医学，目前还难以全面评价并认识具有几千年历史的中医文化。但我们必须清楚的是，古老的中医与年轻的西医都是我们人类航程上的守护神，如何实现医学的跨文化沟通，如何在21 世纪使中医大有作为，使伟大的中医医道复兴、昌盛，是我们的目的所在。

（二）现代物理学与东方之道

当我们对中医学妄下"唯心主义"或"玄学"等特定意义的结论时，我们应该对整个世界文化有更缜密的反思。当我们设法将中医学从"经验"之学中剥离出来而纳入"现代科学体系"的时候，现代科学的前沿却已经开始神往东方之道。

1. 现代物理学与中医学

现代科学是从 17 世纪开始的，笛卡儿、牛顿将世界一分为二：形而上学与形而下学，人为地割裂了物质与精神。而在东方则始终强调宇宙的基本统一性，宇宙是不可分割的实在，是生命有机体，既是精神又是物质的。人们追求的最高目标是认识这种统一，并使自己与终极的实在归于统一。

19 世纪后半叶，人们受实证科学的支配，并迷惑于实证科学所造就的"繁荣"，只见事实的科学造就了只见事实的人，而存在主义的兴起则是用非理性主义反对理性的实证主义。

实际上，从 20 世纪初，经典物理学就已经乌云密布。1900 年，普朗克公布了其推算出来的普朗克黑体公式，标志着量子论的诞生和新物理学革命宣告开始。1905 年，爱因斯坦发表《论动体的电动力学》，并据此建立了狭义相对论。1927 年，不确定性原理出现。然后随着靴祥假说的问世，使现代物理学最终放弃了机械世界观，由一组具有基本性质的基本实体构成的牛顿的宇宙完全改观。

于是场、信息、概率等新的概念向我们袭来。人类不得不改变以往对事物的观念，世界的新面目开始呈现。

这一切变革中最伟大的变革是从科学的客观主义向超验的主观主义的转变。超验主义的核心是"超验"，即超越感官经验和理性思维而直接认识真理。超验主义者认为，人类内在的灵性和直觉能够带领人们获得更深刻的见解和更高的境界，认为人类世界的一切都是宇宙的一个缩影，认识客观世界的最佳方式是询问主观直觉，强调人的内在精神体验。

现代物理学的概念与东方思想有着惊人的平行性，但一个是从外部世界出发，代表的是一种理性的能力；一个是从内部世界出发，代表的是一种直觉的能力。

按照量子场论，场是连续的，在空间中无所不在，但它又是非连续的，具有"粒子性"，二者是矛盾的，是同一实在的不同方面，而其统一是在运动进程中实现的。在中国哲学中，"气"的概念明确地表达了场的思想。场，或说"气"，不仅是构成所有有形物体的基础，而且还以波的形式传递它们之间的相互作用。

沃尔特·瑟林说："场无时不在，无处不有，永远无法去除，是一切物质现象的载体……粒子的存在和消失只是场的运动形式而已。"这与中国张载所说"太虚即气，则无无"的观念非常相近。

从生（生命状态）到死（非生命状态）之间到底丢失了什么？现代科学的解释是，丢掉了粒子的振荡，即辐射。这可能是对经络现象无法通过尸体解剖找到的最好的阐释。

量子物理学家玻尔说：要描述原子内部粒子运动很可能需要类似于中国的老子说过的那种语言。这不仅仅是对老子的尊重，更是一种存在的真实。

2. 关于现代与传统的反思

多年前，我在北京中医药大学开设了一门选修课——"中国古代文化与传统中医学"，其中感慨颇多。因为现代性与传统性的冲突与联系始终是困扰广大学生的一个问题。是固守传统，还是坚持现代化？在全球化的热潮下，文化如何保持自己的个性等问题，十分严峻地摆在每一个学子面前。一位美国总统在观赏西安古城后说，中国要在几十年中建成美国那样的城市，是很容易的事，但他们要建成西安和北京那样有文化底蕴的城市要花上几千年。而我们中国人现在正在做的事，是忘却传统，追在别人的身后，造就一个没有文化个性的、被"化"掉的新事物。

通常，人们习惯于把"传统"与古老的事物等同起来，即将传统作为一个"过去"的时间概念来理解。如果传统仅仅是历史上形成的或曾有过的事物，处心积虑地研究传统就没有必要。事实上，传统是一个开放的动态系统，它是在时空中延续和变异的，它存活于现在，连接着过去，同时也包蕴着未来，因此，我们才有可能在现实中研究传统。

所以，探讨现代社会和现代性离不开对传统的思考，这不仅因为我们需要在与传统的对比中认识现代性，而且因为二者确实存在着内在的关联。正如英国社会学家安东尼·吉登斯指出的那样：现代性在消解传统的同时又在不断重建传统。

当今是科技文明的时代，它带给我们空前的物质财富，但同时也建立了一种对物质利益无限追求的世界观。传统社会的人更关心的是追求美德和思想上的卓越。近代科学与一切传统文化是截然不同的两种"范式"。

事实上，现代性的核心要素和工具——科学及其权威的光环正在面临着与传统同样的命运："没有什么是神圣的"这一原则是普遍性原则，科学权威也不例外。反观历史，我们发现，科学史上充满了科学的非理性行为：魏格纳的大陆漂移说、罗巴切夫斯基的非欧几何体系都曾被主流科学排除在科学之外。中国在 20 世纪 50 年代批判过摩尔根的遗传学，20 世纪 60—70 年代批判过相对论和量子力学。因此，近代科学是极为不宽容的、排他性的、物质化的、反传统道德的。而传统文化注重精神和人的内在道德律。从哲学上讲，一百多年来试图证明科学可靠性的努力都已经失败。人类理性思维的局限性正在走向突破。

实际上，所谓科学，某种意义上是指一种精神追求，是一种对绝对性或神性的渴望。而现代中医学的所谓现代化恰恰忽略了西方科学的精神成分而过多地强调科技，西方如今已经不把科技当作正面的价值了：生态的破坏、原子弹毁灭的危险、能源危机等对人类文明的威胁已经使人们认识到科技对人类的主宰与控制，而中国原始道家则早已指出人的这种异化的可怕后果。因此，我们必须牢记，现代化并不等于西化，现代化不必在价值取向上以西方文化为准则，民族文化才是最经得起时间考验的精神力量。

无论如何，传统对于有着悠久历史的中国而言，是异常沉重的。我们关于过去的"集体记忆"可谓太多太多，而西方的现代语境又与我们的传统截然不同。但整体地看，中国的价值系统是经得起现代化乃至后现代的挑战的，中医亦如是。

我们民族一百多年来的现代化进程使我们对传统怀有极其复杂的心理感受，真可谓爱恨交织，哀怒有加。对于传统，我们形成了三种"势力"：

第一种是激进的反传统，全盘西化。

第二种是为某种功利目的而鼓吹弘扬传统。

第三种是视传统为亘古长存的不变法宝，期盼中国文明君临天下。

其实，传统是一个文化的结构整体，不能实用主义地"取"和"弃"，这会导致整个文化大厦的倾覆。

当我们对自己以往的传统充满疑虑之时，我们也必须警惕。在全球化过程中，被"化"的并不只是经济，还有其自身的文化、价值体系，乃至整个社会建构。欧美发达国家"全球化"目标的本质当然是西方化。当自己的利益和文化受到损害时，如果我们还满足地自说自话，一厢情愿地以为可以搭乘着"全球化"的大船遨游五洲，那么，我们就在犯历史性的错误。

无论如何，全球化的过程，是国家间、跨国公司间、国际资本间各种利益的不断调整和组合，是百舸争流的残酷竞争，是人、财、物的综合较量，但归根结底是人的较量、文化的较量。辜鸿铭曾言："要估价一个文明，我们最终必须追问的问题，不在于它是否修建了和能够修建巨大的城市、宏伟壮丽的建筑和宽广平坦的马路；也不在于它是否制造了和能够造出漂亮舒适的农具、精致实用的工具、器具和仪器，甚至不在于学院的建立、艺术的创造和科学的发明。要估价一个文明，我们必须追问的问题是，它能够生产什么样子的人（What type of humanity），什么样子的男人和女人。事实上，一种文明所生产的男人和女人——人的类型，正好显示出该文明的本质和个性，也即显示出该文明的灵魂。既如此，那么这一文明中的男人和女人所使用的语言，也将表明该文明中男人和女人的本质、个性和灵魂。"（《中国人的精神》）

诺贝尔物理学奖得主、耗散结构理论的提出者普里高津指出："中国传统的学术思想着重于研究整体性和自发性，研究协调与协和。现代新科学的发展，近十年物理和数学的研究，如托姆的突变理论，重正化群，分支理论等，都更符合中国的哲学理想。"因此，"中国思想对于西方科学家来说始终是个启迪的源泉"，"我相信我们已经走向一个新的综合，一个新的归纳，它将把强调实验及定量表述的西方传统和以'自发的自组织世界'这一观点为中心的中国传统结合起来"（张岱年、方克立等《中国文化概论》）。有人已经预言：网络时代真正到来之时，城市向乡村的反向运行可能会发生，到那时，城市存在的唯一用途便是作为一片废墟和遗迹让后人凭吊，让后人知道落后的前人曾在一个受到怎样污染的环境中生存……

　　这，也是对传统回归的一个预言。

参考书目

〔清〕陈士铎：《本草新编》，人民卫生出版社，2008 年。

〔清〕吴谦：《医宗金鉴》，人民卫生出版社，2006 年。

〔北宋〕司马光：《资治通鉴》，中华书局，2007 年。

〔清〕陈寿祺编：《五经异义疏证》，上海古籍出版社，2012 年。

〔元〕脱脱等撰：《宋史》，中华书局，1985 年。

〔北宋〕程颢、程颐：《二程遗书》，上海古籍出版社，2000 年。

〔东汉〕郑玄笺：《毛诗》，上海古籍出版社，2003 年。

〔西汉〕刘安：《淮南鸿烈解》，中华书局，1985 年。

〔唐〕司马贞：《史记索隐》，中华书局，1991 年。

〔北宋〕李昉、李穆、徐铉等：《太平御览》，上海古籍出版社，1994 年。

〔北周〕庾秀才：《唐开元占经》，上海古籍出版社，1990 年。

〔东晋〕郭璞注：《山海经》，中华书局，1985 年。

〔西汉〕扬雄：《方言》，中华书局，1985 年。

〔唐〕李鼎祚：《周易集解》，上海古籍出版社，1989 年。

〔西汉〕戴德：《大戴礼记》，中华书局，1985 年。

〔西汉〕刘向：《说苑》，中华书局，1985 年。

〔东晋〕郭璞注：《尔雅》，中华书局，1985 年。

〔西晋〕孔晁注：《逸周书》，中华书局，1985 年。

〔北宋〕欧阳修：《欧阳文忠公集》，上海书店，1989 年。

〔南宋〕鲍云龙：《天原发微》，上海古籍出版社，1990 年。

〔南朝梁〕顾野王：《大广益会玉篇》，中华书局，1987 年。

〔东汉〕郑玄注，〔唐〕孔颖达疏：《礼记注疏》，上海古籍出版社，2016 年。

〔东汉〕刘熙：《释名》，中华书局，2016 年。

〔西晋〕皇甫谧撰，〔宋〕林亿等校：《针灸甲乙经》，商务印书馆，1955 年。

〔明〕徐春甫：《古今医统大全》，人民卫生出版社，1991 年。

〔西汉〕扬雄：《太玄经》，上海古籍出版社，1990 年。

〔清〕赵学敏：《串雅内外编》，人民卫生出版社，2007 年。

〔南朝齐、梁〕陶弘景：《养性延命录校注》，中华书局，2010 年。

〔南朝宋〕范晔：《后汉书》，中华书局，1965 年。

〔西汉〕扬雄：《扬子法言》，上海古籍出版社，1989 年。

〔元〕陈致虚：《金丹大要》，上海古籍出版社，1989 年。

〔明〕李时珍：《本草纲目》，人民卫生出版社，1982 年。

〔东汉〕魏伯阳：《周易参同契》，中华书局，2014 年。

〔北宋〕张伯端：《悟真篇集注》，上海古籍出版社，1989 年。

〔清〕陈士铎述：《外经微言》，中医古籍出版社，1984 年。

〔北宋〕沈括、苏轼：《苏沈良方》，上海科学技术出版社，2003 年。

〔北宋〕张君房编：《云笈七签》，中华书局，2003 年。

〔东晋〕葛洪：《抱朴子》，上海古籍出版社，1990 年。

〔南朝梁〕陶弘景撰，王家葵辑校：《登真隐诀辑校》，中华书局，2011 年。

〔隋〕巢元方：《诸病源候论》，人民卫生出版社，1991 年。

〔唐〕孙思邈：《备急千金要方》，中医古籍出版社，1999 年。

〔唐〕施肩吾：《钟吕传道集》，上海古籍出版社，1989 年。

〔明〕陈献章：《陈献章集》，中华书局，1987 年。

〔南宋〕朱熹、吕祖谦：《近思录》，上海古籍出版社，1994 年。

〔西汉〕董仲舒：《春秋繁露》，上海古籍出版社，1989 年。

〔明〕张介宾：《类经》，人民卫生出版社，1995 年。

〔战国〕左丘明撰，（三国吴）韦昭注：《国语》，上海古籍出版社，1998 年。

〔南宋〕祝泌：《皇极经世理数钤》，明万历壬辰（1592 年）颍川李学诗校刊本。

〔清〕罗东逸、孙国中：《内经博议》，学苑出版社，2010 年。

〔东汉〕许慎：《说文解字》，中华书局，1963 年。

〔汉〕许慎著，〔清〕段玉裁注：《说文解字注》，上海古籍出版社，1988 年。

〔战国〕尸佼著，黄曙辉校：《尸子》，华东师范大学出版社，2009 年。

〔唐〕欧阳询著，汪绍楹校：《艺文类聚》，上海古籍出版社，1995 年。

〔三国·魏〕王弼、〔晋〕韩康伯注，〔唐〕孔颖达正义：《周易正义》，中国致公出版社，2009 年。

〔唐〕魏征等：《隋书》，中华书局，1973 年。

〔唐〕房玄龄：《晋书》，中华书局，1974 年。

〔西汉〕司马迁：《史记》，中华书局，2006 年。

〔东汉〕班固：《汉书》，中华书局，1962 年。

〔唐〕房玄龄注：《管子》，上海古籍出版社，1989 年。

〔东汉〕张仲景：《伤寒论》，人民卫生出版社，2005 年。

〔东汉〕张仲景：《金匮要略》，人民卫生出版社，2005 年。

〔唐〕王冰：《重广补注黄帝内经素问》，学苑出版社，2009 年。

〔春秋〕左丘明著，张宗友注：《左传》，中州古籍出版社，2010 年。

〔东汉〕郑玄注：《易纬通卦验》，中华书局，1991 年。

〔东汉〕郑玄注：《易纬乾凿度》，新文丰出版公司，1987 年。

〔明〕吴又可著，浙江省中医研究所评注：《〈温疫论〉评注》，人民卫生出版社，1977 年。

〔唐〕梁丘子：《黄庭经集释》，中央编译出版社，2015 年。

〔清〕徐大椿：《医学源流论》，中国中医药出版社，2008 年。

〔明〕李时珍著，王罗珍、李鼎校注：《〈奇经八脉考〉校注》，上海科学技术出版社，1990 年。

《竹书纪年》，中华书局，1989 年。

《康熙字典》，中华书局，1958 年。

《墨子》，上海古籍出版社，1989 年。

《韩非子》，中华书局，2007 年。

《道法会元》，华夏出版社，2006 年。

《神农本草经》，人民卫生出版社，1963 年。

《太平经》，上海古籍出版社，1993 年。

《道藏气功书十种》，中医古籍出版社，1989 年。

《阴符经》，上海古籍出版社，1990 年。

《周礼》，中州古籍出版社，2010 年。

《中庸》，吉林文史出版社，1994 年。

《论语》，中州古籍出版社，2004 年。

《礼记》，上海古籍出版社，1987 年。

《诗经》，上海古籍出版社，1987 年。

《墨记　墨经　墨史》，中华书局，1985 年。

《吕氏春秋》，上海古籍出版社，1989 年。

《荀子》，上海古籍出版社，1989 年。

《孟子》，上海古籍出版社，1987 年。

《清史稿》，中华书局，1977 年。

《周易》，上海古籍出版社，1987 年。

《道德经》，中州古籍出版社，2016 年。

《难经》，科学技术文献出版社，1996 年。

《庄子》，上海古籍出版社，1989 年。

《淮南子》，上海古籍出版社，1989 年。

《黄帝内经》，中医古籍出版社，1994 年。

《尚书》，中华书局，2009 年。

《淮南子》，上海古籍出版社，1989 年。

夏曾佑：《中国古代史》，河北教育出版社，2000 年。

黄夏年主编：《梁启超集》，中国社会科学出版社，1995 年。

李泽厚：《中国古代思想史论》，人民出版社，1986 年。

庄锡昌、顾晓鸣、顾云深：《多维视野中的文化理论》，浙江人民出版社，1987 年。

卢央：《易学与天文学》，中国书店，2003 年。

顾颉刚：《五德终始说下的政治和历史》，《清华大学学报（自然科学版）》，1930 年。

张其成：《易道：中华文化主干》，中国书店，1999 年。

余云岫：《医学革命论初集》，上海余氏研究室，1950 年。

余云岫、恽铁樵：《〈灵素商兑〉与〈群经见智录〉》，学苑出版社，2007 年。

彭光华：《中国科学化运动协会的创建、活动及其历史地位》，《中国科技史料》，1992 年。

李今庸：《中医药学发展方向研究》，湖北中医药学会编印，2002 年。

恽铁樵：《群经见智录》，武进恽氏铅印本，1922 年。

陆渊雷：《改造中医之商榷》，《中国医学月刊》，1929 年。

恽铁樵：《对于统一病名建议书之商榷》，《医界春秋》，1933 年。

章太炎：《对于统一病名建议书》，《医界春秋》，1933 年。

潘吉星等：《李约瑟文集·世界科学的演进》，辽宁科学技术出版社，1986 年。

张岱年、方克立主编：《中国文化概论》，北京师范大学出版社，1994 年。

〔德〕夏瑞春：《德国思想家论中国》，江苏人民出版社，1995 年。

〔德〕黑格尔：《历史哲学》，上海书店，2001 年。

〔英〕弗雷泽：《金枝》，大众文艺出版社，1998 年。

〔奥地利〕弗洛伊德：《性学三论·爱情心理学》，太白文艺出版社，2004 年。

〔德〕恩斯特·卡西尔著，甘阳译：《人论》，上海译文出版社，1985 年。

〔英〕李约瑟：《中国科学技术史》，科学出版社、上海古籍出版社，1990 年。

〔英〕李约瑟著，李彦译：《中国古代科学》，上海书店出版社，2001 年。

〔德〕恩斯特·卡西尔：《人论》，上海译文出版社，1986 年。

〔德〕卫礼贤、〔瑞士〕荣格著，通山译：《金华养生秘旨与分析心理学》，东方出版社，1993 年。

〔美〕卡尔文·S.霍尔、沃农·J.诺德拜著，张月译，李小江校：《荣格心理学纲要》，黄河文艺出版社，1987 年。

〔美〕戴维·罗森著，申荷永等译：《荣格之道：整合之路》，中国社会科学出版社，2003 年。

〔比〕伊·普里戈金、〔法〕伊·斯唐热：《从混沌到有序：人与自然的新对话》，上海译文出版社，1987 年。

后　记

　　这本书实际上是从我的教学笔记生发出来的。

　　在我从北京师范大学毕业被分配到北京中医药大学之前，我不知道这世上还有一本叫《黄帝内经》的书，也不知道《伤寒论》和《难经》。除了原始神话、诗词歌赋和哲学，我不知道对这个世界还存在着另一种解读。这是一个神秘、陌生的世界，我花了整整五年的时间才从博尔赫斯、加西亚·马尔克斯的世界转到这个世界中来。第一次读《黄帝内经》时我竟然呕吐了，我被这个庞大精密的系统弄得晕头转向，但很快我就乐在其中了，一个新的大门就此打开，现在我成了最狂热迷恋和宣传中医的人。

　　在《黄帝内经》中，我发现了一个沉静的、理性而感性并且充满人性的世界，那是一个拒绝一切浮躁与铅华，只为一些根本的东西而存在的世界，生命与躯体不仅充满智慧，而且富于诗意与幽默，"神""魂""魄"这些过去仿佛只在哲学中具有意义的词汇在中国传统医学中以一种独特的实在的方式存在着，它们不再是飘忽在我们肉体之外的虚灵之物，而是关系到我们的气血是否充盈，关联到我们的精气神能否生发与敛藏……那是千百年来中国的智者们探寻宇宙秘密的一个门径，他们把四季、八方、阴、阳、风、雨、晦、暝……统统纳入一个缜密的系统当中，述说着人生与自然万物的恩恩怨怨……哪怕是疾病，也不再是邪恶丑陋的象征，而是如同一出戏剧，为我们诉说着五脏六腑之间的生克沉浮与爱恨情仇……就这样，我生命的一个新阶段开始了，我从萨特、弗洛伊德回归到《道德经》与《易经》，开始了我生命的新的感动，我开始努力去倾听来自我身体内部的声音，以及这声音与大自然的呼吸是否和谐……我找到了一条新的而且是最佳的悟"道"的方式，找到了在科学知识和有反省力的自我知觉后面的那个隐藏着的，给了我们对于自己和周围世界最初知觉的生活界……

　　读书、工作，怀着一种隐秘的喜悦，追寻着一种古老而深沉的睿智，这是一种多么美妙的经历。跟大多数学习中医的人不一样的是，我始终没想去做一个职业医师，因为那毕竟是性命攸关的事。我感兴趣的是中国传统医学所呈现的那种深沉与博大、宽厚与仁慈，喜欢探寻它所有观念发生学的意义，喜欢它如环无端、取象比类的美丽，以及那种手指抚摩血脉的人性的感觉……从某种意义上说，它不仅仅是一门医学，它一方面在用身体来诉说天地万物，一方面又用春夏秋冬宇宙八风来讲述人的生命，它有着一种洞察生命的直觉力量，它把一种更宽广、更高明、更深刻地去理解事物本质的方式摆在世人面前——那就是通过生活去理解、去感知和谐的力量。就如同灵与肉从不曾分离，人们无法从中硬性地分离出哲学、心理或科技，它始终混沌而自足地存在着……千百年来，许许多多的人皓首穷经，不断拆解着经典，试图找到一种最佳的诠释语言去破解其中的秘密，"道可道，非常道"，何况"人"又是多么不可思议的变数啊，而金木水火土、阴阳、春夏秋冬等又焉知不是一种隐喻……

　　生命律动的相对恒定性使得我们在解读经典时不会偏离得太远，这大概也是古代先哲选择从医入道的出发点吧。但中医所强调的内证体验却让我们活在科技时代的今人有些一筹莫展，躯体如今成了被过度使用和磨损不堪的机器，而非古人那种"蓄之""养之"的精品，科学实验又把我们灵魂的变数排除在外，这一切增加了我们理解医道的难度。孔子讲究"述而不作"，老子"行不言之教"，可我们做老师的又不能不讲课，于是只好采取一种绕行的方式，让中医回归文化母体，在中国文化这个医道产生的大背景中兜着圈子，试着在历史表象的背后挖掘出一些有价值的东西来与学生共享。无论如何，中医不仅是医人、救人之术，也是解决人类生命困境之道。从岐黄对话的远古晨曦，到经络藏象构建的人体模型；从四季轮转在脉象中的投影，到仁心仁术承载的文明温度……中医不仅是治病的方术，更是先民将风雨晦暝纳入生命系统的生存哲学，是智者们以身体丈量天地、用疾病参悟道法的路径法门。医者，意也、艺也、易也。如果能让这一代更多的人，包括自己，对中国的历史有足够的自信和信仰，对传统有一种仰慕和爱护，对未来有一份慈悲与信心，足矣！

修订于 2023 年冬